中医内科疾病诊断与治疗

伊善君 ◎ 著

吉林科学技术出版社

图书在版编目（CIP）数据

中医内科疾病诊断与治疗/ 伊善君著. -- 长春：
吉林科学技术出版社, 2019.8
ISBN 978-7-5578-5981-7

Ⅰ. ①中… Ⅱ. ①伊… Ⅲ. ①中医内科-疾病-诊疗
Ⅳ.①R25

中国版本图书馆CIP数据核字(2019)第167121号

中医内科疾病诊断与治疗
ZHONGYI NEIKE JIBING ZHENDUAN YU ZHILIAO

出 版 人	李 梁
责任编辑	李 征 李红梅
书籍装帧	山东道克图文快印有限公司
封面设计	山东道克图文快印有限公司
开 本	787mm×1092mm 1/16
字 数	214千字
印 张	9.25
印 数	3000册
版 次	2019年8月第1版
印 次	2020年6月第2次印刷

出 版	吉林科学技术出版社
发 行	吉林科学技术出版社
地 址	长春市福祉大路5788号出版集团A座
邮 编	130000
发行部电话/传真	0431-81629529　81629530　81629531
	81629532　81629533　81629534
储运部电话	0431-86059116
编辑部电话	0431-81629508
网 址	http://www.jlstp.net
印 刷	北京市兴怀印刷厂

书 号	ISBN 978-7-5578-5981-7
定 价	98.00元

前　言

　　中医内科，是祖国医学理论系统性较强，学术内容极为丰富的学科，是其他临床学科的基础。中医学的精髓是临床医学，而中医内科学是临床医学诸学科的基础。中医学具有独特的理论体系、丰富的临床经验与原创的临床思维方法。其理论体系的形成受到古代唯物论和辩证法的影响，其临床医学从整体论出发，以辨证论治为核心，研究疾病的发生、发展及防治规律，研究养生康复、颐寿延年、增进健康的方法，是一门理论与实践统一而具有中国特色的生命科学。

　　本书共五章，包括急症、外感病证、肺系病证、心系病证、脾胃病证等内容。全面总结古今中医内科学家的学术思想和丰富经验，系统整理古今中医内科的文献和遗产，同时，努力反映现代中医内科的新发展、新成就。希望本书能为提高中医学术水平、发展中医事业做出贡献。

　　中医科学博大精深、源远流长，局于编者水平有限，书中缺点错误在所难免，恳请广大读者批评指正，以便将来修订再版。

编　者

目　录

第一章 急 症

第一节 高 热

【定义】

内科急症之高热是指由于外感或内伤导致体温骤升（多在39℃以上），以身体灼热，烦渴，脉数为主要临床表现的一种内科急症。如伤寒中的太阳、少阳、阳明高热，温病卫气营血各阶段的高热或内伤杂病过程中出现的由虚热引起的高热。本篇着重介绍前者，后者将在"内伤发热"中介绍。

【历史沿革】

《素问·阴阳应象大论篇》《素问·热论篇》对外感发热的病因病机和治疗法则都做了扼要的论述，为热病诊治奠定了理论基础。汉代张仲景《伤寒论》是我国第1部研究外感热病的专著，系统地论述了外感热病的病因病机和诊治规律；该书以阴阳为纲，创造性地提出了六经辨证理论，成为后世辨证论治外感热病的纲领。金代刘完素对外感热病的病因病机主火热论，认为外感热病的病因主要是火热病邪，即使是其他外邪也是"六气皆从火化"，病机属性是火热，主张"热病只能作热治，不能从寒医"，治疗"宜凉不宜温"，突破了金代以前对外感热病多从寒邪立论，治疗多用辛温的学术束缚，是外感热病理论的一大进步。清代叶天士《外感温热篇》对外感热病的感邪、发病、传变规律、察舌验齿等诊治方法都有详细的阐述，创立了外感热病的卫气营血辨证纲领。清代薛己《湿热病篇》对外感湿热发病的证治特点做了详细论述。清代吴鞠通《温病条辨》对风温、湿温等各种外感热病作了分条论述，不仅制定了一批治疗外感热病行之有效的方药，同时创立了外感热病的三焦辨证理论。卫气营血辨证和三焦辨证的创立，标志着温病学说的形成，从而使外感热病的理论和临床实践臻于完善。

【范围】

西医学急性传染性、感染性疾病，以及慢性疾病并发急性感染表现高热者，如上呼吸道感染、肺部感染、胆道感染、泌尿道感染等均可参照本篇进行辨证论治。

【病因病机】

高热为内科常见急症，病因不外乎外感六淫、疫毒之邪，临床以实热或本虚标实之高热为多见。

1.时疫流行

疫毒之气致病力强，具有较强的季节性和传染性。一旦感受疫毒，起病急骤，传变迅速，卫表症状短暂，较快出现高热。

2.六淫入侵

由于气候突变,人体调摄不当,风、寒、暑、湿、燥、火等邪气乘虚侵袭人体而发热。六淫之中,火热暑湿为致外感发热的主要病邪,风寒燥邪亦能致外感发热,但它们常有一个化热的病机过程。六淫可单独致病,亦可以两种以上病邪兼夹致病,如风寒、风热、湿热、风湿热等。外感发热病因的差异,与季节、时令、气候、地区等因素有关。

外邪入侵,人体正气与之相搏,正邪交争于体内,则引起脏腑气机紊乱,阴阳失调,阳气亢奋,或热、毒充斥于人体,发生阳气偏盛的病理性改变,即所谓"阳胜则热"的病机。病理性质多属热属实。若病情进一步进展可化火伤阴,亦可因壮火食气导致气阴两伤,若热入营血,则会发生神昏、出血等危急变证。

【诊断与鉴别诊断】

一、诊断

(一)发病特点

高热病情变化比较迅速,可产生神昏、动风、出血、脱证等变证。

(二)临床表现

高热急症多见实热或本虚标实之热,表现形式多样。但以身体灼热,烦渴,脉数为主要临床表现。热型有壮热、恶寒发热、潮热、寒热往来等。发热时间,短者数小时,长者数日。

病在表:病在卫分,症见微恶寒而发热,伴口渴,汗出,脉浮且数。邪犯太阳,恶寒重于发热,伴头身痛,脉浮。

病人里:病在气分,邪犯阳明,则壮热不寒,口大渴,脉洪大而数;若热结于腑,痞满燥实,苔黄燥;若夹湿则高热,但口多不渴,苔多白腻或黄腻,脉濡数。入营则高热入夜为甚,兼见谵昏,斑疹隐隐;入血则高热兼见齿衄,鼻衄,吐血、便血,甚至昏迷、抽搐、斑疹显露,脉细数,舌绛少津等。

二、鉴别诊断

内伤发热本篇高热主要指由外感所致高热,具有起病急,病程短,热势重而体多实的特点。而内伤发热多由脏腑阴阳气血失调,郁而化热所致,高热之前多有低热,发病缓,病程长,临床多伴有内伤久病虚性证候,如形体消瘦、面色少华、短气乏力、舌质淡、脉数无力等。

【辨证要点】

(一)辨外感、内伤

外感高热:起病急,病程短,热势重,有外感六淫、疫毒的病史,兼见外感之症,如恶寒、口渴、面赤、舌红苔黄、脉数,多为实热证。

内伤发热:起病较缓,病程较长,热不高而多间歇,多继发于他病之后,兼见内伤之症如形体消瘦,面色少华,短气乏力,倦怠食欲缺乏,舌质淡,脉数无力,多为虚证或虚实夹杂之证。

(二)辨虚实

内伤发热多属虚热,或本虚标实之热,外感病后期,亦可见虚热。其热波动无常,时高时低,缠绵难愈,脉多细数,兼见其他虚像。实热多见于外感中期,热势较高,病情较急,变化较速,脉洪数,热甚伤阴,可见谵语、神昏、动风等兼证。

（三）辨热型

发热恶寒：发热与恶寒同时存在，病证在卫表。

壮热：多见于伤寒阳明病和温病气分阶段；邪毒内陷气营两燔亦可见高热，但常并见发斑、神昏、谵语、动风等兼症。

潮热：多见于阳明腑实证，身热汗出蒸蒸，腹胀满实拒按，热势至夜加重。阴虚内热亦可见潮热，症见潮热颧红、骨蒸盗汗、咳嗽、咯血、舌红少苔、脉细数。

寒热往来：寒时不热，热时不寒，往往一日数次发作。

（四）辨寒热真假

在高热急症中，由于热极或寒极会出现与本病之寒热不相符合的现象，即真热假寒和真寒假热之象。

真热假寒证：有一个发热的过程，且起病急，病情进展快，热势甚高，很快进入手足厥冷的假象，身虽大寒，而反不欲近衣；口渴喜冷饮，胸腹灼热，按之烙手；脉滑数按之鼓指；苔黄燥起刺或黑而干燥。以发热经过、胸腹灼热及舌苔为鉴别的重点。

真寒假热证：一般出现于慢性病或重病的过程中，身虽热，但欲得衣被；口虽渴，但喜热饮；脉虽数但按之乏力或细微欲绝；苔虽黑而滑润。以舌苔、脉象为鉴别的重点。

【急救处理】

一、处理原则

1.分主次

即分清高热及其兼症的主次。外感高热，无论其热型热势如何，高热均属主症，治以清热为主，根据病邪性质、病变脏腑、影响气血津液的不同，又有清热解毒、清热利湿、通腑泻下、清泻脏腑、养阴益气等治法，以达清除邪热、调和脏腑之目标。内伤高热，则高热不一定是主症，治当审其病因究竟发于劳伤还是饮食。

2.审标本

审清高热的主要病机，细辨高热与其他症状的标本关系。例如高热出血腹痛，主要病机为热毒内陷，损伤脉络，迫血妄行，瘀阻腹内，治当清热凉血为急为本。

3.察传变

观察高热伴发的变证。由外感高热并发神昏、谵语、厥逆、出血、抽搐等，提示邪毒内传，营血耗伤，除治高热，还要加用开窍、固脱、凉血、息风之剂。

二、急救治疗

1.一般措施

卧床休息；流质饮食或半流质饮食，多饮水，补充维生素等。

2.物理降温

冰袋冷敷头部或腹股沟等部位；中药煎汤擦浴，如荆芥水、石膏水擦浴；或用温水、乙醇擦浴，冰水灌肠等方法。在降温过程中要密切观察体温下降情况以及病情变化，以免体温骤降而致虚脱。

3.针刺法

可选用大椎、曲池、合谷、风池等穴,用毫针刺法或十宣放血法降温。

4.刮痧法

中暑高热患者,可在两胁部、夹脊部、肘窝等部位进行刮痧。

5.中药灌肠法

根据病情可给予中药煎汤灌肠通便,也能够降温退热。

6.维持生命体征

密切观察神志、面色、血压、呼吸及脉搏等生命体征。

7.药物治疗

建立静脉通道,选择相应药物予以治疗。

(1)醒脑静注射液(主要成分为麝香、冰片、栀子、郁金等)10~20mL加入等渗葡萄糖注射液500mL中静脉滴注,每日1~2次。

(2)痰热清注射液(主要成分为黄芩、熊胆粉、金银花、连翘等)30mL加入0.9%氯化钠注射液250mL静脉滴注,每日1~2次。

(3)清开灵注射液(主要成分为板蓝根、水牛角、珍珠母、金银花、栀子、黄芩苷、胆酸等)30mL加入等渗葡萄糖注射液250mL静脉滴注,每日1次。

(4)鱼腥草注射液80mL加入5%葡萄糖注射液250mL静脉滴注,每日1次。

(5)双黄连注射液以1ml/kg计算,用5%或10%葡萄糖溶液250~500mL稀释后静脉滴注,每日1次。

(6)穿琥宁注射液400mL加入等渗葡萄糖溶液500mL稀释后静脉滴注,每日1次。

8.其他

可选柴胡注射液2~4mL肌注,每日1~2次。

中成药可选用紫雪丹、牛黄清心丸、柴石退热颗粒等口服。复方退热滴鼻液(由金银花、连翘、青蒿等制成)滴鼻,每次每侧鼻腔3~4滴,30~40分钟/次。

9.补液

维持水、电解质平衡。

三、辨证论治

[病在卫分]

主症:高热,兼见微恶寒而发热,伴口渴,汗出。脉浮且数。

治法:辛凉宣透。

方药:银翘散加减。方中金银花、连翘清热解毒、辛凉透表为主药;竹叶清热除烦,薄荷、荆芥、豆豉辛凉宣散,透热外出,为辅药;桔梗、牛蒡子、甘草宣肺止咳,利咽散结,因温邪化热最速,容易伤津耗液,故又配芦根甘凉质润,清热生津止渴,均为佐药。合而成方,既可辛凉透表、清热解毒,又可利咽止咳,生津止渴。

[病在气分]

主症:壮热不寒,口大渴。脉洪大而数。

治法:清热解毒。

方药:白虎汤加减。本方以生石膏配知母,清胃泻火;粳米、甘草和胃生津。可加金银花、连翘、黄连、芦根清热解毒。若大便秘结者,加大黄、芒硝通腑泄热。若发斑疹者,加犀角(水牛角代)、玄参、丹皮清热凉血。

[病入营血]

主症:高热入夜为甚,兼见谵昏,斑疹隐隐;入血则高热兼见齿衄,鼻衄、吐血、便血,甚至昏迷、抽搐、斑疹显露。脉细数,舌绛少津等。

治法:清热透营,凉血解毒。

方药:清营汤合犀角地黄汤加减。犀角清解营分热毒为主药;玄参、生地、麦门冬清热养阴,为辅药;佐以金银花、连翘、黄连、竹叶心清热解毒;并以活血散瘀、清热凉血的丹参、赤芍为使,以防血与热结,共奏清营解毒,透热养阴之效。

【转归与预后】

常见高热病情变化比较迅速,由表热证而发展至半表半里证,再向里传变而成里热证。若正气未衰,治疗及时可治愈。若感邪太盛,治疗不力,可产生神昏、谵语、厥逆、抽搐、出血、脱证等变证。

【预防与护理】

(1)密切观察病情变化,记录各项生命体征(体温、呼吸、血压、脉搏、神志)。

(2)保持病室空气新鲜,室温可保持在20～22℃,并且要保持一定的湿度。高热患者口咽容易干燥,冬天可在暖气上放一盆清水,使其蒸发以湿润空气,有条件时可使用加湿器。

(3)高热患者的饮食宜清淡、细软、易消化,以流食、半流食为宜。患者口渴时应鼓励多饮水或果汁,如西瓜汁、梨汁、橘汁等。汗出较多时应注意补充水分,可用鲜芦根煎汤代茶饮或给淡盐水。不能饮水者,应用鼻饲法或静脉输液等方法补充津液的消耗,以免脱水。高热患者应忌食油腻、辛辣、厚味食品。热病初愈,饮食仍宜清淡稀软,逐渐恢复正常饮食,但要注意补充营养,要少食多餐。可选择瘦肉、蛋类、新鲜蔬菜、水果等。

【现代研究】

中医治疗高热,除用常服的丸药汤剂口服外,还有多种治疗方法:针刺疗法、中药煎汤擦浴疗法、直肠给药法、刮痧疗法、喷喉法、滴鼻法等。

临床辨证论治以清法为主,剂型以丸散口服药为主,随着科技发展,先后研制出多种注射液,例如:清开灵注射液、穿琥宁注射液、双黄连粉针剂、柴胡注射液、板蓝根注射液等,临床研究表明多具有良好疗效。

涂氏采用清、解、和、下四法联合应用设计而成的热必宁(商品名:柴石退热颗粒)治疗高热疗效明显优于西药对照组及单纯清热解毒组;实验研究证实热必宁能够显著抑制肺炎球菌所致家兔体温的升高;对大肠杆菌内毒素所致家兔体温升高具有抑制作用;对肺炎球菌、金黄色葡萄球菌具有抑制作用;对流感病毒和RSV有较强抑制作用。赖氏用醒脑静注射液治疗小儿外感高热142例,42例体温1日内退至正常,71例2日内、21例3日内退至正常,无效8例,总有效率94.37%。谢氏等研究发现醒脑静注射液可有效降低兔出血热病毒家兔高热模型的发热指数,降低脑脊液前列腺素 E_2 和环核苷酸发热介质。黄氏等利用痰热清注射液治疗中枢性高热，退热效果好，且使 MDA、TNF-α、IL-6 水平下降，而 SOD 明显上升。鲁氏等用清开灵注射液治疗 230 例高热患者，不仅退热作用快，而且体温下降平稳，很少出现反复发热现象，且对全身症状有改善，认为清开灵具有整体调节作用。刘氏将肺系感染高热的患者 413 例随机分为治疗组 221 例，对照组 192 例，治疗组予鱼腥草注射液静滴治疗，对照组予西药常规治疗。治疗组总有效率及对白细胞数正常的患者疗效明显高于对照组（$P<0.01$）；对卫分证、卫气同病及气分证 3 种不同证类平均退热时间短于对照组（$P<0.05$）；两组白细胞数升高的高热患者疗效相当。雷氏等采用双黄连注射液治疗外感高热 60 例，体温下降幅度较对照组（青霉素针剂静滴配合肌注复方氨基比林）明显增大，治疗有效率明显优于对照组。雷氏采用穿琥宁注射液静脉点滴外感高热症 139 例，效果满意。穿琥宁是从中药穿心莲叶中提取的有效成分穿心莲内酯与琥珀酸酯反应所致的脱水穿心莲内酯琥珀酸半酯单钾盐，具有明显的解热、抗病毒、抗炎作用以及可促进肾上腺皮质功能及镇静作用，临床上多用于病毒性肺炎及上呼吸道感染。穿琥宁注射液同时具有抗菌、抗病毒、解热作用，其中抗病毒作用尤为显著。运用穿琥宁注射液治疗外感高热，不论卫分、卫气同病还是气分证均疗效确切，不易反复，具有退热时间短、全身症状改善快的特点。

第二节 厥 脱

【定义】

厥脱包括厥证、厥逆和脱证，是内科常见之急症。临床以面色苍白，四肢厥逆，出冷汗，欲呕欲便，脉微欲绝或乱，神情淡漠或烦躁，甚至不省人事，猝然昏倒等为特征。汉代张仲景《伤寒论·辨厥阴病脉证治》论述了厥证之病机及临证特点："凡厥者，阴阳气不相顺接便为厥""厥者，手足逆冷是也。"明代张景岳在《景岳全书·杂病谟·厥逆》中论及厥逆的预后时曰："厥逆之证，危证也。"清代徐灵胎在《临证指南医案·脱》的评语中明确了脱证发病之机在于阳气的骤越，并提出临证诊治之要点："脱之名，唯阳气骤越，阴阳相离，汗出如珠，六脉垂绝，一时急迫之证，方名为脱。"

【历史沿革】

"厥""脱"首见于《内经》，"厥"有"寒厥、热厥、煎厥、薄厥、暴厥、六经之厥、风厥、厥逆"之别，就其病因病机而言，《内经》论述较为详尽，概而言之，虚实两端，如《素问·厥论篇》："阳气衰于下，则为寒厥；阴气衰于下，则为热厥。"《素问·生气通天论篇》："阳气者，烦劳则张，精绝，辟积于夏，使人煎厥。""阳气者，大怒则形气绝，而血菀于上，使人薄厥，有伤于筋，纵，其若不容。"对其预后而言正如《素问·调经论篇》所云："厥者暴死，气复反则生，不反则死。""脱"在《灵枢·决气》中被分为"精脱、气脱、津脱、液脱、血脱"等不同的类型，详其症状，"精脱者，耳聋；气脱者，目不明；津脱者，腠理开，汗大泄；液脱者，骨属屈伸不利，色夭，脑髓消，胫酸，耳数鸣；血脱者，色白，夭然不泽，其脉空虚，此其候也。"厥与脱的治疗方面仅有针刺等方法。

后世医家对"厥"多有发挥，汉代张仲景认为："凡厥者，阴阳气不相顺接，便为厥。厥者，手足逆冷是也。"并提出了"白虎汤、当归四逆汤、四逆汤"等治疗的方剂。张景岳在《类经·疾病类》详细辨别了寒厥、热厥、薄厥、暴厥与中风;并在《景岳全书·杂病谟·厥逆》篇中首次提出了"厥脱"的概念,"气并为血虚,血并为气虚,此阴阳之偏败也,今其气血并走于上,则阴虚于下,而神气无根,是既阴阳相离之候,故致厥脱而暴死"。林佩琴在《类证治裁·厥症论治》中对厥症进行了详尽的论治,在预后上提出了"凡诸厥,脉大浮洪有力易醒,脉细沉浮数急不连贯,凶。厥仆大指掐拳内,凶;掐拳外,轻。面青,环口青,唇白,鼻青孔黑,人中吊,危也"的论断,贴近临床。

"脱"的论述当以林佩琴分"上脱、下脱、上下俱脱"、叶天士的"阴脱、阳脱、内闭外脱"最为精当,对临床最具指导意义。

【范围】

西医学的感染性休克、心源性休克、失血性休克和过敏性休克等,其临床征象与本症极为相似,多脏器功能障碍综合征出现厥脱者,可参阅本篇进行辨证论治。

【病因病机】

厥脱之起因,历代多有论述。概而论之,凡邪毒内侵,陷入营血,剧痛惊恐所伤,失血、失精、中毒、久病等耗气伤阴,损及五脏功能,使气血运行障碍,从而导致阴阳之气不相顺接,气机逆乱,甚则阴阳离决而致厥脱。若素体羸弱,或久病不愈,或大汗、大吐、打下、大失血之后,元气耗竭;或阴损及阳,或阳损及阴,以致阴阳不相维系,终至阴阳离决,是为脱证之主要病机。

1.邪毒过盛,气虚阴伤

盖外感六淫之邪或疫疠毒邪,由表入里,郁而不解,皆能化火蕴结成毒,毒热过盛,耗气伤阴,邪闭正衰,终致阴阳气不相顺接,发为厥脱,正如《素问·厥论篇》指出:"阳气衰于下,则为寒厥;阴气衰于下,则为热厥。"

2.失血失液,气随血脱

热毒猖獗,入营动血而至呕血、便血等,亦有创伤、产妇伤及脉络,大量失血,以至气随血脱,阳随阴亡;或有暴饮暴食夹有不洁之物,或因药物中毒,或攻下过猛,损伤脾胃,升降失常,清浊不分,暴吐暴泻,阴液大伤,气随阴脱,阳随阴亡。正如清代徐灵胎所言:"脱之名,唯阳气骤越,阴阳相离。"

3.剧痛致厥

剧烈疼痛,可致气机逆乱,阴阳之气不相顺接,而发厥证。

总之,本病证发生,不外热、毒、瘀、虚,虚有气血阴阳之不同,热毒瘀互结,损伤气血阴阳,络脉阻滞,终致阴阳不相维系,阴阳气不相顺接,阴阳离决,发为厥脱。

【诊断与鉴别诊断】

一、诊断

(一)发病特点

急性起病,常有明确之因,可发于各年龄段。

(二)临床表现

厥脱多系各科(包括内科、外科、创伤、妇科、儿科等)疾病的变证,临床表现较为复杂,或急骤发作,或隐匿而突发,典型表现为汗出、四肢厥冷、烦躁不安、尿少等。

早期多见面色苍白,四肢发冷,心悸多汗,短气乏力,尿少,烦躁不安,脉搏细弱,血压下降,神情淡漠;重者可见昏不知人,唇指发绀,四肢厥冷,呼吸短促,脉微欲绝,或不应指,无尿,血压不升。

(三)类型

1.厥证

分为寒厥、热厥。

2.脱证

分为阴脱(亡阴)、阳脱(亡阳)、阴阳俱脱。

二、鉴别诊断

1.中风

中风为病,猝然昏倒,可伴有四肢厥冷,当与本病鉴别。中风多有肝阳上亢等病史,发作与情志激动有关,且伴有口舌歪斜、言语不利、半身不遂等症,故与本病不难鉴别。

2.痫病

痫病是一种发作性神志异常之病,常突然发病,神志不清,双目凝视,或肢体抽搐;重者猝然昏倒,口吐涎沫,两目上视,牙关紧闭;或口中做猪羊叫声,移时苏醒,醒后无异常,可反复发作,每次相似。厥证无此特点,可资鉴别。

3.暑厥

暑厥因夏季暑热而发病,暑热之邪闭窍,突然昏倒,身热烦躁,手足厥冷,气喘不语,或四肢抽搐,或有汗,或汗闭,与厥脱相似,但发病季节明显,且无脉细数、脉微欲绝和血压下降,可资鉴别。

【辨证要点】

(一)辨厥之寒热

厥之共同特点为手足厥冷,其不同者:

热厥:发热,烦渴躁妄,胸腹灼热,溺赤便秘,便下腐臭,苔黄舌燥,脉数,属于阳证。

寒厥:无热畏寒,神情淡漠,身冷如冰,尿少或遗溺,下利清谷,面色晦暗,苔白舌淡,脉微欲绝,属于阴证。

(二)辨脱之阴阳

脱分阴脱、阳脱和阴阳俱脱。

阴脱:亡阴,多见于热病之中,以面唇苍白,发热烦躁,心悸多汗,口渴喜饮,尿少色黄,肢厥不温,脉细数或沉微欲绝为特征。

阳脱:亡阳,多为亡阴之后演变而成,其脉症与寒厥相似而更严重。

阴阳俱脱:乃厥脱之重者,多见神志昏迷,目呆口张,瞳仁散大,喉中痰鸣,气少息促,汗出如油,舌卷囊缩,周身俱冷,二便失禁,脉微欲绝。

(三)辨厥脱之轻重

厥脱之轻重,当视其脉象、厥逆程度、气息变化、神志有无异常、尿之有无等而定。一般而论,脉来迟缓而乱者重,滑数有力而不乱者轻;身肢冰凉愈甚、时间愈久者重,反之较轻;气息愈急促并见痰鸣者重,气息平和无痰阻气乱者轻;神志昏迷愈深、愈久者重,无神志异常者轻;无尿者重,少尿、有尿者轻。

【急救处理】

一、处理原则

厥脱病情复杂且多变,临证应高度警惕,严密观察,分秒必争。其处理原则可概为:

1.细察病因

厥脱乃多种病因所致之内科急症,审明病因,对厥脱之治疗至关重要。若系热毒内陷所致,清热解毒固脱并重;若出血亡阳所致,当益气摄血,回阳救逆同治;若肝阳暴涨或中毒致脱,当平肝、祛秽与救逆兼用。

2.辨明虚实

一般而论,热厥多属实证;寒厥则多属虚证。具体而言,若厥而气壅息粗,喉间痰鸣,或烦热不宁,抽搐反张,脉多实或滑数者,属实;若厥而气息微弱,自汗淋漓,肤冷肢凉,嗜睡蜷卧,脉沉细而欲绝者,即为脱象,属虚。辨明虚实,方能避免治疗上"虚其虚""实其实"之误。

3.综合救治

厥脱之证,虽有轻重之别,寒热之分,阴阳之异,厥与脱之差,但均属危重证候,且可迅速逆变,乃至死亡。因此必须采用多种投药办法,积极进行综合救治,将标本、先后,缓急统一起来,力求辩证确切,用药有力,措施及时。

二、急救治疗

1.一般措施

保持安静,开通静脉通路,补液,氧疗等。

2.益气养阴固脱

生脉注射液 20～40mL 静脉推注,每 1～2 小时 1 次,直到脱离厥脱状态;或生脉注射液 100mL 加入 10%葡萄糖溶液中稀释静脉滴注,每日 2 次;或选用参麦注射液,用法与生脉注射液同。

3.益气回阳固脱

参附注射液 20～40mL 静脉推注,每 1～2 小时 1 次,直到脱离厥脱状态。

4.清热解毒开窍

清开灵注射液 40～120mL 加入 10%葡萄糖溶液中稀释静脉滴注;或醒脑静注射液20mL加入 10%葡萄糖溶液中静脉滴注,每日 1 次。

5.活血解毒通络

血必净注射液 50～100mL 加入 10%葡萄糖溶液中静脉滴注,每日 1～2 次。

三、辨证论治

[热毒内闭,耗伤气阴](热厥)

主症:发热,烦渴躁妄,胸腹灼热,溺赤便秘,便下腐臭。苔黄舌燥,脉数。

治法:泄热解毒开窍,益气养阴固脱。

方药:用人参白虎汤及承气汤之类化裁而治之,药用生石膏、生大黄、枳实、厚朴、知母、人参等。若痰壅气滞而为厥者,宜豁痰行气用二陈汤、导痰汤加竹沥、姜汁、石菖蒲、郁金等治之。

[气虚阳脱](寒厥、亡阳)

主症:手足逆冷,无热畏寒,或身冷如冰,神情淡漠,尿少或遗溺,下利清谷,面色晦暗。苔白舌淡,脉微欲绝。

治法:益气回阳固脱,温经散寒救厥。

方药:方用参附汤合四逆汤、当归四逆汤等加减治之,药用人参、制附片、干姜、当归、细辛、桂枝等。病轻浅者当早用独参汤浓煎频服,气固阳自回;阳脱之象显著加制附片,益气回阳;寒盛者当散寒救厥。

[血虚阴脱]

主症:面唇苍白,发热烦躁,心悸多汗,口渴喜饮,尿少色黄,肢厥不温。脉细数或沉微欲绝。

治法:养阴益气固脱。

方药:固阴煎加减,药用人参、熟地、黄精、山茱萸、黄芪、山药、麦门冬、五味子、甘草等治之。

[阴阳俱脱]

主症:神志昏迷,目呆口张,瞳仁散大,喉中痰鸣,气少息促,汗出如油,舌卷囊缩,周身俱冷,二便失禁。脉微欲绝。

治法:回阳救阴。

方药:参附汤合生脉散加减以治之,药用人参、制附片、麦门冬、五味子、干姜、山茱萸等,若见唇面指端发绀者,可加丹参、赤芍、红花、川芎等活血之品。

四、针灸

针灸具有疏通经络、调整气血、平衡阴阳之功效,对厥脱具有救治之用。

(1)主穴:素髎、内关。配穴:少冲、少泽、中冲、涌泉。针后30分钟至1小时血压稳定者,则加1~2个穴位。手法:中度刺激,留针,持续,间断捻针,血压稳定后方可出针。

(2)主穴:足三里、合谷,患者昏迷加涌泉。针刺或电针,电压10.5~14伏,频率每分钟105~120次,轻者1个电针1个穴位,重者2个电针2个穴位。

(3)主穴:人中。配穴:内关、足三里、十宣。强刺激(重病实证休克)。

针灸治疗,一般热厥发热者宜针,体温低或阳脱者宜灸。可灸百会、神阙、关元。

【转归与预后】

本病由多因致脏腑气血功能气机逆乱,阴阳气不顺接,气血阴阳耗损所致。故其转归和预后取决于病因及气机逆乱之强弱,气血耗损之轻重。亦与病程长短、救治及时与否相关。

(1)厥和脱可以互相转化,因此两者之界限较难截然划分。一般而论,厥者多属脱之先兆,脱者多为厥之进一步发展。临证时,虽只见厥而未见脱者,也应在治疗用药上,酌加固脱之品,以防病情的突变。

(2)因厥脱有寒热和阴阳之别,其属性不同于急救用药的性味悬殊极大,因此必须详加辨识,这是避免误治的重要一环。

(3)临床研究表明论治热厥,宜早用通腑解毒和活血化瘀之剂,这种治则,有明显的清除炎性介质、改善微循环及增加血容量的功能,对纠正休克状态有良好的作用。因此,治疗此类厥脱患者,可根据中医辨证,在详细观察和综合处理的基础上,逐步推广这些新的经验,并在实践中不断总结和提高。

【护理】

对厥脱重症患者要加强护理。应建立特别医护记录,详细观察其病情变化,逐日做好脉象、体温、出入量、呼吸、血压等记录,为正确和合理的治疗提供可靠的客观依据。

【现代研究】

休克属于中医厥脱证范围,其成因甚多,最常见者为邪热内陷营血,乃邪毒对微循环损害的结果,属于感染性休克的范畴;也有因久病衰竭或外因乍加所致,如心源性休克、失血性休克和过敏性休克等均属之。

1.单方单法

近年来单方单法对休克的治疗尤其重要,单方单法不仅具有好的临床疗效,更重要的是研究更加能突出重点,不仅突出了中医学辨证论治的"虚实"观,更加强调了治疗学的"扶正法""祛邪法",便于临床医师的接受。其中比较有代表性的是以生脉注射液为代表的益气养阴固脱法,以牛珀至宝丹为代表的解毒活血开窍法。

(1)益气养阴固脱法:本法的代表药物是生脉注射液,该药是传统的中药制剂"生脉散"的新剂型,临床用于各类休克取得了明显的临床疗效。李氏等报道用生脉注射液抢救失血性休克 34 例,用药后 4～6 小时血压回升,呼吸平稳,肢暖安静,32 例有效,2 例死亡,总有效率91.1%。其具体用法为:将生脉注射液 20～30mL,加入 20～30mL 液体,静脉推注,30 分钟至1 小时可重复 1 次,直到休克纠正,可连续重复 4～5 次。药理学研究证明:生脉注射液具有保护缺氧状态下心肌细胞,改善冠状动脉供血;改善微循环,降低血液黏度;兴奋垂体一肾上腺皮质功能;促进机体网状内皮系统功能,提高机体自稳能力等作用。吴氏运用参麦注射液治疗心源性休克 30 例,总有效率为 90%,研究认为参麦注射液能强心升压,增强心肌收缩力,提高心脏泵血功能,纠正血流动力学的紊乱。本法临床上主要用于心源性休克、感染性休克的中晚期等,但要以"大汗出,脉细数或脉微欲绝"为主要临床症候。

(2)益气回阳固脱法:根据中医学的理论,休克同阳气暴脱相关,因此,"益气回阳固脱法"是救治休克的重要治法之一,如赵氏等研究报道参附注射液可以明显改善微循环,改善低血压状态,尤其是对西药抗休克治疗血压始终得不到改善者,能较好地维持血压,纠正休克。同时也具有增强心脏功能,调整心率等作用。周氏等研究证明,回阳复脉注射液(红参、附子、枳实、桃仁等)对休克具有防治作用,试验研究表明:回阳复脉注射液有抗氧化、抗自由基、抑制脂质过氧化物生成,稳定生物膜的作用,减轻了细胞结构在休克过程中的损伤,保护细胞功能,从而避免或减轻重要脏器的损害,有利于器官功能的恢复,使休克得以纠正。陶氏等研究报道:心脉灵注射液(附子、干姜等)能够改善内毒素休克所致的低血压及脑水肿,保护海马 CAi 区神经元,增强海马组织 NOS 活性,起到抗内毒素休克的作用。

（3）解毒活血开闭法：本法是中医药治疗休克的重要治法之一，尤其是对于感染性休克的治疗更加突出了本法的重要意义，如彭氏等研究了牛珀至宝丹对失血性休克和内毒素性休克的影响，结果表明牛珀至宝丹对内毒素性休克具有稳定血压和升高血压的作用，但对失血性休克无明显升血压的作用，说明牛珀至宝丹抗休克的作用是通过解毒活血开闭，而不是扶正固脱。研究进一步表明牛珀至宝丹能够明显地抑制 TNF-α 的释放，抑制 ALT、AST 的活性，同时有较显著的改善微循环、清除氧自由基、稳定血压、保护肺肝组织和抗内毒素所致的溶酶体、线粒体损伤等作用。

无论是辨证论治的研究，或者单方单法的研究，都突出了中医学的特点。只是因为病因不同，研究的时期不一，才出现了各种不同的方法。休克是一个综合征，其病机是动态发展的，以上各法也是针对不同时期的方法，不能千篇一律，死守一方一法。如感染性休克早期突出的是实热内闭，而随着病情的发展和演变，逐步出现正气损伤的病理状态，晚期将会出现阴竭阳脱的严重病机变化等。

2.中医药治疗休克切入点的研究

中西医结合开展休克的研究是国内许多学者热衷的研究焦点之一，应充分发挥中西医之长，达到"优势互补"，最终提高休克的生存率。如何在现代西医学救治休克的基础上发挥中医药的重要作用，寻求中医药的切入点是开展中西医结合的根本途径之一，总结为以下 2 点。

（1）感染性休克针对内毒素、炎性介质等的治疗：感染性休克是目前病死率较高的危重病之一，是各科 ICU 主要的疾病之一，严重地威胁患者的生命，虽然抗生素的广泛应用，从某种程度上降低了病死率，解决了发病的主要因素细菌，但在因此而造成的内毒素血症、炎性介质血症等方面尚无确切的临床疗效，由此而导致的多器官功能障碍综合征（MODS）是重要的死亡原因之一，中医药针对这方面开展了大量的临床和基础的研究，并取得了明显的效果。如王氏等根据多年的临床经验及理论研究，选用红花、赤芍等中药研制成的纯中药血必净注射液具有高效拮抗内毒素和炎性介质的作用；其不仅在动物实验方面具有显著降低动物病死率，而且在初期临床实验中也取得了较好的疗效。王氏等在针对感染性休克及其引发的 MODS 提出了"四证四法"的辨证论治方法，即实热证：临床表现为高热、口干欲饮、腹胀便结、舌红苔黄、脉洪数或细数、末梢血白细胞变化。血瘀证：临床表现为固定性压痛、出血、发绀、舌质红绛、舌下静脉曲张，血液流变学、凝血与纤溶参数和甲襞微循环异常。腑气不通证：临床表现为腹胀、呕吐、无排便排气、肠鸣音减弱或消失、肠管扩张或积液、腹部 X 线片有液平。厥脱证：临床表现为面色苍白、四肢湿冷、大汗、尿少、脉细数或微欲绝、血压下降。并自制了相应的方药对证施治。

除此之外，中医药在针对感染性疾病棘手的细菌耐药方面尚有一定的潜力，北京中医药大学东直门医院急诊科近年来开展了一些初步的临床研究，认为"扶正解毒活血法"在此方面具有进一步研究的价值。

总之，中医药以此为切入点深入探讨，努力开创一个新的研究方向，在危重病急救医学领域一定会发挥重要的作用。

（2）针对抗休克药物不良反应治疗的研究：随着西医学的突飞猛进的发展，许多抗休克治疗的药物不同程度上显示出了临床上的不良反应，甚至是加重疾病的一个重要因素，如过去认为多巴胺是较好的抗休克的血管活性药物,目前通过大量的临床和实验研究发现它对胃肠黏膜的缺血缺氧状态无改善作用,而且可能具有加重的因素,同时对肾脏的保护作用也提出了质疑等,对此可以通过中医药的合理的介入使用,来提高临床疗效,达到用最小的剂量配合中药达到最佳的效果。另外中医药的合理使用也能够解决血管活性药物依赖性的问题,北京中医药大学东直门医院急诊科曾经针对多巴胺的依赖作用进行过临床研究,运用生脉注射液按照每小时每千克体重 0.5mL 持续静脉泵入,在 36 小时之内基本撤离多巴胺,达到了纠正休克的目的。

总之,针对西医学的不足,合理地采用中医药治疗,达到两种医学各自均达不到的疗效,可以起到"优势互补"的作用。

第三节 神 昏

【定义】

神昏是以不省人事、神志昏迷为特征的常见内科急症。中医历代文献所述的"昏迷""昏蒙""昏厥"和"谵昏"等,均属神昏的范畴,系温病营血阶段、中风、厥脱、痫病、痰症、消渴、急黄和喘逆疾病等发展到严重阶段而出现的一种危急证候。

【历史沿革】

有关神昏症状描述的记载,最早见于《内经》,《素问·厥论篇》:"厥或令人腹满,或令人暴不知人。"并提出了"暴不知人"是阴阳之气逆乱所致。虽没有"神昏"病名的提出,但通过"厥证""暴厥"等内容的研究,反映了当时对"神昏"的基本认识。汉代张仲景《伤寒论》对外感神昏证治有较详论述,如"阳明篇"中所言:"伤寒若吐若下后不解,不大便五六日,上至十余日,日晡所发潮热,不恶寒,独语如见鬼状。若剧者,发则不识人,循衣摸床,惕而不安,微喘直视,脉弦者生,涩者死。"并针对外感神昏创立"攻下""清热"2 法,对后世影响深远,至今仍颇具价值。

晋唐时期,对神昏的认识逐步丰富,如葛洪在《肘后备急方》中记载了"猝死、中恶、中风昏迷等",尤重针灸治疗。隋代巢元方《诸病源候论》对外感神昏和内伤杂病神昏进行了详尽的论述。唐代孙思邈《备急于金要方》对多种神昏进行了鉴别,如"风懿"之"奄忽不知人","风痹"之"智乱不甚",并在"消渴门"记载了消渴出现神昏前的症状描述,谓:"内消之病,当由热衷所作也……四肢羸惙,不能起止,精神恍惚,口舌焦干而卒。此病虽稀甚可畏也。"

金元时期,成无己在《伤寒明理论》明确提出了"神昏"一词,将其定义为:"神志不清""神昏不知所以然。"及至明代对其病因病机有了进一步的认识,如秦景明《症因脉治》论及"外感口噤不语"时云:"内有积热,外中风邪,经络不通,发热自盛,热极生痰,上熏心肺,神志昏迷,则不语矣。"陶华在《伤寒六书》中,阐发瘀血昏迷之病机,谓:"凡见眼闭目红,神昏语短,眩冒迷忘,烦躁漱水,惊狂谵语……皆瘀血证也。"对后世启发很大。

清代温热学说盛行,对于外感热病神昏的认识更为深刻,治疗经验更加丰富。叶天士《温热篇》将热灼营血,心神被扰,热盛迫血,躁扰神昏,其舌必绛等作为温热病营血辩证的重要指标,叶氏所云"外热一陷,里络就闭,非菖蒲、郁金所能开,须牛黄丸、至宝丹之类以开其闭""湿热熏蒸,将成浊痰蒙蔽心包"及"瘀血与热为伍"阻遏窍机而致神昏的论述,对温热病神昏具有重要的指导意义。薛己在《湿热病篇》中对邪热由气入营,心包受灼,神志昏乱,提出了清热救阴,泄泻平肝之法,湿热蕴结胸膈,神昏笑忘用凉膈散,而热结胃肠用承气汤。余霖《疫病篇》对疫病神昏力主大剂清瘟败毒饮治之。吴鞠通在《温病条辨》中对温病神昏亦多有发挥,如《温病条辨·上焦篇》云:"太阴温病,不可发汗……发汗过多,必神昏谵语……神昏谵语者,清宫汤主之,牛黄丸、紫雪丹、局方至宝丹亦主之。"林佩琴《类证治裁》对神昏脱证有专论,谓:"生命以阴阳为枢纽,阴在内,阳之守;阳在外,阴之使。阴阳互根,相抱不脱……如上脱者,喘促不续,汗多亡阳,神气乱,魂魄离,即脱阳也。下脱者,血崩不止,打下亡阴……即脱阴也。上下俱脱者,类中眩仆,鼻声鼾,绝汗出,遗尿失禁,即阴阳俱脱也。更有内闭外脱,痉厥神昏,产后血晕等症是也。"堪称精辟之论。俞根初《通俗伤寒论》创立多种方剂,极大地丰富了温病神昏的治疗,如邪热内陷用玳瑁郁金汤,瘀阻清窍用犀地清络饮,痰瘀阻塞心包用犀地三汁饮等,更有陷胸承气汤、犀连承气汤、白虎承气汤、解毒承气汤等,既祖述前人,又多所创新。对后世诊治神昏具有极大的指导价值。

【范围】

西医学的各种原因导致的以意识障碍为主要临床表现者,如流行性乙型脑炎、流行性脑脊髓炎、中毒性脑病、急性脑卒中、肝性脑病、肺性脑病、高温中暑、化学药品中毒、糖尿病昏迷等均可参阅本篇内容进行急救处理。

【病因病机】

神昏为病,乃心脑受扰而发。心藏神,主神明,神志活动为心所司。脑为元神之府,是清窍之所在,脏腑清阳之气,均会于此而出于五官,不论外感时疫,热毒内攻,或内伤疾病阴阳气血逆乱,浊邪上扰,皆可导致清窍闭塞,神明失守,而发为神昏。

1.热毒壅盛,内陷营血

外感时邪,蕴结化热,或感疫疠之气,热毒壅盛,内陷营血,心主血属营,心藏神,热毒内陷营血,扰乱心神,神明失守而发为神昏,亦有邪热内扰,阳明腑实,熏蒸心包,而发神昏。

2.湿热痰浊,蒙蔽清窍

外感湿热之邪,加之素体为脾虚湿盛之体,湿聚为饮,热之煎熬而为痰,痰热互结,上蒙清窍,神为之不用,发为神昏。

3.瘀阻心窍,神不守舍

温热病邪,邪热内陷,痰浊瘀血交阻,如俞根初在《通俗伤寒论》中所言:"热陷包络神昏,非痰迷心窍,即瘀阻心孔。"或瘀热相合,堵塞心窍;或热入血室瘀热结于下焦,均可致神不守舍而神昏。

4.阴阳亡脱,神无所倚

外感温热毒邪,或汗吐下太过,或毒热内盛,耗气伤津,甚者阴阳亡脱,心神失养,神无所倚,而引发神昏,或久病,脏腑虚损,邪祛正亡元气耗竭,阳气欲脱,神明失养,发为神昏。总之,本病多因热陷心营,湿热痰蒙,腑实燥结,瘀热交阻,上扰清阳,闭塞清窍,阴阳亡脱,神无所倚等均可导致神昏。本病多属闭证和脱证的变证或兼证,凡痰浊、热毒、风阳、瘀血等阻塞清窍,导致阴阳逆乱,神明蒙蔽者,多属闭证;凡气血亏耗,阴阳衰竭,不相维系,清窍失养,神无所倚而神昏者,多属脱证;如属痰浊壅盛,内蒙古清窍,又兼气血耗散,神不守舍,以致神昏者,乃内闭外脱的虚实兼见之证,临证应结合其病因病机,详加分析和辩证。

【诊断与鉴别诊断】

一、诊断

神昏之症,结合诱因,诊断不难,然重在明晰病因之别,类型之异,及证候特点。凡温热之邪为病,高热在先,神昏在后,发于冬春多见于风温或春温;发于夏秋多见于暑温、湿温、疫毒痢等;在高温或炎热烈日之下发病者多为中暑;先黄疸渐神昏,当为急黄重症;伴有半身不遂者多为中风等。

二、鉴别诊断

1.痫病

痫病是一种发作性神志异常之病,常突然发病,神志不清,双目凝视,或肢体抽搐;重者猝然昏倒,口吐涎沫,两目上视,牙关紧闭,或口中做猪羊叫声,移时苏醒,醒后无异常,可反复发作,每次相似。不同神昏,一经发作,不会于自然恢复,更不会反复发作。

2.厥证

厥证以突然昏倒,不省人事,或伴有四肢逆冷为主要表现的一种病症,可短时间内恢复,醒后无后遗症。亦有发展为神昏者。

3.脏躁

脏躁多发于青壮女性,在精神刺激下突然发病,临证特点多样,或昏睡,或突然失语、僵直等,常反复发作,患者主动抵抗(如察看瞳神之时,患者拒之等),与神昏可资鉴别。

【辨证要点】

神昏起病多较急骤,证候较为复杂,变化较速,常易造成误诊误治,故应掌握以下辨证要点。

(一)明闭脱及兼夹

神昏当明闭脱,兼湿兼瘀之别。邪毒内陷心包之神昏,常伴有高热、谵语、烦躁抽搐,或斑疹衄血,舌红绛而脉滑数;痰浊蒙蔽清窍之神昏,多呈似清非清,时清时昏之状态,咳逆喘促,痰涎壅盛,身热而多不高,舌腻而垢浊,脉濡而数;阳明燥结之神昏,以谵语烦躁为主,日晡潮热,腹满而痛,舌黄而燥,脉沉实;瘀热交阻之神昏,证见谵昏如狂,少腹满硬急痛,唇爪青紫,舌绛,脉沉而涩。他如湿热上蒸和肝阳暴涨之神昏,则有黄疸日深,斑疹衄血或卒中偏瘫,肝风内动等特点。若突然大汗,面白,肢体厥冷,脉微欲绝,神志不清者,当为脱证之神昏。

(二)审外感及内伤

神昏之病因,有外感内伤之分,热陷心营、腑实燥结合瘀热交阻之神昏,多属温热病的逆传变证;喘促痰盛和肝阳暴涨之神昏,多属内伤杂病演变发展之急候;湿热上蒸之神昏,既可发于外感,也可见于内伤杂病之变证。不论外感、内伤之神昏,其病必犯心、脑,清窍闭塞或神明失守。

(三)察神昏之类型

神昏可分为:昏而躁扰谵语,昏而发狂,昏而时醒和昏迷不醒4类。细察神昏的不同特点,结合病机分析,躁扰谵语者较轻,昏迷不醒者较重;昏而发狂者多属瘀热,昏而时醒者病势较为缠绵。

(四)审神昏的兼证

神昏是由多种疾病发展演变而成的急危证候,只辨神昏一症较难获得正确救治,故应重视其兼证的鉴别和比较。如神昏兼见偏瘫、黄疸、喘促痰多等候,则不难辨明其分属中风、急黄、喘证之神昏。因此全面地进行辨证乃是治疗神昏必不可少的。

(五)观舌象之变化

温病热入营血,舌质红绛,苔多黄燥;湿热痰蒙,舌苔白腻或黄腻垢浊,舌质或红或淡;阳明腑实,舌苔黄厚干燥,或焦黑起芒刺;瘀热交阻,舌质深绛带紫暗。

【急救处理】

一、处理原则

1.分主次

即分辨神昏不同证候中,何者为导致神昏的主证,何者为非主证,这对指导选方用药十分重要。感受温热邪毒所致的神昏,高热乃是主证,高热一退,神昏即解;喘促痰蒙之神昏,痰涎壅盛为其主证,痰浊一去,则神昏必去。

2.审标本

神昏之为病,神昏为标,导致神昏之病因为本。治神昏之要,祛除导致神昏之主要病因,就可达到治其本而缓其标急之危。如腑实燥结之神昏,其主要病机为邪热与胃肠糟粕相结,导致实热上扰于心,以攻下通腑为先,使腑气得通,则神昏必解。

二、急救处理

1.一般措施

入抢救室,氧疗,开通静脉通路。

2.开放气道

仰卧头去枕,将头处于仰头举颏位;呼吸道堵塞严重者,当气管插管以机械通气辅助呼吸。

3.醒脑开窍

醒脑静注射液20mL加入250mL10%葡萄糖注射液静脉滴注。

4.清热解毒开窍

清开灵注射液20～120mL加入250mL10%葡萄糖注射液静脉滴注;或安宫牛黄丸1丸,每日2～3次,口服或鼻饲。

5.益气养阴固脱

生脉注射液20～40mL静脉推注,1～2小时1次,直到脱离厥脱状态;或生脉注射液100mL加入10%葡萄糖注射液稀释静脉滴注,每日2次;或选用参麦注射液,用法与生脉注射液同。

6.益气回阳固脱

参附注射液 20～40mL 静脉推注，1～2 小时/次，直到脱离厥脱状态。

三、辨证论治

[热陷心营]

主症：神昏，常伴有高热、谵语、烦躁抽搐，或斑疹衄血。舌红绛，苔黄燥，脉滑数或细数。

治法：清心开窍，泻热护阴。

方药：清宫汤加减。药用玄参心、莲子心、竹叶卷心、连翘心、水牛角、连心麦门冬等，方中以玄参心、水牛角为主药以清心热，佐以竹叶卷心、连翘心泄心热；以莲子心、麦门冬清心滋液，诸药合用共奏清心开窍之功。病重者加服安宫牛黄丸 1 丸；深昏者，加服至宝丹，每服 1 丸，每日 4～6 次，灌服或鼻饲。

清开灵注射液 30～120mL 用 5％葡萄糖或 0.9％氯化钠注射液 250mL 稀释后静脉滴注，每日分 2～4 次。

醒脑静注射液 20mL，用 5％葡萄糖或 0.9％氯化钠注射液 250mL 稀释后静脉滴注，每日 1～2 次。

血必净注射液 100～150mL，用 5％葡萄糖或 0.9％氯化钠注射液 250mL 稀释后静脉滴注，每日 1 次。

[湿热痰蒙]

主症：神昏，多呈似清非清，时清时昏之状态，咳逆喘促，痰涎壅盛，身热而多不高。舌腻而垢浊，脉濡而数。

治法：豁痰开窍，化湿清热。

方药：菖蒲郁金汤加味。药用石菖蒲、郁金、炒栀子、连翘、竹叶、竹沥、姜半夏、茯苓、陈皮、白芥子、苏子、莱菔子等。方中以石菖蒲、郁金理气豁痰解郁；丹皮凉血活血，祛血中之伏火；竹沥青壅滞之痰浊；栀子、连翘、菊花、金银花清热解毒，除肺中积热；牛蒡子能升能降，力解热毒。

若偏于热重者，可送服至宝丹；如湿邪较甚者，可加用苏合香丸；兼动风抽搐者，加服止痉散。

清开灵注射液 30～60mL 用 5％葡萄糖或 0.9％氯化钠注射液 250mL 稀释后静脉滴注，每日分 2～4 次。

醒脑静注射液 20mL，用 5％葡萄糖或 0.9％氯化钠注射液 250mL 稀释后静脉滴注，每日 1～2 次。

[阳明腑实]

主症：神昏，以谵语烦躁为主，日晡潮热，腹满而痛。舌黄而燥，脉沉实。

治法：攻积通下。

方药：承气汤类方加减。药用大黄、芒硝、枳实、厚朴等。方中以大黄为主，清热通便，荡涤肠胃；芒硝助大黄泻热通便，软坚润燥，以厚朴、枳实行气散结，消痞除满，助芒硝、大黄涤荡积滞，加速热结之排泄。四药共用，以达通腑泄热之功。

若阳明腑实兼邪闭心包者，改用牛黄承气汤（《温病条辨》）；高热昏狂，烦渴大热等气分证明显著，改用白虎承气汤（《通俗伤寒论》）；若兼见神倦少气，口舌干燥，脉虚者，加甘草、人参、当归、玄参、生地、麦门冬以补气阴;若津枯便燥者,用增液承气汤(《温病条辨》);若见神昏谵语,狂躁不安者,配用紫雪丹。

[瘀热阻窍]

主症:谵昏如狂,少腹满硬急痛,唇爪青紫。舌绛,脉沉而涩。

治法:清热通瘀开窍。

方药:清营汤(《温病条辨》)。药用水牛角、生地、玄参、竹叶心、麦门冬、丹参、黄连、金银花、连翘。方中水牛角咸寒,清营分之热毒,凉血化斑;玄参、生地、麦门冬养阴清热;黄连、竹叶心、连翘、金银花清热解毒,透热于外,防热邪内陷,逆传心包;丹参清热凉血,活血化瘀,防热与血结,引药入心。若痉厥者,加羚羊角、钩藤、菊花清热息风止痉.或配合紫雪丹口服;神昏谵语,舌謇肢厥,邪入心包者,先服安宫牛黄丸清心开窍,继服本方。

清开灵注射液 30～60mL 用 5% 葡萄糖或 0.9% 氯化钠注射液 250mL 稀释后静脉滴注,每日分 2～4 次。

醒脑静注射液 20mL,用 5% 葡萄糖或 0.9% 氯化钠注射液 250mL 稀释后静脉滴注,每日 1～2 次。

血必净注射液 100～150mL,用 5% 葡萄糖或 0.9% 氯化钠注射液 250mL 稀释后静脉滴注,每日 1 次。

[湿热急黄]

主症:发病迅速,神昏,黄疸急速加重,高热,烦躁不安。舌质红绛,脉弦数或细数。

治法:利湿泄热,凉血开窍。

方药:茵陈蒿汤加减。药用茵陈、栀子、水牛角、大黄、生地、丹皮、玄参、石菖蒲、石斛等,加服神犀丹 3g,每日 3～4 次。

[肝阳暴涨]

参阅"中风"之"阳闭证"进行论治。

[阴阳亡脱]

参阅厥脱证进行辨证论治。

安宫牛黄丸、至宝丹、紫雪散是治疗温热病神昏的常用药物,号称"三宝"。三方均能清热开窍,主要药物水牛角、麝香。其中安宫牛黄丸最凉,长于清热解毒开窍,紫雪散镇痉最强,豁痰开窍之力至宝丹最好,临床各有所用,不可混淆。

四、针灸

昏迷抢救时配穴:手十二井穴、百会、水沟、涌泉、承浆、神阙、关元、四神聪等(以上为基础方)。

(1)亡阴神昏:上述基础方减神阙,着重补涌泉、关元、绝骨;其余诸穴,平补平泻;阴阳俱亡,则用凉泻法针涌泉,加灸神阙。

(2)亡阳神昏:重灸神阙,温针关元,用烧山火针涌泉、足三里,余穴平补平泻。

(3)厥证神昏:基础方减神阙,侧重刺十二井穴出血,针水沟、承浆;气虚而厥,刺十二井穴放血,凉泻法针足三里、丰隆;夹痰者,泻天突、丰隆;伤食者,针足三里及上、下巨虚;阳热明显者,重在十二井穴、百会、涌泉放血;阴寒盛者,平补平泻水沟、承浆、十二井穴,其余各穴均灸或温针。

【转归与预后】

神昏是温热病、中毒、厥证、中风、痰证、瘀证等发展演变的变证,病多危急险恶,因此临证应详审病机,标本同治,采用综合急救措施,方能收到良好的急救效果。温热病所致的神昏,若治疗不当,热毒内陷,易致抽搐、痉闭、喘促等危重病证,常危及生命,如吴鞠通云:"心神内闭,内闭外脱者死。"又有因实转虚,伤及阴精者可产生后遗症,如呆证、失语等。急黄导致神昏,多伴有大出血、痉闭等,病死率极高。

【护理】

(1)加强口腔清洁护理,用淡盐水或银花甘草煎水清洗口腔。不能闭眼者注意保护眼球;抽搐者用纱布包裹压舌板放置于上下牙之间。

(2)保持气道通畅,给氧,随时吸痰。

(3)注意保暖,防止受凉。

(4)定时翻身,躁动者,加床护栏,保持皮肤干燥。

(5)密切观察病情变化,包括体温、呼吸、脉搏、血压、神色、瞳仁之变化。

【现代研究】

西医学认为昏迷是由于各种原因导致的高级中枢结构与功能活动(意识、感觉和运动)受损所引起的严重意识障碍,使高级神经活动处于极度抑制状态,主要表现为对各种外界刺激均无反应,同时伴有运动、感觉、反射障碍及大小便失禁等。由于起病急,病因复杂,病情进展快,治疗涉及多学科,病死率极高。中医学对昏迷的研究日趋深入,先后研制出新的剂型如清开灵注射液、醒脑静注射液、血必净注射液、生脉注射液、参附注射液等,明显地提高了中医药救治昏迷的成功率。

温病热入营血,邪犯心包,每多出现神昏谵语。过去一般均按瘟病的急救治法,用"三宝"(即安宫牛黄丸、紫雪丹、至宝丹)作为清心开窍醒脑的主要急救药品,但由于其药源较为困难,常不能满足临床的需要。新剂型的研制成功不仅改变了神昏过去单一用药的临床难点,而且切实地降低了病死率。

中风神昏是20世纪70年代开始研究的重点,王氏等组织开展了"七五""八五""九五"等国家攻关课题的研究,不仅提出了中风病诊断治疗规范,更重要的是由于"通腑化痰法"的运用,提高了抢救的成功率。祝氏用"牛麝散"抢救20例肝昏迷及高热昏迷患者,其药物为人工牛黄、丁香、石菖蒲各3分,麝香1分、羚羊角10分、藏红花7分,研末,每服0.85g,每日2次,10例神志转为完全清醒,6例病情减轻,4例无效,对病程短,用药早者,疗效好,脱证神昏者禁用。张氏等总结了温病神昏的辨证治疗,认为开透法是治疗神昏最基本最要紧的良法,具有芳香开窍、辛凉透络、苏醒神志之功,热邪内陷心包,胃肠实热乘心,湿热蒙蔽心灵,瘀热闭阻心窍,蓄血下焦是瘟病神昏的主要类型。

神昏的治疗积累了一定的临床经验,但仍然是危重病领域的难点之一,尤其是如何规范神昏的治疗,常用新剂型的量效、证效、时效等,亟待进一步研究解决。

第二章 外感病证

第一节 感 冒

【定义】

感冒是感受触冒风邪或时行病毒，引起肺卫功能失调，出现鼻塞，流涕，喷嚏，头痛，恶寒，发热，全身不适等主要临床表现的一种外感疾病。感冒又有伤风、冒风、伤寒、冒寒、重伤风等名称。早在《内经》已经认识到感冒主要是外感风邪所致。《素问·骨空论》说："风从外入，令人振寒，汗出，头痛，身重，恶寒。"汉代张仲景《伤寒论》已经论述了寒邪所致感冒的证治，所列桂枝汤、麻黄汤为感冒风寒轻重两类证候的治疗作了示范。隋《诸病源候论·风热候》指出："风热之气，先从皮毛入于肺也。……其状使人恶风寒战，目欲脱，涕唾出，……有青黄脓涕"，已经认识到风热病邪可引起感冒并较准确地描述其临床症候。《诸病源候论》所指的"时气病"之类，应包含有"时行感冒"。至于感冒之病名，则首见于北宋《仁斋直指方·诸风》篇，兹后历代医家沿用此名，并将感冒与伤风互称。元《丹溪心法·伤风》明确指出本病病位在肺，治疗"宜辛温或辛凉之剂散之"。明《万病回春·伤寒附伤风》说："四时感冒风寒者宜解表也"。清代不少医家已认识到本病与感受时行病毒有关，《类证治裁·伤风》就有"时行感冒"之名。《证治汇补·伤风》等对虚人感冒有了进一步认识，提出扶正祛邪的治疗原则。感冒有普通感冒与时行感冒之分，中医感冒与西医学感冒基本相同，普通感冒相当于西医学的普通感冒、上呼吸道感染，时行感冒相当于西医学的流行性感冒，故西医感冒可参考本节辨证论治。

【历史沿革】

感冒之名，首见于北宋杨仁斋《仁斋直指方·诸风》，该书在"伤风方论"中论述《和剂局方》参苏饮时指出："治感冒风邪，发热头疼，咳嗽声重，涕唾稠黏。"但在此之前，已有类似感冒病状的记载。如《素问·骨空论篇》说："风者百病之始也……风从外入，令人振寒汗出，头痛，身重，恶寒。"这些描述符合感冒的临床特点。

汉代张仲景在《金匮要略·腹满寒疝宿食病脉证治》中，即有"夫中寒家，喜欠，其人清涕出，发热色和者，善嚏"的记载。又在《伤寒论·辨太阳病脉证治》中论述太阳病，由于腠理不固，风寒之邪侵袭太阳经脉，营卫失于调和，出现太阳表证，而见头痛项强、发热恶寒或恶风、身疼腰脊痛、干呕，或伴鼻鸣，脉缓或紧等症状，并出桂枝汤以治表虚证、麻黄汤以治表实证，为后世治疗感冒辨别表虚、表实奠定了理论基础。

隋代巢元方《诸病源候论·风热候》指出："风热之气，先从皮毛入于肺也……其状使人恶风寒战，目欲脱，涕唾出……有青黄脓涕。"可见当时对外感风热的成因和临床特征已有一定的认识。

宋代陈无择将伤风列为专题论述,颇具特色。他在《三因极一病证方论·叙伤风论》中创立对本病从六经辨证的学说,根据不同证候加以施治。提出治足太阳膀胱经伤风用桂枝汤;治足阳明胃经伤风用杏子汤;治足少阳胆经伤风用柴胡加桂汤;治足太阴脾经伤风用桂枝加芍药汤;治少阴伤风用桂附汤;治厥阴伤风用八物汤。这种六经辨证论治的方法,对当时确有一定的影响,金元以后则采用者寥寥。但伤风之名,却沿用至今。元代朱丹溪《丹溪心法·中寒附录》说:"凡症与伤寒相类者极多……初有感冒等轻症,不可便认作伤寒妄治。"又说:"伤风属肺者多,宜辛温或辛凉之剂散之。"朱氏提出勿将感冒轻正误认伤寒之戒,以及治疗本病立辛温、辛凉两大法则,对后世有深远的影响。

明代龚廷贤提出"风寒感冒"的名称。《万病回春·伤寒附伤风》说:"四时感冒风寒者宜解表也。"并主张用十神汤之麻黄、紫苏、川芎、白芷等以辛温解表。明代张介宾以邪之深浅,病之轻重来辨本病与伤寒之区别。他在《景岳全书·伤风》中说:"伤风之病,本由外感,但邪甚而深者,遍传经络,即为伤寒;邪轻而浅者,只犯皮毛,即为伤风。"

关于伤寒与感冒伤风的关系,历代各家,颇多争论。除前已述及《丹溪心法》认为感冒轻症,不可当作伤寒治疗,说明伤寒与感冒不能混为一谈外,清代徐大椿《医学源流论》进一步阐明"凡人偶感风寒,头痛发热,咳嗽涕出,俗语谓之伤风,非《伤寒论》中所云之中风,乃时行杂感也"。清代雷丰则认为不然,他在《时病论·伤风》中指出:"伤风之病,即仲景书中风伤卫之证也。"两种见解,大相径庭。从临床实际来看,亦常有用《伤寒论》某些方剂治疗感冒。但从整体来看,伤寒包括的范围甚广,而感冒乃一般感受风邪所致,不能与伤寒相提并论。

迨至清代温热病学说有了很大的发展,不少医家认识到本病与感受时行之气有关,林佩琴《类证治裁·伤风》提出"时行感冒"之名。此后治疗时行感冒,多用桑菊饮、银翘散之类辛凉解表,即王孟英《温热经纬·叶香岩外感温热篇》所说"在卫汗之可也"之义,使感冒的治疗方法更臻完善。中医认为疾病特别是外感病是正邪互相影响而发病的,"伤风""伤寒""中风""中寒"都是感受外邪而致,最轻者称为"伤风",以周身不适感为主,轻微恶风寒,一般不会出现明显的发热;"伤寒"较重,如太阳伤寒证,临床表现恶寒、发热、身痛等症非常重;"中风"的肌表症状也非常明显,但正气已相对略有不足,而"中寒"则指阳气内虚,寒邪直接侵犯脏腑,故"伤风""伤寒"主要指邪气的轻重,"中风""中寒"主要偏重于正气的不足。

【范围】

西医学所称的上呼吸道感染属于感冒的范围,流行性感冒属于时行感冒的范围,两者均可参考本篇内容进行辨证施治。

【病因病机】

感冒是由于风邪乘人体御邪能力不足之时,侵袭肺卫皮毛所致。

一、病因

风邪是引起感冒的最重要的病因。当气候突然变化,寒暖失常之时,风邪病毒最易侵袭人体。风邪虽为六淫之首,但在不同季节,往往夹四时不正之气而入侵。春季之温,夏季之暑,秋季之燥,冬季之寒和梅雨时期之湿,固然是自然界正常的气候。但在四时之中,又有气候失常的情况。如春应温而反寒,夏应热而反冷,秋应凉而反热,冬应寒而反温,即所谓"非其时而有其气",均能侵入人体而致感冒。由此可见,引起感冒的原因,虽然以风邪为主,但并非全由风邪所致,而常有所兼夹。就临床所见,以风寒、风热2种证候最为多见。此外,时令之暑、湿、燥邪亦能杂感而为病,故又有夹暑、夹湿、夹燥等不同的兼证。

若非时之气夹时行疫毒伤人,发为时行感冒,则病情重而多变,往往相互传染,造成广泛流行,且不限于季节性。正如《诸病源候论·时气令不相染易候》说:"夫时气病者,此皆因岁时不和,温凉失节,人感乖戾之气而生,病者多相染易。"

二、病机

外邪侵袭人体是否发病,关键在于人体御邪能力的强弱,同时与感邪的轻重有关。《灵枢·百病始生》曰:"风雨寒热不得虚,邪不能独伤人。"如果正气不足,御邪能力减退,或将息失宜,过度疲劳之后,腠理疏懈,卫气不固,则极易为外邪所客,内外相互为因而发病。故《证治汇补·伤风》说:"有平昔元气虚弱,表疏腠松,略有不慎,即显风症者。此表里原因之虚症也。"又肺有痰热,亦易发为本病。正如《证治汇补·伤风》所说:"肺家素有痰热,复受风邪束缚,内火不得疏泄,谓之寒暄。此表里原因之实证也。"这些论述,足以说明感冒除风邪侵袭之外,还与体虚和不同素质有关。由于体质之不同,可引起对感受外邪之差异。如素体阳虚,则易感受风寒;阴虚者易感受风热、燥热;痰湿偏盛者,则易感受外湿等。

风邪入侵的途径为肺系卫表,其病变部位也常局限于肺卫。故《杂病源流犀烛·感冒源流》指出:"风邪袭人,不论何处感受,必内归于肺。"肺主呼吸,气道为出入升降的通路,喉为其系,开窍于鼻,外合皮毛,职司卫外,性属娇脏,不耐邪侵。若卫阳被遏,营卫失和,邪正相争,则出现恶寒、发热等表卫之证。外邪犯肺,则气道受阻,肺气失于宣肃,则见咳嗽、鼻塞等肺系之证。而时行感冒,因其感受时邪较重,故全身症状比较明显。另外,体质较强者,一般仅侵袭于肺卫,多以表证为主,图治较易,收效较快;若年老体弱者,抗邪能力较差,外邪也可由表入里,则症状加重,甚则变生他病。

感冒的主要病机分述如下。

1.风寒束表

风寒外束,卫阳被郁,腠理闭塞,肺气不宣。

2.风热犯表

风热犯表,热郁肌腠,卫表失和,肺失清肃。

3.表寒里热

风寒外束,表寒未解,入里化热,卫表失和,肺失宣降。

4.体虚感邪

体虚之人,卫外不固,感受外邪,常缠绵难愈,或反复不已。其病机为肺卫不和,正气不足。阳气虚者,感邪多从寒化,且易感受风寒之邪;阴血虚者,感邪多从热化、燥化,且易感受燥热之邪。

由于四时六气之不同,人体体质之差异,在临床上有风寒、风热不同证候,在病程中还可见寒与热的转化或错杂。感受时行病毒者,病邪从表入里,传变迅速,病情急且重。

综上所述,可知感冒的病因以感受风邪为主,在不同季节可有夹寒、夹热等变化,常与人体正气强弱有密切关系。其病位主要在于肺卫,一般以实证居多,如虚体感邪,则为本虚标实之证。

【诊断与鉴别诊断】

一、诊断

(一)发病特点

普通感冒四季皆可发生,冬、春两季气候多变则更为常见,常呈散发性。时行感冒发病不限季节,可有广泛的传染流行。素体亏虚者、老年人、小儿更易罹患本病。

(二)临床表现

普通感冒具备典型的肺卫症状,即恶寒、发热、头痛、肢体酸痛等表卫症状,以及喉痒咳嗽、鼻塞、喷嚏、流涕等肺系症状。时行感冒多突然起病,出现恶寒、发热、周身酸痛,疲乏无力,且可以发生传变,入里化热,合并他病。

二、鉴别诊断

1.鼻渊

鼻渊与感冒,均可见鼻塞流递,或伴头痛等症。但鼻渊多流浊涕腥臭,感冒一般多流清涕,并无腥味;鼻渊一般无恶寒发热,感冒多见外感表证;鼻渊病程漫长,反复发作,不易断根,感冒一般病程短暂,治疗后症状可较快消失。

2.风温

风温初起症状,颇与感冒相似,但风温病势急骤,寒战高热,热势甚壮,汗出后亦不易迅速退清,咳嗽胸痛,头痛较剧,甚至出现神志昏迷、惊厥、谵妄等症,如治疗不当,可产生严重后果。而感冒一般发热不高,病势轻,不传变,病程短,预后良好。

【辨证论治】

一、辩证

感冒的病位常局限于肺卫,极少传变,多属实证,一般病程为3～7日,如时行感冒,则多呈流行性,同一地区可同时有许多人发病,症状较重。如感冒反复发作,肺气不足,可出现气短、形寒、出汗等症;体质素虚,复感外邪,多为本虚标实之证。

(一)辨证要点

1.辨风寒风热

寒热性质不同,治法迥异,所以首先要辨清偏于风寒还是偏于风热。一般说,风寒感冒以恶寒重,发热轻,头痛身疼,鼻塞流清涕为特征;风热感冒以发热重,恶寒轻,头痛,口渴,鼻塞流涕黄稠,咽痛或红肿为特征。其中咽部肿痛与否常为风寒、风热辩证主要依据。亦有初起属风寒感冒,数日后出现咽喉疼痛,流涕由清稀转为黄稠,此为寒邪郁而化热,可参照风热论治。

2.辨不同兼夹

感冒多见兼夹之证,必须详细辨认。夹湿者多见于梅雨季节,以身热不扬,头胀如裹,骨节疼重,胸闷,口淡或甜等为特征;夹暑者多见于炎夏,以身热有汗,心烦口渴,小便短赤,舌苔黄腻等为特征;夹燥者多见于秋季,以身热头痛,鼻燥咽干,咳嗽无痰或少痰,口渴,舌红等为特征;夹食者多见于进食过多之后,以身热,胸脘胀闷,纳呆,泛恶,泄泻,苔腻等为特征。在临床上辨清不同兼夹之证,在解表宣肺的基础上,分别配合化湿、祛暑、清燥、消滞等治法,才能提高疗效。

3.辨偏虚偏实

前已述及,感冒一般多属实证,但也不尽然。在辩证中,首先须辨表虚、表实。一般来说,发热、汗出、恶风者属表虚;发热、无汗、恶寒、身痛者属表实。表虚者宜疏风以解表,不宜过用辛散;表实者宜发汗以解表,汗出则身热自退。如虚体感邪,往往反复感冒,当以扶正祛邪为主,除根据感邪之不同而施用不同的解表法外,必须时时顾护正气,随证调补之。

(二)症候

实证

[风寒感冒]

症状:鼻塞声重或鼻痒喷嚏,流涕清稀,喉痒,咳嗽,痰多稀薄,甚则发热恶寒,无汗,头痛,肢体酸痛,舌苔薄白,发热时脉浮数。如夹湿则身热不扬,头胀如裹,肢体酸痛而重;或见外有风寒表证,内有胸闷,泛恶,纳呆,口淡,苔腻等里证;或见外有风寒表证,内有脘闷,纳呆,苔腻等里证。

病机分析:肺主呼吸,开窍于鼻,气道为呼吸出入的通路,由于外邪袭肺,窍道不利,故出现鼻塞声重、喷嚏、流清涕、喉痒咳嗽等症状;肺与皮毛相合,风寒客于皮毛,寒为阴邪,其气凝闭,卫外之阳被遏,营卫失和,故见发热无汗,头痛骨楚等症。苔白脉浮,乃邪客于表,脉紧为寒盛之象,发热时邪正相争可见浮数之脉。如风寒夹湿邪客于皮毛,湿性黏腻重着,则恶寒而身热不扬,头胀如裹,肢体酸疼而重;如脾胃有湿,复感风寒之邪,内外合邪,可见风寒表证外,又兼有湿困中焦之象;如饮食不节,食滞中焦,复感风寒之邪,可见风寒表证外,又兼胸闷、泛恶、纳呆、苔腻等中焦枢机不利之象。

[风热感冒]

症状:发热,微恶风寒,或有汗出,头痛,鼻塞涕浊,咳痰黄稠,口干欲饮,咽喉燉红疼痛,苔薄黄,脉滑数。如夹暑则见身热汗出不解,心烦口渴,尿赤,苔黄腻。

病机分析:风为阳邪,阳从热化,风热邪气郁于肌表,腠理不密,故见发热恶风,有汗不解;风热上受,肺失清肃,则头痛、鼻塞、涕浊、咳痰黄稠;风热熏蒸于清道,窍道不利,则咽痛渴饮;苔薄黄,脉浮数,均系风热客于皮毛之象。夏令感冒,夹当令之暑邪为患,如暑热熏蒸,则身热甚壮,有汗而热势不解,心烦口渴,小便短赤,苔黄腻,脉濡数;如暑湿偏重,可见头胀如蒙,胸闷,泛恶,纳呆,口淡而黏。

[表寒里热]

症状:发热恶寒,无汗,头痛,肢体酸痛,鼻塞声重,咽喉疼痛,咳嗽,痰黏稠或黄白相间。舌边尖红、苔薄白或薄黄,脉浮数。

病机分析:素体热盛,或肺有痰火,复感风寒之邪,则热蕴于里,寒客于表,形成表寒里热,即所谓"寒包火"之证,故既见发热恶寒,无汗,头痛,骨楚之风寒表证,又见咽痛,痰稠,舌红,苔黄等里热之证。

虚证

[气虚感冒]

症状:恶寒发热,或热势不盛,但觉时时形寒、自汗,头痛,鼻塞,咳嗽,痰白,语声低怯,气短,倦怠。苔白,脉浮无力。

病机分析:素体气虚,往往最易感邪。因气虚则表卫不固,腠理疏松,稍遇气候变化,辄感风寒之邪,所以时时形寒者,乃气虚感邪常见之特征。一般气虚之体,感受风寒之邪偏多,故见恶寒发热,头痛鼻塞,苔白等风寒表证。语音低怯,气短,倦怠,均为肺气亏虚之象。

[阳虚感冒]

症状:阵阵恶寒,甚则蜷缩寒战,或稍兼发热,无汗或自汗,汗出则恶寒更甚,头痛,骨节酸冷疼痛,面色㿠白,语言低微,四肢不温。舌质淡胖,苔白,脉沉细无力。

病机分析:阳气不足之人,最易感受风寒邪气,以老年人较为常见。一般恶寒重,发热轻,如患者阳虚汗出较多,阳气耗散,则恶寒更甚,此乃阳虚感冒之特征。其所以脉不浮而反沉细者,因阳气虚惫,不能温煦血脉,以致鼓动无力。

[血虚感冒]

症状:头痛,身热,微寒,无汗或汗少,面色不华,唇淡,指甲苍白,心悸,头晕。舌淡、苔白,脉细,或浮而无力,或脉结代。

病机分析:素体血虚,或失血之后,或产后血亏,除见普通表证外,并见血虚之证。由于血虚,汗源不足,一般无汗或汗少。血虚感冒,数日不愈,往往心悸、眩晕更甚,甚至出现脉象结代,此乃虚体感邪,耗伤阴血所致。

[阴虚感冒]

症状:发热,微恶风寒,无汗或微汗,或寐中盗汗,头痛,心烦,口干咽燥,手足心热,干咳少痰,或痰中带血丝。舌质红,脉细数。

病机分析:阴虚之体,肺有燥热,感邪之后,常见偏于风热之证,在感冒时其阴虚之象更为明显。此乃发热出汗,易伤阴液之故。如肺阴素虚,肺气失于清肃,咳嗽伤络,可见痰中带血。

虚证感冒,虽以气虚、阳虚、血虚、阴虚进行分类,但临床上还可见气阴两亏、气血不足、阴阳两虚等,只要细审症状,自能辨认不误。

二、治疗

(一)治疗原则

感冒的病位在肺系卫表,治疗上应因势利导,从表而解,故解表是治疗感冒的总原则。不过,在具体应用时,要正确掌握辛温与辛凉,宣肺与肃肺,以及祛邪与扶正等关系。

(二)治法方药

实证

[风寒感冒]

治法:辛温解表,宣肺散寒。

方药:常用葱豉汤、荆防败毒散。前者辛温通阳散寒,可用于轻症;后者乃辛温发汗之剂,其中荆芥、防风、羌活、独活等为驱散风寒之要药,对恶寒无汗、肢体疼痛者,用之最宜,配以前胡、桔梗等旨在宣肺止咳,如鼻塞重者,可加苍耳子。

如受凉冒雨,风寒夹湿邪入侵,而见头胀如裹,肢体酸重,可改用羌活胜湿汤,以散风祛湿。综观全方,以风药为主,使汗出而风湿之邪俱去,盖取风能胜湿之义也。如素体脾运不健,内湿偏胜,复感风寒之邪,可用荆防败毒散加苍术、厚术、半夏、陈皮以运脾燥湿。如饮食不节,食滞中焦,复感风寒之邪,可用荆防败毒散加莱菔子、焦山楂、神曲消食导滞。

[风热感冒]

治法:辛凉解表,祛风清热。

方药:常用银翘散、桑菊饮。两方均为辛凉之剂,前者用金银花、连翘、薄荷之辛凉,配荆芥之辛温,退热作用较强,佐以牛蒡子、桔梗、甘草清肺利咽,对风热感冒咽喉疼痛者,尤为适宜。后者作用较弱,可用于风热感冒之轻症。

如夏令感冒,兼受暑邪,每多夹湿夹热。如属暑热熏蒸,除出现风日本证外,兼见身热,有汗不解,心烦,口渴欲饮,小便短赤,苔黄腻,脉濡数。可以新加香薷饮,配用藿香、佩兰、薏苡仁、六一散,以解表清暑退热,使暑热从汗外泄,湿从小便下行。

[表寒里热]

治法:疏风宣肺,散寒清热。

方药:麻杏石甘汤加羌活、鱼腥草。麻黄配羌活解表散寒,杏仁、石膏、甘草配鱼腥草以宣肺清热。

如外寒较甚,恶寒骨节疼痛,加苏叶、桂枝以祛风散寒;如果热较甚,咽喉嫩红疼痛,可加板蓝根、黄芩以清热解毒;如大便秘结,身热不退,苔腻,脉滑实而数,乃表里俱实之证,可改用防风通圣散,以表里双解。

虚证

[气虚感冒]

治法:益气解表,调和营卫。

方药:常用参苏饮、黄芪桂枝五物汤。前者用人参、茯苓等益气扶正,苏叶、葛根等疏风祛邪,前胡、桔梗、半夏宣肺化痰,适用于气虚感冒而见气短、神疲、恶寒咳嗽之症者。后者用黄芪为君,以益气固表;桂枝、芍药、生姜、大枣,以调和营卫,适用于气虚感冒而见恶风、肢体酸楚之症者。如气虚而见自汗、形寒,易感风邪者,可常服玉屏风散以益气固表,增强卫外功能,以防感冒复发。

[阳虚感冒]

治法:温阳解表。

方药:用桂枝加附子汤。阳虚之体,感受风寒,宜温里散寒以托邪外出。本方用附子助阳以驱寒,桂枝汤通阳以祛风,使阳气充沛,腠理温煦,则风寒之邪,自能从外而解。如大便溏泻,腹中隐痛,加炮姜、肉桂温运中阳以止泻。

[血虚感冒]

治法:养血解表。

方药:可用葱白七味饮加减。本方所以用葱白为君,不仅因本品有辛温解表作用,且取其具有温通血脉之力,对血虚感冒,尤为适宜。方中用葱白、豆豉、葛根、生姜解表的同时,又配合地黄、麦门冬以滋阴养血。如恶寒重,可加黄芪、防风、荆芥;如热重,可加金银花、连翘。如血虚感邪,血液运行不畅,脉络痹阻,而见脉象结代者,可加桂枝、红花、丹参以通阳活血宣痹。

[阴虚感冒]

治法:滋阴解表。

方药:可用加减葳蕤汤化裁。本方以玉竹为主,取其滋阴生津之功,以奏资助汗源之效;葱白、豆豉、桔梗、薄荷、白薇等以解表宣肺退热,发汗而不峻;甘草、大枣甘润和中而不腻。如心烦口渴较甚,可加黄连、竹叶、天花粉以清热生津除烦;如咳嗽咽干,咳痰不爽,可加牛蒡子、射干、瓜蒌皮以利咽化痰;如咳嗽胸痛,痰中带血,可加鲜茅根、生蒲黄、藕节以清肺凉血化瘀。

除上述外,治疗感冒,尚须注意以下几个要点。

(1)正确处理祛邪与扶正的关系:治疗虚证感冒,一般不宜重用发汗解表之剂。因气虚者表卫不固,本有自汗形寒情况,如疏散太过,汗出更多,会使营卫俱虚。阳虚者也有汗出畏寒情况,如用大剂辛散之品,则汗愈出,阳愈虚而寒愈甚。血虚者常见无汗或汗少,盖心主血,汗为心之液,血虚之人,汗源不足,如发汗太多,则津血益耗。阴虚者常有午后潮热,寐中盗汗,如妄用辛散之剂,汗出愈多而阴液愈虚,亢热愈甚。故治疗虚证感冒,必须妥善处理好祛邪与扶正的关系,掌握扶正而不碍邪,祛邪而不伤正的要领。

(2)灵活掌握辛温与辛凉,宣肺与肃肺的治疗法则:风热宜辛凉,风寒宜辛温,咳嗽初起宜宣肺,咳嗽日久宜肃肺,这是一般的处理原则,在临证中还须随证灵活应用。例如风寒感冒化热而寒邪未尽者,可在辛凉解表的同时,略佐辛温透邪之品。又如宣肺和肃肺之法,也有不可截然划分者,古方射干麻黄汤,既用麻黄辛温宣肺,又用款冬花肃肺下气,而此方治疗感受风寒,咳喘气急,喉中有痰鸣声之症甚效,取开阖并用之意;止嗽散中荆芥、桔梗与白前、百部同用,其义亦同。临床实践证明,温凉同用,宣肃相配,确能起到退热迅速,止咳效果提高,达到缩短疗程的目的。

(3)仔细辨清一般感冒与时行感冒的不同特点:一般感冒全年可发病,以冬、春季为多见,但传染性不强;时行感冒传染性强,可出现广泛流行。一般感冒症状较轻,时行感冒病情较重,首发症状常见恶寒、发热,体温在39～40℃,周身酸痛,疲乏无力。初起,全身症状重而肺系证候并不突出,1～3日后出现明显的鼻塞、流涕、喷嚏、咳嗽、咽痛等,甚至可出现高热、谵妄等症。时行感冒亦有风寒、风热之分,但就临床所见,以风热为多,其治疗原则虽然基本与一般感冒相同,但常需重用清热解毒之品,如板蓝根、大青叶、重楼、野菊花等。

(三)其他治法

1.单方验方

(1)连须葱白与根2根,生姜5片,陈皮6g,加红糖30g。

(2)羌活、防风、紫苏、苍耳子各10g,生姜2片。

以上2方,每日1剂,水煎热服,均治风寒感冒。

(3)薄荷3g,鲜芦根80g,鼠曲草15g,板蓝根30g。

(4)大青叶80g,鸭跖草15克,桔梗、生甘草各6g。

(5)野菊花、四季青、淡竹叶各10g,鱼腥草80g。

以上3方,每日1剂,水煎服,均治风热感冒。

2.中成药

(1)午时茶(陈皮、柴胡、茅术、山楂、羌活、枳实、甘草、厚朴、桔梗、藿香、六神曲、防风、白芷、前胡、川芎、连翘、干姜、紫苏、红茶),每次水煎1袋,日服2～3次,热服。

(2)川芎茶调散(薄荷、荆芥、川芎、羌活、防风、白芷、甘草、细辛),每次水煎1袋,日服2次,热服。

以上2方均适用于风寒感冒之轻症。

(3)感冒退热冲剂(大青叶、板蓝根、草河车、连翘),开水冲饮,每次1～2袋,日服2～3次。

(4)银翘解毒片(金银花、连翘、荆芥、淡豆豉、板蓝根、桔梗、淡竹叶、甘草、薄荷脑),每次口服4片,日服2～3次。

以上2方均适用于风热感冒。

3.预防方

(1)三白汤:白萝卜500g,白菜根300g,连须葱白100g。水煎服,可供5人一日量。

(2)贯众汤:贯众100g。水煎服,可供8～10人一日量。

(3)大蒜:用生大蒜1颗佐餐,分2～3次生食;或采用10%大蒜汁(内加3%普鲁卡因)每日滴鼻3次,每次6滴左右。

【转归及预后】

风寒感冒,寒邪不解,可以化热,而见口干欲饮,痰转黄稠,咽痛等症状。反复感冒,引起正气耗散,由实转虚,或在素体亏虚的基础上,反复感邪,以致正气愈亏,而风邪易侵,均可导致本虚标实之证。至于时行感冒,高热鸱张,邪势弥漫,亦可能转化为风温,甚至出现谵妄神昏之证等,在临床时不能认为感冒是小恙,而加以忽视。

感冒一般预后良好。如因感冒诱发其他宿疾而使病情恶化者,其预后又当别论。

【预防与护理】

加强身体的锻炼,增强正气卫外能力,可以根据不同的年龄和体质情况,进行各种体育活动,如广播操、太极拳、八段锦、跑步等。要养成经常性户外活动习惯。保持室内外环境卫生和个人卫生,室内应经常开窗,以使空气新鲜,并有充足的阳光照射。如遇感冒流行季节,可用食醋熏蒸法进行空气消毒。其法是先将门窗紧闭,每立方米的空间用食醋5毫升,加水5毫升,放在砂锅或铝锅内,置炉子上,利用蒸汽在室内熏半小时以上,可起消毒、预防作用,对患者亦可起一定的治疗作用。对时行感冒患者,要做好隔离工作。

发热时要休息,多饮开水,饮食宜清淡,忌油腻辛辣燥热之物。

【现代研究】

(一)临床研究

感冒的治疗主要根据辨证论治遣方用药,治疗效果满意。翟氏等采用随机双盲、阳性平行对照、多中心临床实验设计,评价大青龙颗粒治疗感冒风寒表实证兼有郁热的临床疗效和安全性,将240例受试者分为实验组120例(大青龙颗粒组),对照组120例(感冒清热颗粒组)进行Ⅱ期临床试验。结果,治疗组与对照组的愈显率分别为81.1%、78.9%,总有效率分别为98.3%、94.7%。未发现毒副作用。张氏等以随机、阳性药对照设计,将429例感冒(风寒兼湿滞证)患者随机分为治疗组($n=322$)和对照组($n=107$),其中剔除脱落12例,实际完成病例417例(治疗组314例,对照组103例)。两组分别接受藿香正气滴丸及藿香正气软胶囊治疗,观察治疗前后症状积分及舌脉变化。结果:治疗组314例(藿香正气滴丸)愈显率75.79%,总有效率98.41%;对照组(藿香正气软胶囊)愈显率69.90%,总有效率98.06%。治疗组与对照组感冒疗效比较无统计学意义($P>0.05$),说明两组疗效相当,但藿香正气滴丸对改善患者泄泻症状明显优于藿香正气软胶囊($P<0.05$)。结论:藿香正气滴丸治疗感冒(风寒兼湿滞证)疗效确切,未发现明显不良反应。阎氏等评价银翘片(金银花、连翘、薄荷等)治疗风热感冒的临床疗效和副作用。将受治的96例风热感冒患者随机分为治疗组72例和对照组24例,治疗组采用银翘片按8片(0.35克/片)每日2次吞服,疗程3日;对照组采用感冒退热颗粒按2袋(4.5克/袋)每日3次冲服,疗程3日。结果:治疗组总有效率为94.29%,对照组总有效率为91.67%。两组均无明显副作用。杜氏等将400例感冒卫气同病患者随机分为治疗组160例、对照组100例及开放组140例,试验采用单盲法进行。治疗组及开放组用感热宁颗粒治疗(柴胡、石膏、金银花、连翘、荆芥、知母、丹皮等),对照组用白石清热冲剂治疗,3日为一个疗程,共观察一个疗程。治疗前、治疗中、治疗后观察体温、症状变化等,以《中药新药临床研究指导原则》作为疗效评定标准。结果,治疗组160例总有效率为96.88%,愈显率为81.25%,对照组总有效率为88.00%,愈显率为44.00%($P<0.01$),本药对感冒引起的发热有明显的退热作用。临床观察中未见明显的不良反应。高氏等以解表化湿汤(香薷、青蒿、藿香、厚朴、茯苓、杏仁、通草)为基本方随症加减,治疗夏季感冒33例,痊愈26例,显效4例,有效2例,无效1例,总有效率97%,所有病例未发现不良反应。卢氏等评价银化解毒颗粒(金银花、青蒿、荆芥、薄荷、野菊花等)治疗流行性感冒风热证的临床疗效和安全性。以抗病毒冲剂为对照采用随机双盲多中心平行对照试验。治疗组与对照组各20例。结果:治疗组和对照组有效率的差异无显著性意义,未见任何不良反应。王氏等总结近年来古方加减治疗流行性感冒的进展提示,常用方剂为银翘散、葛根汤、小柴胡汤、正柴胡饮、柴葛解肌汤、大青龙汤、葛根芩连汤、新加香薷饮、玉屏风散等。宋氏等以古方玉屏风散加味而成体虚感冒合剂(黄芪、白术、防风、金银花、黄芩、板蓝根、麦冬等药)治疗体虚感冒294例,并设对照组130例,服清热解毒口服液,以上两组均连服4星期为一个疗程。结果:治疗组总有效率84.7%,对照组总有效率62%。治疗组治疗前后比较免疫指标E-玫瑰花形成率、补体C_3及血清免疫球蛋白均有显著性提高。而对照组服药前后无明显差异。

(二)实验研究

王氏等总结近年来中药治疗流行性感冒的研究进展提示,具有抗流感病毒作用的单味药主要有板蓝根、大青叶、鱼腥草、连翘、黄连、黄芩、北柴胡、阔叶十大功劳根、山豆根、石香薷、黄芪。中药治疗流行性感冒具有抑制病毒复制、阻止病毒致细胞病变、调节免疫功能、解热、镇痛、抗炎等综合功效。

第二节　风　　温

【定义】

风温是由风热病邪引起的一种以肺系病变为中心的外感热病。本病初起以发热、恶风、咳嗽、口微渴等肺卫症状为主要表现,具有起病急骤、传变迅速地临床特点。风温是以病因命名的疾病,本病四季皆可发生,因其发病"春月与冬季居多"(《外感温病篇》),故当代有学者有将按发病季节命名的春温、冬温亦视为风温范畴,与传统将"春温"视作伏气温病,而风温为新感温病在病因学认识上有所差异。

【历史沿革】

风湿病名最早见载于汉代张仲景《伤寒论》,其中说:"太阳病,发热而渴,不恶寒者,为温病。若发汗已,身灼热者,名曰风温。风温为病,脉阴阳俱浮,自汗出,身重,多眠睡,鼻息必鼾,语言难出。若被下者,小便不利,直视失溲。若被火者,微发黄色,剧则如惊痫,时瘛疭,若火熏之。一逆尚引日,再逆促命期。"张仲景所说的风温,是指温病误用发汗等治法后,导致伤阴化燥,风火相煽的一种变证。与后世所称之感受风热之邪引起的外感风湿病自不相同。

晋代王叔和《伤寒例》也论及风温为病,他说:"若更感异气变为它病者,当依后坏病证而治之……阳脉浮滑,阴脉濡弱者,更遇于风,变为风温。"显然王叔和所论风温,乃指、伤寒未愈,复遇风邪而成之热病,与后世所论风温亦是名同而实异。

唐代孙思邈《备急千金要方》引《小品方》之葳蕤汤作为治疗《伤寒论》所述风温的主方,开滋阴解表之先河,具有一定的指导意义。

宋代医家庞安时,对风湿病的病因、病位、症状、治法提出了新的看法。他在《伤寒总病论·卷五》中说:"病人素伤于风,因复伤于热,风热相搏,则发风温。四肢不收,头痛身热,常自汗出不解,治法在少阴厥阴,不可发汗,汗出则谵语。"已初步认识到风湿病的病因是风邪与热邪相合为患。

风湿病作为四时温病中一个独立病种被明确提出来的,始于明代汪石山。他认为春季发生的温病除了有因"冬伤于寒"而致的伏邪温病外,还"有不因冬月伤寒而病温者,此特春温之气,可名春温。如冬之伤寒,秋之伤湿,夏之中暑相同,此新感之温病也"。这里所说的春温,即是指春季感受时令风热之邪而引起的新感风温。这就首先在理论上突破了以往认为春季温病皆由于"冬伤于寒"的传统观念,而且也为风湿病的因证脉治奠定了初步的理论基础。

清代,随着温病学说的发展,对风湿病的认识也日益深刻和丰富。一些著名温病学家在继承前人理论的基础上,结合自己的临床经验,创造性地总结出了一整套诊治风温的理论和方法,从而形成了对风温病因证脉治较为全面的认识,其中尤以叶天士、陈平伯的贡献最为突出。

叶天士根据《内经》"伤于风者,上先受之"的理论,结合自己的实践体会,首先明确提出了风湿病的新概念。他在《温热论·三时伏气外感篇》中说:"风温者,春月受风,其气已温。经谓春病在头,治在上焦。肺位最高,邪必先伤,此手太阴气分先病,失治则入手厥阴心包络。"不仅明确了风温是感受时令风温之邪所致的外感热病,而且还阐明了其病机特点、传变趋向以及治疗原则等。叶氏在《温热论·外感温热篇》中,对"温邪上受,首先犯肺"的外感温病,从病因病机、辨证治疗等方面,做了更全面、更系统的论述,这是学习和研究风湿病最重要的两部文献。

陈平伯所著的《外感温病篇》,也是系统论证风温病因证脉治的一部专著。对风湿病的发病季节、病因病机、初起特点、演变过程及其证治等均做了详尽的阐述。在理论上以"风温内袭,肺胃受病"作为病机总纲,再结合卫气营血辨析传变过程中的不同证治。无论处常处变,皆有证可辨,有法可循,对指导临床具有很高的实践价值。

此外,清代一些著名温病学家如吴鞠通、吴坤安、王孟英等,都在叶氏等理论基础上,从不同方面对风湿病的因证脉治作了阐发和补充,从而进一步丰富了风湿病辨证施治的内容。

但须指出,在清代亦有少数医家根据《内经》"冬伤于寒,春必病温"的理论,把风温作为伏寒化热的伏邪温病看待。如雷少逸认为,风湿病的发生,是因冬令受寒,伏而未发,至春夏因外感风邪而诱发。尽管其所述的具体症候和治疗与叶、陈等氏所述的外感风温基本一致,但在病因的理论分析上则迥然有异。

【范围】

根据本病好发于冬春季节,病变以肺系症状为重点,容易出现逆传心包等临床特点,西医学某些呼吸系统急性传染病、感染性疾病,如流行性感冒、急性支气管炎、大叶性肺炎、病毒性肺炎、流行性脑脊髓膜炎等与本病相似,均可参考本篇辨证论治。

【病因病机】

风湿病的病因是风热病邪,与正气不足,调摄不当亦有关系。其病机特点是邪气由表入里,首犯肺卫,按卫气营血传变,传变迅速,易化燥伤阴。病位以肺为主,常可累及三焦。病理因素为火热病邪,病机性质初中期属热属实,因两热相搏,可耗气伤阴,后期病亦有属虚或虚实相兼者。

一、病因

1.外感风热

风热病邪是为风温的主要致病因素,外感风热病邪其途有三:一为风夹温邪,由于春季风气当令,阳气升发,气候渐暖,故风邪易与温热之气相合而为风湿病邪,正如《温病条辨·上焦》说:"风温者,初春阳气始开,厥阴行令,风夹温也。"二为风从"热化",《素问·四气调神论篇》说:"春三月,此为发陈。"万物欣欣向荣,气候转暖,阳动为风,风从"热化"而发为风温。叶天士在《温热论·三时伏气外感篇》所说:"风温者,春月受风,其气已温。"即为"热化"说的代表理论。三为非时之暖风,冬季虽属寒气当令,但如气候反常,应寒反暖,或"冬初气暖多风",亦可导致风从热化,形成风热病邪,故冬季亦有因感受非时之暖而发生风温的,因其发于冬季,故亦称冬温。所以陈平伯说:"风温为病,春月与冬季居多。"(《外感温病篇》)

2.卫外不固

《灵枢·百病始生》说:"风雨寒热,不得虚,邪不能独伤人。猝然逢疾风暴雨而不病者,盖无虚,故邪不能独伤人。此必因虚邪之风,与其身形,两虚相得,乃客其形。"可见风热之邪能否侵袭人体,或侵袭人体后是否发病,则取决于机体抗御病邪的能力即正气的强弱。

3.调摄不慎

生活起居不当,过分疲劳,贪凉受冷,均可损伤机体正气,影响卫气的卫外防御功能而导致外邪的侵袭发病。风湿病的发生,所以常在过分劳倦或突然着凉受冷的条件下而诱发,就是由于肺卫卫外功能下降,不能抗御外邪的缘故。

二、病机

1.首犯肺卫

肺居上焦,上通于鼻,外合皮毛,主一身之表;而风为阳邪,其性轻扬,具有升散和疏泄的特点。所以风热之邪侵袭人体,多从口鼻而入,先犯上焦肺卫。"肺主气属卫",风热犯肺,外则卫气郁阻,皮毛开合不利;内则肺气不宣,肃降失职。以致产生发热恶寒,咳嗽等肺卫失宣的症候。这是本病初起的基本特点,亦是"温邪上受,首先犯肺"发病规律的具体体现。

2.化燥伤阴

风邪与温邪俱属阳邪,两者结合为患,则势必"两阳相劫",阳热偏胜。"阳胜则阴病"(《素问·阴阳应象大论篇》),热易伤津耗液,即叶天士谓:"风夹温热而燥生。"表现在临床症候上,初起即发热重、恶寒轻,口渴,苔薄白而舌边尖红,脉浮且数;津伤显著者,还可见唇干鼻燥、舌上少津等清窍干燥征象。"阴静阳躁"(《素问·阴阳应象大论篇》),两阳相劫,阳热燥动则"热变最速",所以风湿病传变迅速,疾病过程中易较快地由表传里,由卫气传入营血,由上焦传入中下焦,后期尤易导致肝肾阴伤的病机变化。

3.顺逆传变

风温初起邪在肺卫,如邪势不甚,且得及时清解,则其病即可终止发展,获得早期治愈。否则邪不外解,势必向里传变,由卫分而渐次传入气分、营分,甚则血分。此为顺传;若由卫分径至心包或营血,称之为"逆传"。

邪入气分后,其病位尚在上焦、中焦之分。邪在上焦气分者,多表现为邪热壅阻肺气,或热邪郁聚胸膈;传入中焦气分者则病在阳明胃肠,而为阳明无形热邪亢盛,或为有形实邪结聚,亦可因肺热下移大肠而成肠热下利。阳明气分邪热不解,除可内陷营血外,还可深入下焦,劫灼肝肾之阴,而致症候由实转虚。热邪逆传心营与顺传中焦者由气入营,转变过程虽有所不同,但热在心营的病机变化并无差异。轻则热灼营阴、扰乱心神;重则热陷心包,骤闭清窍;营热深入,还可产生耗血动血之变。

综上可见,风温的病因是外感风热病邪,病位以肺为主,可累及三焦。肺卫之邪内传入里,既可顺传气分,壅阻肺气,郁于胸膈或传入阳明,亦可直接内陷心营。病程中易于化燥伤阴,尤多肺胃阴伤表现;后期邪传下焦,则可产生肝肾阴伤,"邪少虚多"的病机变化。

【诊断与鉴别诊断】

一、诊断

风湿病是一个多发病、常见病,不分年龄性别均可罹患。其诊断主要依据以下几个方面。

(一)发病特点

以春季及冬季发病为多,发病多急骤,发病过程中病变变化较多,一般传变迅速,风热病邪除了可以顺传气分,深入营分、血分以外,还可不经气分,迅即逆传心包,深入营血。疾病后期则每易出现肝肾阴亏,虚风内动之变,少数严重病例在病程中还可出现内闭外脱等危重变化。不少病例具有传染性或流行性。

(二)临床表现

发病急骤,初起即见发热、恶风、咳嗽、口渴、脉浮数,舌苔薄白、舌边尖红等风热病邪侵袭肺卫的见证。据此即可初步诊断为风温。

周围血白细胞计数增高,中性粒细胞增高,并有核左移;或脑脊液检查呈颅压升高及化脓改变;或 X 线检查可见肺叶或肺段大片均匀致密阴影。

二、鉴别诊断

1.风热感冒

风热感冒亦系风热病邪引起,初起亦邪在上焦肺卫,但其病情多较轻浅,见证以肺卫失宣、清窍不利为主,全身症状不重。一般多见头痛、鼻塞、咳嗽、咽痛、发热不甚、微感恶风。病程较短,数日即愈,很少传变。

2.麻疹

麻疹初起见发热、恶风、头痛、咳嗽等肺卫证候,颇与风温相似。但麻疹以小儿多见,每呈流行性,口腔两颊黏膜靠第 1 白齿处可查见麻疹所特有的麻疹黏膜斑,经 3～5 日即出现皮疹。

3.风寒感冒

初起邪袭肌表,亦见恶寒、发热等卫表证候,与风温初起邪在肺卫亦相类似。但风寒感冒系风寒引起,证属表寒,故恶寒重而发热轻、口和不渴、苔薄白而舌不红、脉浮而不数。其中寒邪束表者,并有身痛无汗、脉象浮紧等见证;风邪伤卫者,则见汗出恶风、脉象浮缓等证。但均与风温初起所见发热重、恶寒轻、口渴、舌边红,脉浮数的表热证候显然不同,一般不难区别。再就传变而论,伤寒、中风留恋卫表阶段较长,必待寒邪化热后传变入里,故其变化不及风温迅速。正如叶天士所说:"盖伤寒之邪留恋在表,然后化热入里,温邪则热变最速。"(《外感温热篇》)

【辨证论治】

一、辩证

(一)辨证要点

1.察病机传变

风湿病的整个发展过程,也就是卫气营血的转变过程,随着病情的发展和病机演变,在卫气营血的不同阶段,会相应地反映出不同的证候类型。掌握了这些不同类型的症候特点,也就能认识卫气营血的不同病机。这对于临床辨证论治,明确疾病的传变趋向,掌握疾病的转归,都很有帮助。辨别卫气营血的病机主要根据临床症状。常着眼于对以下症状的分析:发热类型,恶寒与否;口渴程度,出汗情况,神志表现,有无皮疹;以及舌苔、脉象等变化。清代章虚谷说:"风湿病初感,发热而微恶寒者,邪在卫分;不恶寒而恶热,小便色黄,已入气分矣;若脉数舌绛,邪入营分;若舌深绛,烦扰不寐,或夜有谵语,已入血分矣。"简要地指出了卫气营血各个阶段的辨证要点,对临床颇有指导意义。

2.辨病位所在

在风湿病发展过程中,不仅在病机传变上有卫气营血之分,而且在病位上也有上、中、下三焦之别。因此临床辨证,在辨卫气营血传变、区别其证候类型的同时,还要辨明病位所在,以便采取更有针对性的治疗方法。一般说,初起邪在卫分,病位多在上焦肺经;传入气分后,则病位差异颇大,不仅有上焦、中焦之别,而且有脏腑部位之异。如邪在上焦气分,病位有热邪在肺和热在胸膈的不同,传入中焦气分,亦有在胃在肠之分。病在营血多涉及上焦心包,有时亦可累及下焦肝经。病之后期,真阴耗损,虚风内动,病位则在下焦肝肾。随着病位所在的不同,病变机制的差异,其临床表现亦各有特点。如邪在上焦肺经气分,临床必有咳嗽、气喘、咯痰等肺经证候可见;热在中焦肠腑,则见腹满、腹痛、便秘等腑实征象,等等。只要掌握了不同病位的特异表现,临床也就不难识其邪之所在,明其病机变化。

3.审虚实转化

风湿病系感受外邪为患,在一般情况下,疾病初期,多以实证为主。但有时也会因邪势太盛或正气素虚,迅即出现正虚邪实的变化。若出现正虚邪实则预后严重,必须及时觉察,始能进行抢救治疗。风湿病后期,邪热渐解,阴液耗伤,一般则以正虚为主。但也会出现正虚邪恋、虚中夹实的情况。因此临床上必须细致进行观察,四诊合参,全面分析。

(二)症候

根据风湿病发展过程中卫气营血的病机传变,其证候可分为卫分证、气分证、营分证、血分证和阴伤气脱证等五大类型。现分述如下。

卫分证

[风热犯肺]

症状:发热,微恶寒,无汗或少汗,头痛,咳嗽,口微渴,苔薄白,舌边尖红,脉浮数。

病机分析:卫分证见于风湿病的初期阶段,由于风热侵袭肺卫,卫气郁阻,肺气失宣所致。卫气敷布于肌表,有温养肌腠,司皮毛开合和抗御外邪等作用。风热外袭,卫气与之相争则发热。亦即《素问·调经论篇》所说"卫气不得泄越,故外热"。卫气郁阻,肌腠失却温养则恶寒,皮毛开合失司则无汗或少汗。头为诸阳之会,经气不利则头痛。上述见证均为卫气郁阻所导致,为邪在卫表的基本特点。但由于风温系阳热之邪为患,故多发热重而恶寒轻。"肺主气属卫",温邪上受,卫气郁阻而肺气亦必失宣,所以邪在卫分多有咳嗽见症。风热之邪易伤津液,故病初口即作渴。苔薄白而舌边尖红,脉浮而数,均为表热的征象。

气分证

风温邪传气分后,由于其侵犯部位不同,病机有异,因而症候表现有多种不同类型。为了有利于指导临床辨证分型,随证施治,根据邪传气分后的病位所在加以分述。

[热壅肺气]

症状:高热,口渴,咳嗽,气喘,咯痰黄稠,甚或痰中带血或痰呈铁锈色;胸闷或痛,苔黄脉数;或痰涎壅盛,喘促不宁,腹满便秘。舌苔黄厚黏腻,脉滑数。

病机分析:热邪壅肺证大多继卫分表证之后出现,为卫分之邪内传入里,壅塞肺气所致。由于卫分表证已罢而气分里热转盛,故恶寒消失而发热反渐加重。热盛则津液必受损伤,所以口渴显著。邪虽入里,但重点在肺,肺气壅塞,宣降失常,故咳嗽加剧,气急而喘。肺热灼液为痰,所以咯痰黄稠。若肺络受热熏灼而损伤,则可见痰中带血或痰呈铁锈色。胸膈为肺脏所居之地,肺热气滞,脉络失和故胸闷胸痛。邪虽在肺,但证属气分范围,所以苔黄而脉数。若肺中痰热壅盛较甚,肺气不能肃降而上逆,则可见痰涎壅盛、喘促不宁等痰热阻肺的症候;并且可因肺气不降导致肠腑之气壅实不通,而出现腹满、便秘等阳明腑实症候。因肺与大肠相表里,脏腑之间在病机上每相互影响:肺气不降则腑气难行;腑气不通,则肺气不能肃降。两者互为因果,而致脏腑合病。

[热郁胸膈]

症状:身热口渴,心中懊恼,烦闷不舒,舌苔薄黄;或胸膈烦热如焚,烦躁不安,口渴唇焦,龈肿咽痛,便秘不通。苔黄舌红。

病机分析:风温之邪由肺卫内传入气,病在上焦,除易于壅塞肺气外,还常郁聚于胸膈之间。其病机每与心胃有关。因心居胸中,膈连心胃间,所以胸膈有热,易致心胃火燔。但其中又因邪势轻重而病机、证候有异。邪热较轻,扰及胸膈者,病机以胸膈气机不畅,心神不宁为主,见症以心中懊恼、烦闷不舒为主要表现,发热、口渴均不太甚,苔亦薄黄;若邪热较甚,熏灼胸膈,则胸膈间热邪燔炽、心胃火炎为主要病机,其症除见胸膈烦热如焚外,并有烦躁不安、心神不宁之心火上扰和口渴唇裂、龈肿咽痛的胃火上炎双重表现。若因胃热内燔而致肠腑燥结者,则可见大便秘结不通。由于邪热较甚,所以苔黄而舌质亦红。

[热入阳明]

症状:壮热烦渴,面赤大汗,苔黄燥,脉洪数;或面赤身热,烦渴呕逆,心下痞满、疼痛,大便不通,舌苔黄浊;或潮热谵语,腹部胀满疼痛,大便秘结或纯利稀水,苔黄厚焦躁;或身热口渴,下利黄色稀便,肛门灼热,苔黄脉数。

病机分析:阳明包括胃肠,位居中焦。风温之邪由上焦肺卫向下顺传中焦,则进入阳明气分。热入阳明因病位、病机等的差异,而又有经证、腑证等类型之分。

阳明经证的病机特点是:热邪入里,正邪剧烈抗争,以致里热亢炽而胃津受损。里热蒸腾于外则肌肤壮热;热邪蒸迫津液外泄则汗多;热盛津伤则口渴引饮。阳明之脉萦于面,热邪循经上冲则面部红赤。苔黄燥、脉洪数均为气分无形邪热亢盛之征。综观身热、面赤、口渴诸症,虽属阳明胃热之证,但病机并不局限于胃,而是邪正剧争,气分无形邪热蒸腾内外的全身反映。

若热传中焦,与湿痰浊邪搏结于胃脘,导致气机阻滞,胃失和降,则成痞满结胸之证。其证心下痞满疼痛,舌苔黄浊为本证的主要特点。本证古代虽有"结胸"之称,但究其病位,实在中焦胃脘。叶天士说:"再人 之体,脘在腹上,其地位处于中,按之痛,或自痛,或痞胀,当用苦泄,以其入腹近也。必验之于舌,或黄或浊,可与小陷胸汤或泻心汤,随证治之"(《外感温热篇》)。邪结于内,胃失和降,以致上为呕逆,下则大便不通。

阳明腑证为热邪传入肠腑,与粪便相结而成有形实邪结聚之证。燥屎内结,肠腑传导失常,则大便秘结或纯利稀水;实邪内聚,腑气壅滞,则腹满胀痛拒按;阳明实热郁蒸,上乘心神,则潮热谵语。苔黄厚焦躁为有形实邪结聚之征。

若肺经之热邪下移大肠,肠腑传导功能因热邪蒸迫而亢进者,则成肠热下利之证。因证属热利,故所下多为黄色稀便,臭秽较甚,肛门并有灼热之感。

营分证

又可按其病机深浅分为热入心营和热闭心包2个类型。

[热入心营]

症状:身热夜甚,口干而不甚渴饮,心烦不寐,时有谵语,斑疹隐隐。舌质红绛,脉象细数。

病机分析:风温热入心营,除由气分传人外,亦有由卫分直接内陷而成的。其病机主要是热邪劫灼营阴,扰乱心神,波及血络。热炽营中,营阴受损,则身热夜甚,口干而不甚渴饮。"营气通于心",营分之热扰乱心神,则心烦不寐,甚或时有谵语。营血同居脉中,营分之热走窜肌肤血络则斑疹隐隐。舌红绛,脉细数,为营热蒸腾,营阴受损之征。

心营之热若进而灼液为痰,蒙蔽心窍,则为热闭心包之证。

[热闭心包]

症状:神昏谵语或昏愦不语,身体灼热,四肢厥冷。舌謇,舌质深绛。

病机分析:风温热传心营,蒙蔽包络,堵塞窍机,扰乱神明,是热闭心包的主要病机。因其形成每由肺卫之邪突然内陷而导致,故有"逆传心包"之称。心包为心之外卫,主神明所出,有"清窍"之称。热邪内陷,扰乱神明以致神昏谵语或昏愦不语。舌为心之苗,心包热盛,机窍不利,则舌謇涩而色深绛。热邪内陷,阳气郁遏,则身体灼热而四肢厥冷,此即"热深厥亦深"的热厥之候。

血分证

风湿病邪深入血分,按其病机的差异,又可分为热盛动血和瘀热互结2种证型。

[热盛动血]

症状:全身斑疹密布,吐血、咯血、便血、溲血,身体灼热,烦躁,甚或谵妄狂乱,或见四肢抽搐,舌质深绛,脉细数或微数。

病机分析:热入血分,血热炽盛迫血妄行,扰乱神明,是热盛动血的主要病机。血行脉中周流全身,热邪深入,迫血妄行,则外发斑疹,或为吐血、咯血、衄血、便血、溲血。心主血、主神明,血分之热扰乱心神,则灼热躁扰,甚或狂乱谵妄。肝为风木之脏,主藏血液,血分之热深入肝经,熏灼筋脉而挛急,则可见手足抽搐甚或角弓反张的热盛动风征象。由于热入血分较热在营分邪势更为深重,所以舌质深绛甚或紫绛,脉象细数或微数。

[瘀热互结]

症状:少腹硬满急痛,大便秘结或色黑,谵妄如狂,舌质紫绛或有瘀斑,脉沉实。

病机分析:瘀热互结证的形成,主要由于热入下焦血分与瘀血搏结所致。亦即《伤寒论》所论述的蓄血证。瘀血蓄积于下焦,气滞血凝固少腹硬满疼痛,大便秘结或呈黑色,瘀热上攻,扰乱心神,所以谵妄如狂。舌质紫绛或有瘀斑,为瘀热互结之证。脉沉实为有形实邪内结的表现。

阴伤气脱证

按其病位病机,可分为肺胃阴伤、肝肾阴伤、正气外脱等3个类型。为风湿病的后期表现。

[肺胃阴伤]症状:身热已退或仅有低热,干咳少痰,口干作渴,舌燥少津。

病机分析:风温邪热渐解,而肺胃阴液损伤未复,是本证的主要病机。故多见于风温邪从上、中焦气分而解,未及营血和下焦肝肾的恢复期阶段。津伤肺燥,肃降失职,则干咳少痰;胃津损伤,不能上濡,则口干舌燥而作渴。由于邪热已解,故大多身热退净,即使仍有低热,亦多系阴伤不能制阳所致。

[肝肾阴伤]

症状:身热不甚,手足心热盛于手足背,口干齿焦,神倦耳聋,或见手指蠕动,甚则瘛疭,心中憺憺大动。舌干绛少苔,脉象虚大。

病机分析:风温热邪久羁不解,每易深入下焦,劫灼肾阴,导致真阴欲竭,阳不潜藏,甚或"水不涵木",虚风内动,而成肝肾阴伤之证。因其病机以真阴虚损为主,而邪热已不太甚,所以吴鞠通称为"邪少虚多"。

肾为水火之脏,藏真阴而寓元阳。温邪久羁不解,势必深入下焦,劫灼肾阴。肾阴受损,阳不潜藏,则虚热内生,以致证见低热,手足心热尤甚。阴液不能上滋,则口干舌燥,牙齿焦枯。肾开窍于耳,阴精耗损不能上承,则耳聋失聪;阴精不能荣养心神,则神疲倦怠,脉象虚大,甚或心中憺憺大动。

肝肾同居下焦,"乙癸同源",肝木赖肾水以涵养。若肾阴耗损太甚,肝木失却涵养,则可导致虚风内动。肝主筋脉,阴精耗损,筋脉失于濡养则挛急,故手指蠕动,甚或出现瘛疭的动风征象。

[正气外脱]

症状:发热骤退.汗出不止,面色苍白,呼吸短促,烦躁不安。脉象微细短促。

病机分析:本证多见于风温重症患者。由于邪热太盛,邪正剧争,正气不支,骤然外脱而成。正气暴脱于外,津液不能内守,则身热骤退,大汗淋漓;气虚不足以息,则呼吸短促;心神不能内守则烦躁不安;血脉运行失其常度,则面色苍白,脉象微细而促。

二、治疗

(一)治疗原则

风温系阳热之邪为患,故治疗以泄热透邪,顾护阴液为基本原则。具体治疗应根据卫、气、营、血的不同阶段和脏腑病位的不同,采用相应的治法以体现泄热救阴的原则。初起邪在肺卫,治以辛凉解表、疏风泄热。邪传气分,治以清气泄热为主,并根据病位病机的不同,合以宣肺、化痰、凉膈、开结等法;若邪结肠腑,则治宜攻下泄热。热在营血,治以清营凉血;热闭心包,合以清心开窍;热盛动风,兼以凉肝息风。后期邪热渐解,阴液损伤,治以滋阴养液为主。病程中正气暴脱,当及时采用益气固脱之法。

(二)治法方药

卫分证

[风热犯肺]

治法:辛凉解表。

方药:常用方为银翘散。方中金银花、连翘轻清泄热,荆芥、豆豉、薄荷辛散透表,牛蒡子、桔梗宣开肺气,竹叶、芦根、甘草泄热生津。共奏解表、泄热、宣肺之效。临床可根据具体证情随症加减:发热高加鸭跖草谅解退热;口渴较甚,可加天花粉、石斛生津清热;头痛剧烈加野菊花清利头目;项背强加葛根以解肌舒经;咽肿痛加玄参、土牛膝根、蒲公英清咽解毒;咳稠浓痰加黄芩、知母、贝母清肺化痰。

气分证

[热壅肺气]

治法:清热宣肺。

方药:可选用麻杏石甘汤。方以麻黄、杏仁开宣肺气,石膏辛寒,与麻黄配伍透热于外,甘草甘缓,调和诸药,诸药合和,使本方有开宣肺气、辛凉泄热之功,但该方清肺化痰之力尚嫌单薄,临床宜加黄芩、知母、鱼腥草、金银花、金荞麦等以助清肺化痰之效。胸痛较著可加桃仁、郁金活络止痛;咯血加茜草炭、白茅根、侧柏炭凉血止血。若痰热壅盛,肺气不降,腑气不通宜用宣白承气汤,以杏仁、瓜蒌皮宣肺化痰,石膏、大黄清热攻下。

[热郁胸膈]

治法:轻清泄热,解热除烦。

方药:可选用栀子豉汤,并可根据证情酌加黄芩、贝母、瓜蒌皮、郁金、枇杷叶等以清热解郁,利气宣痹。若邪热较盛,燔灼胸膈,则治宜凉膈散凉膈泄热。方中连翘、薄荷、竹叶、栀子、黄芩清泄胸膈之热,大黄、芒硝通腑泄热,导火下行,共奏清上泄下之效。

[热入阳明]

治法:气分无形邪热亢炽者,治以清气泄热;热传肠腑而成阳明腑实证者,治以苦寒攻下。

方药:清气泄热可选用白虎汤为主方。本方属辛寒之剂,具有清气保津、透热外达的作用。热毒盛者可加金银花、连翘、板蓝根、大青叶等清解热毒之品;若邪热化火者,可佐以黄连、黄芩等清火之品;津伤显著者,可加石斛、天花粉、芦根等生津之品。

若热邪与痰浊搏结胃脘而成结胸证者,治宜苦辛通降,用小陷胸汤。方以黄连、半夏清热化痰、降逆和胃,瓜蒌宽胸化痰,并可加枳实利气开结。

热传肠腑而成阳明腑实证者,可选用苦寒攻之大承气汤或调胃承气汤以通腑泄热,导滞通便。若阴液损伤较甚,可用增液承气汤;兼小肠热结,小便短赤灼热者宜用导赤承气汤;邪实而正虚者,宜用新加黄龙汤攻补兼施。若肺经邪热下传大肠,而成肠热下利者,治宜清肠止利,可选用葛根黄芩黄连汤。

营分证

[热入心营]

治法:清营泄热,透热转气。

方药:可选用清营汤为主方。方以犀角(水牛角代)、黄连清心营之热,生地、玄参、麦门冬凉营养阴,丹参和营通络,佐以金银花、连翘、竹叶轻清泄热,透邪外达。若热已入营而气热犹炽者,可合以白虎汤清气泄热,或用加减玉女煎以石膏、知母清气泄热,生地、玄参、麦门冬凉营养阴。

[热闭心包]

治法:清心开窍。

方药:可选用清宫汤送服安宫牛黄丸或至宝丹。清宫汤方用玄参心、莲子心、竹叶卷心、连翘心、犀角尖(水牛角尖代)、连心麦门冬,作用主要在于清心包之热,合以安宫牛黄丸或至宝丹增强开闭通窍之效。若兼肝风内动,可加用羚角(水牛角代)、钩藤,并以紫雪丹易至宝丹、牛黄丸送服,以收开窍息风之效。兼腑实便秘,加大黄、芒硝通腑泄热。痰涎壅盛者,合以竹沥、竺黄或送服猴枣散以清化痰热。

血分证

[热盛动血]

治法:凉血散血。

方药:犀角地黄汤。方中犀角凉血解毒,生地、丹皮、芍药凉血活血。热毒盛加大青叶、板蓝根、紫草清解血分;气热仍盛加用白虎汤清气泄热,或用化斑汤气血两清;热毒化火充斥气血,用清瘟败毒饮清热泻火、凉血解毒;出血不止加茜草炭、白茅根、小蓟炭等凉血止血;血络瘀滞加桃仁、丹参、赤芍活血散血;热毒动风加羚羊角(山羊角代)、钩藤凉肝息风;热闭心包合用安宫牛黄丸清心开窍。

[瘀热互结]

治法:通瘀破结。

方药:桃仁承气汤。方以桃仁、当归、芍药、丹皮活血散血,伍以大黄、芒硝攻下泄热,通其瘀结,以期瘀血热邪从下而解。

阴伤气脱证

[肺胃阴伤]

治法:甘寒生津,滋养肺胃。

方药:沙参麦冬汤。方中沙参、麦门冬、玉竹、天花粉滋养肺胃津液,桑叶清透余热,扁豆、甘草和养胃气。肺热未尽可加知母,胃津受伤较甚可加石斛,咳甚可加杏仁,纳呆可加谷芽等。

[肝肾阴伤]

治法:咸寒救阴,滋补肝肾。

方药:可选用加减复脉汤,方用地黄、阿胶、麦门冬、白芍滋养肝肾之阴,炙甘草生津扶正,麻仁润燥。虚风内动宜加牡蛎、鳖甲、龟板(即三甲复脉汤)介类潜阳、平息虚风;或用大定风珠滋养肝肾,潜阳息风。

若热灼肾阴而心火亢盛,以致"真阴欲竭,壮火复炽"者,治宜滋阴清热,用黄连阿胶汤。病后阴伤未复,余邪留于阴分,以致夜热早凉、热退无汗者,治以滋阴透邪法,方用青蒿鳖甲汤。

[正气外脱]

治法:益气固脱。

方药:生脉散。本方由人参、麦门冬、五味子组成,有益气固脱、敛汗救阴之效。若阳亦外亡,宜加附子回阳救逆;汗出不止,可加龙骨、牡蛎止汗固脱。脱止阳回后,若邪热仍炽,则应按邪之所在辨证施治。关于风湿病的治疗禁忌,根据临床经验,大体有三:一是解表忌辛温发汗。风温初起邪在肺卫,治疗只宜辛凉轻透,切忌辛温燥烈之品强发其汗,以免助热化火、伤津耗液而造成严重后果。章虚谷说:"盖以寒邪阴凝,故须麻桂猛剂。若温邪为阳,则宜轻散,倘重剂大汗而伤津液,反化燥火,则难治矣"(叶香岩《外感温热篇》注,转引自《温病学释义》)。吴鞠通在《温病条辨·上焦篇》又进一步指出:"太阴温病不可发汗,发汗而汗不出者,必发斑疹,汗出过多者,必神昏谵语。"

二是清热不可早用寒滞。邪热初传气分,只宜轻清宣气;里热蒸腾于外,亦只宜辛寒之剂清气泄热,透邪外达。不可早用苦寒沉降和滋润腻滞之品,以免遏邪内伏和滋腻留邪,而病复难解。王孟英指出："风温流连气分……但宜展气化以轻清……虽不可遽用寒滞之药,而厚朴、茯苓亦为禁剂。"章虚谷指出"清气热不可寒滞,反使邪不外达而内闭,则病重矣"。

三是滋阴须防留邪。风温后期邪热已解,阴伤未复者,治当以滋阴为主;但若邪热亢盛,则不可滥用滋阴,以免腻滞留邪。即使邪盛伤阴亦宜在清热中佐以滋阴。吴鞠通所说"壮火尚盛者,不得用定风珠、复脉"(《温病条辨·下焦篇》)即是此意。

(三)其他治法

1.单方验方

鱼腥草、鸭跖草、半枝莲、野荞麦根各 30g,虎杖根 15g,煎服。可用于风温的卫分、气分阶段。

2.中成药

(1)双解素注射液:用法:每日 9～30g/kg 体重,视病情肌内注射、静脉点滴或静脉推注。适用于风湿病卫、气、营、血各个阶段。

(2)双黄连粉针剂 3g,加入 5％葡萄糖注射液 500mL 中静滴,每日 1 次。适用于气分阶段。

(3)柴胡注射液 2～4mL 肌内注射,每日 1～2 次。适用于卫分、气分阶段。

(4)清开灵注射液 40mL,加入 5％葡萄糖氯化钠注射液 500mL 中,静脉点滴,每日 1 次。适用于营分、血分阶段。

【转归及预后】

风湿病的整个发展过程,也就是卫气营血和三焦所属脏腑病机的相互转化过程。这个过程体现了病情转归的由表入里、由浅入深和由实转虚。一般说,风温卫分之邪如不外解,则每多传入气分,进而深入营分、血分,但亦有邪热入里后始终在气分流连不解的。若病情呈暴发性突变,则卫分之邪可不经气分而直接内陷营分。邪入营分后,如治疗得当,则邪热犹可外透,转出气分而解,否则便进一步深入血分。

以三焦所属脏腑的病机传变而论,其演变过程是:初起邪在上焦肺卫,肺卫之邪不得外解,势必向里传变,其趋向一般有如下两途:一是向下顺传中焦阳明胃肠,进而深入下焦肝肾;一是上焦肺卫之邪不向下传中焦阳明,而径自内陷心包,因其病情见暴发性突变而与一般渐进性发展者不同,故称之为"逆传"。

以病情的虚实转化而言,风温初期、中期邪热亢盛,病以实证为主;后期阶段邪热渐解而阴液损伤,则转化为以虚为主。但亦有邪热未解阴液已伤而表现为虚实夹杂的。还有在邪热亢盛阶段虽以实证为主,可也有因邪势深重,正不胜邪,而致正气溃败、邪气内陷造成内闭外脱的。这种病情骤然由实转虚的变化,病势大多危急,如不及时救治,每可造成严重后果。

风湿病的预后,主要决定于邪热的轻重,转变的浅深和正气、阴液损伤的程度。一般说,邪势不盛,传变不深,病程中无"逆传"、内陷的厥脱之变,后期阴伤而未至耗竭,其预后大多良好;反之邪势深重,传变急骤,而有闭窍动风、伤络动血以及正气暴脱、肝肾阴竭等变化者,则预后多较严重。

【预防与护理】

增强正气,提高机体防御外邪的能力,是预防本病的重要环节。同时注意生活起居方面的卫生,如避免过度疲劳,注意保暖,防止受寒,保持居室清洁通风等,对预防本病亦具有重要意义。此外,在本病流行季节可选用贯众、板蓝根、忍冬藤等煎服以预防。

风湿病须卧床休息,多饮开水、果汁,进流汁饮食。应保持环境安静,居室须注意空气流通,但要避免直接吹风。注意体温护理,合理增减衣被,勿过寒过热。神昏、痉厥时,要及时清除呼吸道的分泌物,防止痰涎等阻塞气道,以免窒息之类意外事故的发生。

【现代研究】

近十年来,各地应用温病学中风温等有关理论和方法,对西医学中某些呼吸系急性传染病和感染性疾病,如流行性感冒、肺炎、流行性脑脊髓膜炎等进行了临床观察和研究,都取得了一定效果。

(一)中医药治疗大叶性肺炎

1.辨证论治

对于大叶性肺炎的辨证论治,基本上都贯穿了随证立法、依法选方的精神。杨氏等采用中医辨证治疗急性肺炎 61 例,分风热犯肺型用银翘散加味(金银花、连翘、鱼腥草、杏仁、芦根、桔梗、矮地茶、桑叶、牛蒡子、薄荷、柴胡、甘草);痰热壅肺型用自拟清肺汤(金银花、鱼腥草、板蓝根、柴胡、全瓜蒌、贝母、桑白皮、桔梗、石菖蒲、杏仁、法半夏)。并与西医学常规治疗的 52 例肺炎进行对照观察。结果 2 组疗效比较差异无统计学意义,但退热时间及疗程比较,治疗组优于对照组($P<0.05$)。陈氏对 168 例急性肺炎,辨证分为热在肺卫证,治以宣肺解表,清热化痰,方用银翘散加清热化痰之品;痰热壅肺证,治以宣肺平喘,清热化痰,方用麻杏石甘汤加清热化痰之品;热陷心包证,治以清宫汤加金银花、栀子,加服安宫牛黄丸或紫雪丹,另配合西医药抢救;气阴两伤,余热不尽证,治以滋阴养气清肺余热,方用桑杏汤加减。结果痊愈 100 例,好转 60 例,未好转 2 例,总有效率 98%。

2.专方治疗

在中医和中西医结合治疗大叶性肺炎的医疗实践中,不少研究者根据对大叶性肺炎病因病机的认识,采用清热解毒、宣肺化痰的专法治疗,而组方用药则不尽相同。汤氏采用平喘饮(生石膏、生地、玄参、金银花、知母、半夏、杏仁)治疗急性喘息性肺炎 206 例,总有效率 98.6%。谢氏应用麻杏石甘汤加味(炙麻黄、生甘草、石膏、薏苡仁、芦根,桑白皮、地骨皮、黄芩)随症加减,治疗风温肺热型肺炎 50 例,结果:痊愈 22 例;临床治愈 15 例;好转 7 例;无效 6 例。总有效率为 88%。苑氏等采用麻杏石甘汤加减化裁,配合中草药灌肠(大黄、黄檗等)治疗肺炎 30 例,结果痊愈者 24 例(80%),临床治愈 6 例(20%),有效率为 100%。缪氏等应用清热化痰、活血化瘀之自拟清肺汤(苇茎、鱼腥草、黄芩、薏苡仁、冬瓜仁、桃仁、川贝、丹参、甘草),治疗 109 例老年性肺炎,结果显效 50 例,有效 47 例,无效 12 例,总有效率为 89%。

(二)中医药治疗传染性非典型肺炎

传染性非典型肺炎(简称"非典"),是一种由冠状病毒引起的急性呼吸道传染病。WHO将其命名为严重性急性呼吸窘迫综合征(severeacuterespiratorysyndromes,SARS)。其临床表现为肺炎,在家庭和医院有聚集感染现象,有比较强的传染力。2002年冬至2003年春季曾在我国华南、华北、华东等地区及世界其他范围内流行,中医药为当年抗SARS所取得的胜利做出了突出贡献。

1.病因病机

上海防治SARS中医专家组认为SARS属中医温病范畴,病因为感受风温之邪或疫毒时邪。病位主要在肺,基本病机特点为风温、疫毒或挟湿或挟瘀壅阻肺络,耗气伤阴,甚则肺之化源绝,出现憋闷、喘脱之危象。余氏等认为SARS的病机性质为疫毒、湿、痰、瘀、虚。病机上具有上、中、下三焦传变的特点,7例患者中有3例发病初期有"肺热内郁,风邪束表"的表现,有4例初期具有病邪直入中焦肺胃为"肺胃热盛,湿浊内蕴"的表现,中焦重证多以"肺热腑实,痰浊瘀阻"为主,疾病若进一步发展则出现逆传、内陷,邪入下焦,多表现为"内闭外脱,气阴耗竭"。若逐渐恢复,多为正虚邪恋,气阴两伤,或肺脾或肝肾不足,挟湿挟瘀为特点。朱氏等对确诊的61例SARA患者入院时的中医证候(卫气营血辨证)资料进行回顾性分析、统计,结论是SARS病例多以发热为首发症状,并以中、高热型为主;肺系症状以咳嗽、恶寒、咽痛多见,而胸闷、胸痛、气促等出现率较低;中焦湿热证候与疼痛表现常见;早期绝大多数病例处于卫、气分阶段,各阶段均多有挟湿表现。

2.治法方药

SARS的治疗上,有采用辨证论治、分期论治、分期与辨证论治相结合、专方治疗等多种形式。胡氏等对48名SARS患者(其中包括3名病危及10名病重患者)采用中西医结合治疗,中医采用卫、气、营、血分期论治。病变初期在卫,治以银翘散、桑菊饮和《千金》苇茎汤加减。中期在气,治以麻杏石甘汤、白虎汤、麻杏二三汤、黄连解毒汤、定喘汤及升降散、《千金》苇茎汤、泽漆汤加减。极期在营,治以清营汤、《千金》苇茎汤、清宫汤、清瘟败毒饮、犀角地黄汤等加减。末期在血,治以《千金》苇茎汤、清宫汤、犀角地黄汤、五皮饮等加减。脱证加用生脉散、四逆汤或独参汤,并静点生麦注射液、参附注射液或生脉注射液治疗。恢复期邪去正虚,治以竹叶石膏汤、沙参麦冬汤、益胃汤、生脉饮、归芪补血汤、三仁汤等。结果除1名病危患者转院继续治疗外,其余47名患者均康复出院。何氏清热化湿法结合西医治疗SARS10例,辨证多为风温挟湿,早期热势不盛时多治以疏风清热、透表化湿,方用藿朴夏苓汤加味或银翘散加减或两方合用加减;中期热势较盛时以清热化湿解毒为主,方用甘露消毒丹加减(热毒炽盛者用清瘟败毒饮加减);恢复期治以宣气醒胃、清涤余邪,或益气养阴,方用薛氏五叶芦根汤加减或生脉散、沙参麦冬汤。

分期与辨证论治相结合是当年治疗SARS的主要形式,国家中医药管理局组织专家制定SARS中医药防治技术方案,方案规定:①早期:热毒袭肺证,选方银翘散合麻杏石甘汤加减(麻黄、炒杏仁、生石膏、生甘草、金银花、连翘、牛蒡子、黄芩、鲜芦根、苏叶、羌活、防风)。湿热阻遏证,选方三仁汤合升降散加减(杏仁、生薏米、白蔻仁、滑石、白通草、竹叶、厚朴、法半夏、羌活、僵蚕、片姜黄、蝉衣、苍术、黄芩、青蒿、苏叶)。表寒里热挟湿证,选方麻杏石甘汤合升降散加减(炙麻黄、生石膏、炒杏仁、生甘草、僵蚕、蝉衣、片姜黄、薄荷、金银花、连翘、黄芩、鲜芦根、生薏苡仁、苍术、羌活)。②中期:疫毒侵肺,表里热炽证,选方清肺解毒汤加减(生黄芪、金银花、柴胡、黄芩、炙麻黄、杏仁、生石膏、生甘草、青蒿、生薏苡仁、瓜蒌皮、桔梗、薄荷)。湿热蕴毒证,选方甘露消毒丹加减(生石膏、杏仁、茵陈、虎杖、白豆蔻、滑石、僵蚕、蝉衣、苍术、石菖蒲、柴胡、黄芩、连翘、薄荷)。湿热郁阻少阳证,选方蒿芩清胆汤加减(青蒿、竹茹、法半夏、赤茯苓、黄芩、炒杏仁、陈皮、生薏苡仁、枳壳、滑石、苍术、郁金)。热毒炽盛证,选方清瘟败毒饮加减(生石膏、生地、水牛角、黄连、栀子、黄芩、连翘、知母、丹皮、赤芍、玄参、桔梗、生甘草)。③极期:痰湿瘀毒,壅阻肺络证,选方活血泻肺汤加减(生黄芪、金银花、当归、赤芍、泽兰、丹皮、旋覆花、车前子、葶苈子、紫菀、桑白皮、生薏苡仁、生甘草)。湿热壅肺,气阴两伤证,选方益肺化浊汤加减(西洋参、山茱萸、杏仁、生石膏、知母、贝母、藿香、柴胡、连翘、苍术、石菖蒲、郁金)。邪盛正虚,内闭喘脱证,选方参附汤加减,送服安宫牛黄丸或大剂量静脉点滴生脉注射液或参附注射液及清开灵注射液,并用参附汤送服安宫牛黄丸。④恢复期:气阴两伤,余邪未尽证,选方李氏清暑益气汤加减(西洋参、生白术、五味子、麦门冬、沙参、炙枇杷叶、丹参、当归、赤芍、茯苓、生薏苡仁)。肺脾两虚证,选方参苓白术散合葛根芩连汤加减(党参、炒白术、黄芪、炒山药、茯苓、焦山楂、木香、黄连、葛根、黄芩、金银花炭、地榆炭、生甘草)。林氏等中西医结合治疗SARS103例,中医采取辨证分期用药,其分期方式及用药大体与国家中医药管理局组织专家制定的SARS中医药防治技术方案相同。结果:103例中治愈96例(93.2%),死亡7例(6.8%)。

专法专方治疗。广州中医药大学一附院急诊科共收治SARS37例,采用中药针剂(清开灵注射液与鱼腥草注射液)、专方(僵蚕、蝉蜕、桔梗、甘草、玄参、马勃、蚤休、岗梅根、柴胡、厚朴)与辨证论治相结合治疗,结果全部病例病情得到有效控制平均退热时间2日,胸片炎症吸收6日,平均住院日数8日。陈氏等对已热入气分或气营两燔症状的SARS28例,在西医常规治疗的同时,运用清瘟败毒饮治疗,结果26例痊愈出院,2例重症患者死亡。

(三)中医药治疗流行性脑脊髓膜炎

1.辨证论治

诚氏主张辨证施治治疗流脑,分卫气型,相当于西医学普通型发病初期,治宜疏表清热解毒,用银翘散加减;营血型,相当于西医学普通型之菌血症或脑膜炎阶段,治宜清热凉血,用清瘟败毒饮加减;脱证型,相当于西医学暴发型之周围循环衰竭之表现,治宜回阳救逆,用参附龙牡汤加减;闭证型,治宜清热解毒,开窍息风,用清瘟败毒饮加紫雪丹等。

2.专方治疗

针对流脑的病因病机和临床特点,制订有效专方,是中药治疗流脑的重要途径之一。覃氏等采用中西医结合治疗流行性脑脊髓膜炎5例,中医以清瘟败毒饮为基本方随症加减,邪入心包者(2例)加强息风止痉、醒脑开窍;气营两燔者(2例)加强透营转气,解毒化斑;卫气同病者(1例)加疏风透表中药。各证型均加大黄泄下通便以急下存阴。结果表明,清瘟败毒饮为主中西医结合治疗流行性脑脊髓膜炎,具有疗效好(平均住院日数8日),退热较快(平均2日)、神志转清迅速(1日之内)、病情无反复的优点。崔氏等采用清热解毒,凉血息风,清热开窍治法,方用清凉败毒饮加减:生石膏、大青叶、板蓝根、知母、黄连、黄芩、金银花、龙胆草、小蓟、地榆、钩藤、水牛角,并给予安宫牛黄丸。配合西医脱水、抗感染等治疗,抢救重症流行性脑膜炎脑疝嵌顿1例获得成功。

大叶性肺炎、传染性非典型肺炎、流行性脑脊髓膜炎都是病情比较严重的急性病。按照中医温病理论,进行辨证论治,以及中西医结合辨病治疗,取得了比较满意的效果,从而也有力地说明中医是能够治疗急性病的。

第三章　肺系病证

第一节　咳　　嗽

【定义】

咳嗽是肺系疾患的一个主要症状,多由六淫外邪侵袭肺系,或脏腑功能失调,内伤及肺,肺气不清,失于宣肃而上逆所成,以咳嗽或咯吐痰液为主要表现。古代曾将无痰而有声者称为咳,无声而有痰者称为嗽,既有痰又有声者称为咳嗽。究之临床,多痰声并见,难以截然分开,故以咳嗽并称。咳嗽既是独立性的病证,又是肺系多种病症的一个症状。本节是讨论以咳嗽为主要临床表现的一类病症。西医学的上呼吸道感染、支气管炎、支气管扩张、肺炎等以咳嗽为主症者可参考本病症进行辨证论治,其他疾病兼见咳嗽者,可与本病症联系互参。

【历史沿革】

《内经》对咳嗽的成因、症状及证候分类、病机转归及治疗等问题,作了较系统的论述,并有讨论咳嗽的专篇《素问·咳论篇》。对其成因,《内经》指出有内、外两个方面因素。外因主要是外感风寒,由皮毛而入,合于肺而为病。《素问·咳论篇》曰:"皮毛者肺之合也,皮毛先受邪气,邪气以从其合也。"在其他篇章中还详细论述了风、寒、暑、湿、燥、火六气胜复的变化对咳嗽产生的影 H 向。《素问·阴阳应象大论篇》曰:"秋伤于湿,冬生咳嗽。"《素问·气交变大论篇》曰:"岁火太过,炎暑流行,金肺受邪,民病疟,少气咳喘。"《素问·至真要大论篇》中"少阳司天,火淫所胜,则温气流行,金政不平,民病头痛……疮疡、咳""阳明司天,燥淫所胜……民病……咳"等论述,均说明《内经》十分重视咳嗽与气候变化的关系。内因则指出因寒饮入胃,冷饮之邪,循胃口上膈、从肺系上千肺而致咳。从证候分类及临床表现来说,《素问·咳论篇》确立了以脏腑分类的方法,分为肺咳、心咳、肝咳、脾咳、肾咳等,并详细论述了各类咳的症候特征,从病机转归来说,《内经》首先认为咳嗽是肺的病变,《素问·宣明五气篇》曰:"肺为咳。"《灵枢·经脉》曰:"肺手太阴之脉。是动则病肺胀满,嘭嘭而喘咳……是主肺所生病者。咳上气喘……"但《素问·咳论篇》又指出:"五脏六腑皆令人咳,非独肺也。"说明其他脏腑受邪,皆可影响到肺而发生咳嗽。其传变规律是,五脏之咳,日久不愈则传于六腑,从脏腑表里关系相传。而五脏六腑之咳"皆聚于胃,关于肺",认为胃为五脏六腑之海,而肺主气为百脉之朝会,故脏腑受邪,必聚于胃,并循肺脉而影响于肺。从治疗来说,则提出五脏之咳,应取俞穴;六腑之咳,应取合穴;有浮肿者,可取脏腑之经穴而分治之。《内经》的上述内容,为后世对咳嗽的辨证论治奠定了理论基础。

汉代张仲景在《伤寒论》和《金匮要略》中对咳嗽证治做了许多具体的论述。如《伤寒论》治疗伤寒表不解、心下有水气、干呕发热而咳的小青龙汤;《金匮要略·肺痿肺痈咳嗽上气病脉证治》治表邪夹寒饮咳喘气逆的射干麻黄汤,治寒饮内停的苓甘五味姜辛汤,治虚火咳逆的麦门冬汤等,均为后世沿用治疗咳嗽的著名方剂。

隋代巢元方《诸病源候论》,在论述《内经》五脏六腑咳的基础上又把咳嗽分为"风咳""寒咳""支咳""肺咳""肝咳""心咳""脾咳""肾咳""胆咳""厥阴咳"等10种,并对这10种咳嗽作了症状的描述及鉴别。如"一日风咳,欲语因咳,言不得竟是也;二日寒咳,饮冷食寒,注入胃,从肺脉上气,内外合,因之而咳是也"等等,对后世有较大影响。唐代孙思邈《备急千金要方》、王焘《外台秘要》,宋代《太平圣惠方》、赵佶《圣济总录》等,均多宗巢氏之说。

自隋唐以后,对咳嗽病因、病机及辨证治疗的论述更趋完善。宋代陈无择《三因极一病证方论》将咳嗽分为内因、外因、不内外因所致的3类。宋代王好古《此事难知》专文论述了"秋伤于湿,冬必咳嗽"和"湿气所伤论",阐发《素问·阴阳应象大论篇》"秋伤于湿,冬生咳嗽"、《素问·生气通天论篇》"秋伤于湿,上逆而咳"的经义。至金代刘完素、张子和更明确地把咳嗽与六气联系起来,提出"风、寒、暑、湿、燥、火皆令人咳"及"嗽分六气,无拘以寒说",进一步阐明咳嗽与自然界"六淫"的关系,刘完素《素问病机气宜保命集·咳嗽论》说:"咳谓无痰而有声,肺气伤而不清也;嗽谓无声而有痰,脾湿动而为痰也;咳嗽谓有痰而有声,盖因伤于肺气,动于脾湿,咳而为嗽也。"指出了咳嗽与肺气、脾湿的关系。张子和《儒门事亲》则对风、寒、暑、湿、燥、火六种咳嗽,分别制订了相应方剂,并提出"老幼强弱虚实肥实不同,临时审定权衡可也。病有变态,而吾之方亦与之俱变"的论点,示人治疗要因人而异,方随证转。

元代朱丹溪《丹溪心法·咳嗽》则将咳嗽分为风寒、痰饮、火郁、劳嗽、肺胀5种。对《素问·咳论篇》的11咳证,分别提出了具体处方,多为后世医家引用。并结合四时季节的变化及日之中的咳嗽时间,分析病机,进行论治。如谓"上半日多嗽者,此属胃中有火,用贝母、石膏降胃火。午后嗽者,多属阴虚,必用四物汤加炒黄檗、知母降火"等,为咳嗽辨证论治提供了新的内容。

明代医家对咳嗽的辨证论治更有新的补充,王纶《明医杂著·论咳嗽证治》指出:"治法须分新久虚实。新病风寒则散之,火热则清之,湿热则泻之。久病便属虚、属郁,气虚则补气,血虚则补血,兼郁则开郁,滋之、润之、敛之则治虚之法也。"强调治咳须分六淫七情及五脏相胜、脾肺虚实。李梴《医学入门》首先出现外感、内伤分类,为后世对咳嗽的分类提供了借鉴。对内伤咳嗽中的火咳、郁咳、五劳虚咳及瘀血内阻等证的治疗,进行了比较详细的论述。同时,在此时期结合脏腑生理功能并从其相互关系研究了咳嗽的病机。王肯堂《证治准绳·杂病·咳嗽》引《仁斋直指方》"肺出气也,肾纳气也,肺为气之主,肾为气之本"之说,阐发了肺肾对气的相互关系,为肾虚咳嗽治疗提供了理论依据。赵献可《医贯》进一步论述咳嗽与肺、脾、肾三脏的关系,并强调肾的重要,对于火烁肺金之咳,力斥寒凉之弊,力主用六味丸壮水制阳,认为"滋其阴即所以降火,补北方正所以泻南方",对后世医家多有启发。《景岳全书·咳嗽》对外感咳嗽、内伤咳嗽的病因、病机、证候和治疗,论述颇详,提出外感咳嗽由肺而及他脏,故以肺为本,他脏为标;而内伤咳嗽则由他脏及肺,故以他脏为本、肺为标的见解。这对后世治疗咳嗽起了很大的指导作用。张氏还对外感、内伤咳嗽的辩证提出了若干要点,在治疗上则提出外感咳嗽以寒邪为主,治以辛温,但须根据不同岁气施治,而在"时气"与"病气"的关系上,又当以"病气"为主。

内伤咳嗽以阴虚为主,治以滋阴,但见虚寒而咳嗽不已者又当补阳。以上这些论述,都从不同方面大大丰富了辨证论治的内容。李中梓《医宗必读·咳嗽》在申明咳嗽"总其纲领,不过内伤外感而已"的前提下,对外感内伤的治疗原则,提出了自己的见解,指出"大抵治表者,药不宜静,静则流连不解,变生他病,故忌寒凉收敛"。如"五脏生成篇"所谓"肺欲辛"是也。治内者,药不宜动,动则虚火不宁,燥痒愈甚,故忌辛香燥热;如"宣明五气论篇"所谓"辛走气,气病无多食辛"是也。但用药动静并不是绝对的,又必须随患者的具体情况而言,故他又说:"然治表者虽宜动以散邪,若形病俱虚者,又当补中益气而佐以和解,倘专于发散,恐肺气益弱,腠理益疏,邪乘虚入,病反增剧也。治内者,虽静以养阴,若命门火衰不能归元,则参芪桂附在所必用,否则气不化水,终无补于阴也。至夫因于火者宜清,因于湿者宜利,因痰者消之,因气者利之,随其所见之证而调治。"由于李氏这些论述对外感、内伤咳嗽的治疗,作了指导性的说明,故一直为医家所重视。

明代喻嘉言《医门法律》对于燥的病机及其伤肺为病而致咳嗽的证治多有发挥,并提出《内经》"秋伤于湿,冬生咳嗽",当为秋伤干燥的见解。不仅如此,他还对内伤咳嗽提出"内伤之咳,治各不同,火盛壮水,金虚崇土,郁甚疏肝,气逆理肺,食积和中,房劳补下,用热远热,用寒远寒,内已先伤,药不宜峻"等治疗法则,并针对治疗新久咳嗽中常见的问题,提出6个条律,示人不可违犯,防止医源性错误的发生,可供临床参考。

清代,沈金鳌《杂病源流犀烛》、程钟龄《医学心悟》等都在继承前人的基础上,对咳嗽有新的创见和心得。如《杂病源流犀烛·咳嗽哮喘源流》在论述咳嗽的病机时说:"盖肺不伤不咳,脾不伤不久咳,肾不伤火不炽,咳不甚,其大较也。"不仅指出肺脾肾三脏是咳嗽的主要病变所在,并指出了咳嗽累及的脏腑是随着病情的加重而由肺及脾,由脾及肾的。他所论述的16种咳嗽,脉因证治齐备,全篇共列出咳嗽方84则,并将导引、运动列为治疗方法之一,使咳嗽的治疗方法日趋丰富。程钟龄创制的止嗽散,根据肺为娇脏的特点,其配伍"温润和平,不寒不热",成为治疗外感咳嗽的著名方剂。总之,由隋唐至明清,对咳嗽的分类、病机、治疗原则、方药等均有了广泛而深入的研究,使有关理论及实践经验不断得到充实。

【范围】

本篇所述的咳嗽,多见于西医学所称的上呼吸道感染、急慢性支气管炎、支气管扩张、肺炎等疾病,若上述以咳嗽为主症时,或其他原因引起的慢性咳嗽,均可参考本篇辨证论治。

【病因病机】

咳嗽为肺系疾患的主要证候之一,究其成因不外乎外感、内伤二途。或由外邪侵袭,肺卫受感,肺失宣降,因而发生咳嗽者;或由其他脏腑病变,传至肺脏而为咳嗽。张景岳云:"咳证虽多,无非肺病。"陈修园《医学三字经·咳嗽》也曰:"《黄帝内经》云五脏六腑皆令人咳,非独肺也。然肺为气之主,诸气上逆于肺则呛而咳,是咳嗽不止于肺,而亦不离于肺也。"兹据历代有关论述结合临床实际情况对本证的病因、病机讨论如下。

(一)外感咳嗽

外感咳嗽主要是由于风、寒、暑、湿、燥、火六淫之邪犯肺所致。

风、寒、暑、湿、燥、火六气皆能致咳,但是由于四时气候变化的不同,人体感受的致病外邪亦有区别,因而在临床上也就会出现风寒、风热或燥热等不同咳嗽,临床所见以风寒为多。又因风为百病之长,所以在外感咳嗽诸证中,不论由于风寒、风热或燥热,多以风为先导,挟寒、热、燥等外邪入侵,伤于肺系而为咳嗽。其他如吸入烟尘秽浊之气亦可犯肺致咳;肺主气,为五脏之华盖,上连喉咙,开窍于鼻,司呼吸,为气机出入升降之道,司清浊之宣运,外合皮毛,主一身之表。又肺为娇脏,畏寒畏热,主清肃,不耐邪侵。故外邪犯肺不外二途,一是从鼻窍直接吸入,由喉咙以至于肺;二是从皮毛侵入,因皮毛为肺之合,病邪从所合而至于肺。肺的主要功能是呼吸,肺气必须通畅,呼吸才能正常进行,外邪侵袭于肺,则肺气壅遏不宣,清肃之令失常,气道不利,肺气上逆,因而引起咳嗽。从另一方面来说,为了使呼吸之职得以正常进行,必然要改变肺气闭塞的现象,因此,咳嗽也是人体为了通畅肺气、排除病邪的表现,有其积极意义。若外感咳嗽初起,过用苦寒或收涩之品,往往会造成风邪恋肺不解,出现咳嗽迁延不愈。

(二)内伤咳嗽

肺脏虚弱,或他脏有病累及于肺,引起咳嗽,均属于内伤咳嗽,他脏引起内伤咳嗽的原因主要有以下数种。

1.脾虚生痰

肺主气,脾主运化,肺气有赖于脾所运化的水谷精微以充养,若脾虚日久可导致肺气亦衰,出现咳嗽、气促、语言低微等症状;脾失健运,不能输布水谷精微,酿湿生痰,上渍于肺,壅塞肺气,影响气机出入,遂为咳嗽。前贤所谓"脾为生痰之源,肺为贮痰之器",即是平素中阳不足,其寒饮入胃,从胃上膈循肺脉上至于肺系,导致肺气不利而为咳嗽。另外嗜酒及食辛辣燥热之品亦易化火生痰迫肺为咳。

2.肝火犯肺

肝与肺以经络相连,肝经循行,"其支者,复从肝别贯膈,上注肺"(《灵枢·经脉》)。肝气升发,肺气肃降,升发与肃降互相制约、互相协调,则人体气机升降正常。若肝气郁结,失其升发疏泄之能,就会影响肺气的肃降而致咳嗽,如有些慢性咳嗽患者每因情志郁怒而诱发,就是肝对肺影响的表现。肝火上炎,灼伤肺阴,则可出现咳嗽、痰出不爽、咽喉干燥、胸胁胀满等症,这类病变,称之为"木火刑金"。

3.肾气虚衰

人的呼吸虽由肺所主,但肾能帮助肺吸气,故称"肾主纳气"。肾精充足,吸入之气经过肺的肃降,才能使之下纳于肾。若肾精亏损,不能助肺吸气.就会出现呼吸短促等症,所以有"肺为气之主,肾为气之根"之说。肾虚咳嗽表现为上气不接下气,动则尤甚,多因肾虚不能纳气所致。又肺阴与肾阴有着相互滋生、相互依存的关系。若肾阴下亏不能上滋肺金或虚火上炎,灼伤肺阴,就会出现干咳少痰、颧红、口干、声嘶。另一方面,肺阴充足,金能生水,则肾阴亦充。在人体津液代谢方面,若肾阳不振,气化不利,以致水液停积,上逆犯肺,亦可导致咳嗽。

综上所述,不论外感、内伤之咳嗽,均为肺系受病而发生。外感咳嗽病起于肺,而内伤咳嗽则有他脏生病累及于肺者。正如《景岳全书·咳嗽》所说:"外感之咳,其来在肺,故必由肺以及脏,此肺为本而脏为标也;内伤之咳,先因伤脏,故必由脏以及肺,此脏为本而肺为标也。"这里所说的标本,乃指所病脏腑之先后而言,明确地指出咳嗽之发生,都必须在肺脏受累之后才能出现。所以前人常说:"肺体属金,譬如钟然,钟非叩不鸣。风寒暑湿燥火,六淫之邪,自外击之则鸣；劳欲情志，饮食炙煿之火，自内攻之则亦鸣。"可谓咳嗽病因病机的大略。

【诊断与鉴别诊断】

一、诊断

（一）发病特点

咳逆有声，或伴咽痒咯痰。

（二）临床表现

外感咳嗽，起病急，病程短，常伴恶寒发热等表证；内伤咳嗽多为久病，常反复发作，病程较长，常伴其他脏腑失调症状。

（三）实验室检查

血常规检查、胸部 X 线检查有助于诊断。

二、鉴别诊断

1.肺痨

咳嗽是肺痨的主要症状之一。但肺痨由痨虫犯肺引起，以咳嗽、咯血、胸痛、潮热、盗汗、消瘦等为主要症状。应结合胸部 X 线等检查，以协助鉴别。

2.肺胀

有久患咳、喘、哮等病证不愈的病史。在咳嗽的同时，并有胸中烦闷、膨膨胀满、上气咳喘，甚至面目晦暗、唇舌发绀、颜面四肢浮肿等症，且病情缠绵，经久难愈。

3.哮病及喘证

哮病及喘证虽然也会兼见咳嗽，但各以哮、喘为其主要临床表现。哮病主要表现为发作性的喉中哮鸣有声，呼吸气促困难，甚则喘息不能平卧；喘证主要表现为呼吸困难，甚则张口抬肩，鼻翼翕动，不能平卧，是多种急、慢性疾病的一个症状。

4.肺癌

常以阵发性呛咳或痰血为主要症状，多发于 40 岁以上吸烟男性，及时进行胸部 X 线检查及痰细胞学检查等有助于确诊。

【辨证论治】

咳嗽的辨证论治，首先要辨明外感、内伤，及其见证的属虚属实。外感咳嗽，是由外邪侵袭引起的，多属实证；内伤咳嗽，是脏腑功能失调引起的，多属虚证或虚中挟实。在治疗方面，外感咳嗽当以宣肺散邪为主，邪去则正安；内伤咳嗽则根据虚实夹杂和病情缓急，确定标本先后，随其虚实之所在而调之。

一、辩证

（一）辨证要点

1.分清外感、内伤

一般说，外感咳嗽多是新病，起病急，病程短，伴有鼻塞流涕、喷嚏、咽痒、头胀痛、全身酸楚、恶风寒、发热等症（其他外邪为患，亦当有其相应症状）。内伤咳嗽多是宿疾，起病缓慢，往往有较长的咳嗽病史，有其他脏腑病症，如疲乏无力、胸满胁痛、食少便溏等。临床之际，还须根据不同咳嗽的病机特点，落实到具体的脏腑和阴阳气血上，为论治提供依据。但是，内伤咳嗽者,由于肺虚容易感受外邪,特别是在天气变冷的时候,往往受到外邪侵袭而使咳嗽加重,这时咳嗽是由外感、内伤两方面的原因造成的。

2.辨咳嗽的声音及发作时间

咳声高扬者属实,咳声低弱者属虚。咳嗽时作、发于白昼、鼻塞声重者,多为外感咳嗽。晨起咳嗽阵发加剧,咳嗽连声重浊,多为痰浊咳嗽。夜卧咳嗽较剧,持续难已、短气乏力者,多为气虚或阳虚咳嗽。

3.辨痰的颜色、性质及数量

少或干咳无痰者,多属燥热、阴虚。痰多者,常属痰湿、痰热、虚寒。痰白而稀薄者属风、属寒,痰白而稠厚者属湿。痰黄而黏稠者属热。痰中带血多属热伤肺络或阴虚肺燥。

(二)症候

外感咳嗽外邪侵犯于肺引起咳嗽,主要是风、寒、热、燥4种外邪,且往往是2种以上的外邪共同引起,临床上以风寒咳嗽、风热咳嗽、燥热咳嗽为多见。

[风寒证]

症状:咳嗽,痰稀薄色白,咽痒,常伴鼻塞、流清涕、喷嚏、恶寒、无汗、头痛、骨节酸痛等症。舌苔白,脉浮。

病机分析:风寒之邪外束肌表,内郁肺气,以致肺卫失宣为本证的主要病机。风寒客肺,肺气闭郁不宣,故咳嗽、咯痰、鼻塞流涕;风寒束表,皮毛闭塞,卫外之阳气被遏,故恶寒、无汗、头痛、骨节酸痛;舌苔薄白、脉浮,为风寒之邪束表客肺之象。

[风热证]

症状:咳嗽,痰稠或黄稠,咯痰不爽,口干,咽痛,鼻流黄涕,发热,汗出,恶风,头痛。舌苔薄黄,脉浮数。

病机分析:风热犯肺、肺失清肃、营卫失和为本证的主要病机。风热犯肺,热灼肺津,故见咳嗽、痰黄稠、咯痰不爽,口干;风热之邪从口鼻而入,鼻咽部先受其邪,故鼻流黄涕、咽痛;风热客表,营卫失和,故头痛、发热、汗出、恶风。舌苔薄黄、脉浮数,为风热初犯肺卫之象。

[温燥证]

症状:咳嗽少痰,或略有黏痰不易咯出,或痰中带有血丝,咽干,咽痛,唇、鼻干燥,咳甚则胸痛,初起或有恶寒,发热等症。舌苔薄黄而干,舌尖红,脉细数或无变化。

病机分析:燥热犯肺,耗伤津液,故咳嗽少痰,或略有黏痰,咯出不易;热伤阳络,则痰中带血;燥胜则干故见咽干,唇鼻干燥;初起或见表证,乃属燥热外客,营卫不和,舌尖红、苔薄黄而干、脉细数,均属燥热之征。

[凉燥证]

症状:咳嗽、痰少或无痰,喉痒、咽干唇燥,头痛、恶寒、发热、无汗。舌苔薄白而干,脉浮紧。
病机分析:凉燥之气,袭表犯肺,使肺气失宣、表卫失和,为本证的主要病机。与温燥比较,干咳无痰或咳嗽痰少,咯痰不利,咽干唇燥等症,同是"燥胜则干"的表现,不同之处在于,凉燥兼见风寒袭表的症状,如头痛、恶寒、发热、无汗、苔薄白、脉浮紧等。

[火热证]

症状:干咳少痰,或痰中带血,烦渴面赤,胸胁疼痛,便秘。脉洪数或弦数,舌红等。

病机分析:火邪伤肺,故见干咳痰血;热聚胸膈,故烦渴胸痛;火灼津伤,燥热内结,故见便秘。脉数舌红,属火邪为患之象。

内伤咳嗽

[痰湿证]

症状:咳嗽多痰,痰白而黏,胸脘作闷,食纳不佳,四肢乏力。舌苔白腻,脉濡滑。病机分析:脾虚健运失常,以致痰湿内生,上渍于肺,阻碍气机,故咳嗽痰白而黏,"脾为生痰之源,肺为贮痰之器",即此之谓;痰阻胸膈,气机不畅,则胸脘作闷;纳减,四肢乏力,既因脾胃虚弱,也因湿困脾胃;舌苔白腻、脉象濡滑,为痰湿内聚、气失宣展之征。

[痰热证]症状:咳嗽,痰色黄稠而难排出,甚或痰中带血,胸闷,口干,口苦,咽痛。舌苔黄腻或黄白相间,脉滑数。

病机分析:痰热蕴肺,肺失宣降,故痰黄难出;痰热化火,灼肺伤络,故见血咽痛;痰热壅盛,气机不利,故胸闷;口干而苦为热甚伤津。苔黄、脉滑数均为痰热之象。

[肝火证]

症状:咳嗽气逆,咳则连声,甚则咳吐鲜血,或痰带血丝,胸胁串痛,性急易怒,烦热口苦,咽喉干燥,面红目赤。舌苔薄黄少津,脉弦数。

病机分析:情志不遂,肝气郁结化火,逆乘于肺,肺失清肃之权,故气逆咳嗽不已;木火刑金、肺络损伤则咳吐鲜血或痰带血丝;胁为肝之分野,肝火肆横,故胁痛;性急易怒,灼热口苦,咽喉干燥,面红目赤,均为肝火炽盛之象。脉弦数、苔薄黄少津,为肝郁肺热津亏之征。

[阴虚证]

症状:干咳无痰,或痰少不爽,口干舌燥,或见咯血。舌红少苔,脉细数。

病机分析:阴虚内燥,肺失滋润,以致肃降无权,肺气上逆为本证的主要病机。阴虚肺燥,故干咳无痰或痰少而黏,口干舌燥;咳伤肺络,则见咯血。舌红少苔、脉细数,为阴虚内热之象。

[气虚证]

症状:咳嗽声低无力,气短,痰多清稀,神疲,畏风,自汗,易于感冒。苔薄白舌质淡,脉弱。

病机分析:久咳伤肺,或平素体弱,肺气不足,或脾虚运化不健,水谷精微不能上荣于肺,则肺气日虚。肺气亏损,肃降失司则咳嗽,声低、气短。肺气虚卫外不固,腠理不密,故畏风,自汗,易感冒;神疲、舌淡苔白、脉弱,均为气虚之象。

[阳虚证]

症状:咳嗽反复发作,痰涎清稀,头眩,心悸,畏寒,肢体沉重,或兼小便不利。舌苔白润,脉沉滑。

病机分析:脾肾阳虚、水气上泛,为本证的主要病机。阳虚不运,水饮内停,上干于肺,故咳嗽、痰涎清稀;阳气虚衰,卫外不固,易感外邪而诱发,故咳嗽反复发作;水气上泛故头眩、心悸;水气游溢肢体故肢体沉重;肾阳亏虚,不能化气行水,则小便不利;阳虚生外寒故见畏寒。苔白润、脉沉滑,为阳气不足、寒水内停之象。

二、治疗

(一)治疗原则

外感咳嗽,既以外邪为主因,治法当以祛邪为主;病位既在于肺,便应宣畅肺气,故总的治疗法则是"宣肺祛邪"。但由于肺为脏腑之华盖,位高居于膈上,药力易达病所,故药宜清扬,所谓"治上焦如羽,非轻不举"(《温病条辨·治病法论》)即是。再就本病的特征,宜重视化痰顺气,使痰清气顺,肺气宣畅,则咳嗽易于治愈。需要注意的是,外感咳嗽,大忌敛肺止咳,或病起即予补涩,反使肺气不畅,外邪内郁,痰浊不易排除,咳嗽愈加繁剧,或迁延难愈;另一方面,也要注意宣肺不可太过,以免损伤正气。

内伤咳嗽,病程一般较长,有先病在肺而影响他脏者,亦有他脏先伤而病及于肺者。其中尤以肺、脾、肾三脏的关系最为密切。正虚邪实者,当祛邪止咳,兼以扶正;正虚为主者,则当根据虚之所在而着重补正。

(二)治法方药

外感咳嗽

[风寒证]

治法:疏散风寒,宣通肺气。

方药:杏苏散或金沸草散加减。杏苏散中用紫苏、前胡疏风散寒;杏仁、桔梗宣降肺气;枳壳、陈皮、半夏、茯苓理气化痰;甘草止咳;生姜、大枣调和营卫;诸药共奏解表宣肺之功。咳嗽较甚者,加金沸草、紫菀;咳而气急者,去紫苏加麻黄、苏子宣降肺气;表邪较甚者,可酌加防风、羌活;若见气虚者加党参。

对其兼夹证,需注意随证施治。若外寒内热,症见咳嗽声重音,痰浓不易咯出,咳引胸痛,恶寒鼻塞,或有身热,口渴咽痛,甚则气逆而喘,舌苔白腻而黄,舌质红,脉滑数。此证为风寒外束、肺热内郁所致,俗称"寒包火咳"。治宜散寒清热,用麻杏石甘汤。此证与燥邪伤肺不同,不宜早投清润之剂。若风寒兼湿,症见咳嗽痰多,兼有胸脘作闷,舌苔白腻,脉濡。此为湿邪内郁,复感风寒之邪,肺气失于宣畅所致。治宜疏散风寒、兼予燥湿祛痰,用杏苏散加厚朴、苍术之类。

若风寒夹饮,主要症状与风寒证相同,但见咳逆上气,胸闷气急,舌质淡红,苔薄白滑利、脉浮紧或弦滑,此属风寒外束、饮邪内犯、肺失宣降而发咳嗽,治以疏散风寒以除表邪,温化寒饮以逐内患,用小青龙汤加减。

[风热证]

治法:疏风清热,宣肺止咳。

方药:桑菊饮加减。本方以菊花、薄荷疏风散邪,宣透风热;杏仁、桔梗、甘草轻宣肺气,祛痰止咳;连翘、芦根清热生津。如见咳甚者,加鱼腥草、枇杷叶、浙贝母、矮地茶;若热邪较甚、身热口渴明显者,加黄芩、知母、瓜蒌加强清泄肺热之力;咽痛明显加射干;若风热伤络、见鼻衄或痰中带血丝者,加白茅根、藕节。若风热兼湿,症见咳嗽痰多、胸闷汗出、舌苔白腻中黄、脉濡数;此为风热夹湿蕴证、邪在上焦、肺气失肃所致,宜于桑菊饮中加入杏仁、薏苡仁之类,以宣气化湿。若风热夹暑,证见咳嗽胸闷、心烦口渴、溺赤、舌质红苔薄、脉濡数;是由于外感风热,夹时令之暑湿,侵犯上焦,肺气不宣,其邪不能从汗外泄所致;宜用香薷、前胡、鲜藿香、佩兰、六一散之类,以疏风解暑。

[温燥证]

治法:清肺润燥,疏风清热。

方药:桑杏汤加减。方中用桑叶、豆豉辛凉解表,轻宣燥热之邪,配栀子清泄肺热;杏仁、贝母宣肺化痰止咳;沙参、梨皮养阴润肺生津。燥热现象明显者,加麦门冬、知母、石膏;头痛、发热甚者,加薄荷、连翘、蝉蜕;咽痛明显者加玄参、马勃;鼻衄,加白茅根、生地;或用清金润燥天门冬丸。

[凉燥证]

治法:疏散风寒,润肺止咳。

方药:止嗽散加减。方中百部、紫菀温润止咳,其性微温而不寒;桔梗能升提肺气以利膈;白前能下气开壅以止嗽,四药有调整气机升降出入之能;佐以陈皮宣肺利气祛痰,荆芥散风解表,甘草缓急止嗽,甘草与桔梗同用,又能利咽喉。上药合用,温而不燥,润而不腻,苦不过寒,辛不过热,既有辛甘为开,又可甘苦而降,故运用于肺失宣发肃降而见咳嗽咽痒、咯痰不爽的症候。

[火热证]

治法:清肺泻火。

方药:凉膈散加减。本方用薄荷、竹叶、连翘、栀子、黄芩疏解清泄火热之邪,更用调胃承气合白蜜泻热通腑,合成清上泄下、泻火通便之方,使火邪去,肺热清则咳嗽得止。咳甚者,可加枇杷叶、桑白皮清肺止咳;烦渴甚者,可加天花粉、知母以清热生津除烦;痰中带血者加白茅根、藕节凉血止血。

内伤咳嗽

[痰湿证]

治法:健脾燥湿,理气化痰。

方药:二陈汤加减。方用半夏燥湿化痰,陈皮理气化痰,使气顺痰降,气行则痰化;因痰由湿生,脾运健则湿自化,湿得去则痰自消,故配以茯苓健脾利湿,甘草健脾和中。诸药合用,使湿去痰消,气机通畅,脾得健运,则诸症亦随之而解。如痰湿较重,痰多,脘闷明显,加苍术、厚朴、薏苡仁、杏仁之类,以增强燥湿化痰之力;证属寒痰者,加干姜、细辛以温化;属风痰者,加制南星、白附子以祛风化痰;痰滞食阻,而见痰多胸痞、食欲不振、苔腻脉滑者,可合三子养亲汤顺气降逆、化痰消食。

[痰热证]

治法:清热肃肺,豁痰止咳。

方药:清金化痰汤。方用黄芩、栀子、知母、桑白皮清热肃肺;陈皮、桔梗、瓜蒌仁理气化痰;麦门冬、贝母、甘草润肺止咳;茯苓健脾渗湿;共奏清热肃肺、豁痰止咳之效。肺热壅盛,咳而喘满、壮热、口渴者,去桔梗、陈皮,加金银花、鱼腥草、石膏、葶苈子等清热泄肺。

[肝火证]

治法:清肝泻肺。

方药:黛蛤散合泻白散加味。黛蛤散清肝豁痰;泻白散泻肺清热、平喘止咳。火热较盛,咳嗽频作者,可加栀子、丹皮、贝母、枇杷叶等,增强清热止咳之功效。肝火犯肺之咳嗽,亦可选用《医醇賸义》的丹青饮治疗。

[阴虚证]

治法:养阴润肺,宁嗽止咳。

方药:二冬二母汤。方中用麦门冬、天门冬滋阴润燥;知母、贝母清润止咳。口干舌燥甚者,加沙参、百合、生地养阴润燥;咳嗽甚者,加百部、紫菀、款冬花润肺止咳;痰黏不利者,加海蛤粉清热化痰;咯血者加白及、茜草、藕节止血。若见心烦口干、心惊不寐、口舌生疮等症者,为心阴偏虚,可改用玄妙散。方中以玄参、沙参、麦门冬养阴清热;竹叶、灯芯草清热降火;复用柏子仁、合欢花、丹参、茯神养心安神;川贝母、桔梗、杏仁润肺止咳;共奏清心降火、宁肺止咳之功。若见咳声连连、五心烦热、腰膝酸软、梦遗滑精者,为肾阴偏虚,可改用八仙长寿丸。方中以六味丸滋阴泻火,麦门冬、五味子滋肾润肺、敛肺止咳。

[气虚证]

治法:补益肺气,化痰宁嗽。

方药:补肺汤加减。方中以人参、黄芪益气补肺;熟地、五味子滋肾敛肺,共同起到肺肾双补的作用;配以紫菀、桑白皮止咳平喘。痰多清稀者,可去桑白皮,加白术、茯苓、款冬花,以增强益气健脾、化痰止咳的功效。白术并可协同人参、黄芪增强益气固表的作用。若见痰多、色白易排出,脘腹痞胀,食少便溏,面色萎黄或微浮,舌质淡、苔白腻者,为脾气偏虚。治宜健脾化湿、补肺祛痰,常用六君子汤加味。本方以人参益气补中,扶脾养胃;白术健脾燥湿,以资运化;茯苓渗湿,辅白术以健脾;甘草和胃,佐人参以益气;更加半夏、陈皮燥湿化痰,共奏健脾化痰之功。或加厚朴、杏仁者以加强降气化痰之力。若中焦阳虚,气不化水,湿聚成饮,而见咳嗽反复发作,痰涎清稀,则治宜温阳化饮,用苓桂术甘汤加味。

[阳虚证]

治法:温阳散寒,化气行水。

方药:真武汤加味。方中以附子温肾祛寒;茯苓、白术健脾利水,导水气下行,生姜温散水气,芍药与附子同用,能入阴和阳。咳甚者,可加干姜、细辛、五味子散寒化饮,敛肺止咳;气机不利,胸胁满闷者,加白芥子、旋覆花祛痰降气;短气甚者,加党参益气补虚;大便稀溏者,加干姜温中散寒。

另外,对于胸背跌仆损伤.瘀血内阻,肺气不利,证见咳嗽不愈、夜间加剧、呛咳少痰、痰中时带极少血丝或血点、胸背受伤部位有阵发性刺痛,舌淡紫或见斑,脉弦等,此为瘀血咳嗽,治疗当以化瘀肃肺为主,常用旋覆花汤加减。可用旋覆花、茜草降气消结通络,桃仁、紫菀止咳。痰中带血者,加三七、白茅根活血化瘀、止血。其中白茅根每次可用至60g煎汤代水煎药。如吐血紫黑、咳嗽气急只能侧卧一边,可用血府逐瘀汤加杏仁、五味子。

（三）其他治法

1.古方

(1)《直指方》"诸嗽通用"之宁嗽散(桑白皮、紫苏、细辛、五味子、陈皮、半夏、茯苓、杏仁、砂仁、枳壳、桔梗、甘草)。

(2)《圣济总录》"治上气咳嗽,百部丸方"(百部、款冬花、天门冬、贝母、桔梗、紫菀)。

(3)《朱氏集验方》之"治肺热久嗽方"(枇杷叶、木通、款冬花、紫菀、杏仁、桑白皮、人黄)。

(4)《圣济总录》"治咳嗽久不已,百部煎方"(百部、生地黄、生姜、百合、麦门冬)及"治久咳嗽,紫菀散方"(紫菀、款冬花、百部)等方剂,可酌情选用于临床。

2.针灸主穴

肺俞、合谷。配穴:痰多配丰隆;咽痒而咳刺天突;胸膺憋闷刺内关、膻中;久咳体质弱温灸肺俞、肾俞、脾俞。外感咳嗽宜浅刺用泻法;内伤咳嗽针宜平补平泻,并可配合艾灸。

【转归及预后】

外感咳嗽与内伤咳嗽的转归,从疾病性质上来说,主要是由实转虚的变化。从脏腑病转归来说,主要是肺、脾、肾之间的相移。外感咳嗽多属暴病,属实,其病在肺,但寒热之间可转化,若调治失宜,过用苦寒、收涩之品,邪伏于内,留恋不解,亦可由外感转为内伤而累及他脏。一般说病在肺为轻,病在脾较重,病在肾尤重。张景岳说:"五脏皆有精气而又唯肾为元精之本,肺为元气之主,故五脏之气分受伤,则病必自上而下,由肺由脾以极于肾。五脏之精分受伤,则病必自下而上,由肾由脾以极于肺,肺肾俱病则他脏不免矣。"(《景岳全书·咳嗽》)由此可见,由肺及脾至肾的过程即是病情由轻转重的过程。故病在肺脾治疗尚易,及至于肾则治疗棘手,预后较差。为了控制病变的发展演变,应根据"发时治肺,平时治肾"的理论,用补肾固本的方法治疗久咳。

值得指出的是咳嗽转归问题上除注意肺与脾肾的关系外,还须注意肺与心的关系。肺主气,心主血,气血相关,肺脏病变,日久必及于心。内伤咳嗽若反复发作,日久不愈,常导致肺、肾、心、脾亏虚,气滞、痰凝、血瘀、水停而演变成为肺胀。

总的说来,外感咳嗽的预后良好,大多可在较短时间获得治愈。内伤咳嗽的预后一般亦较好,但部分患者易于反复发作。若转化为肺胀,则预后较差,往往病程缠绵,迁延难愈。

【预防与护理】

积极开展卫生宣传教育,改善环境卫生,积极消除烟尘和有害废气的危害,加强劳动保护。吸烟对呼吸道是一种刺激,应当戒绝。锻炼身体,增强体质,有利于提高抗病能力。

咳嗽患者,应忌食辛辣香燥、炙煿肥腻及过于寒凉之品。注意气候变化,预防感冒。感冒是引起咳嗽发生、复发和加重的重要原因,应极力避免。体虚易感冒者,尚可服玉屏风散之类方药以益气固表。

内伤咳嗽,应积极针对原发病因进行治疗及护理。如就肝火与湿痰而言,每与情志、饮食有关,须嘱患者戒郁怒,薄滋味,方能收到预期效果。

有些特殊药物,如 ACEI 类降压药用后可出现干咳,当停药后观察病情变化。

【现代研究】

慢性咳嗽是指咳嗽为主要和唯一症状,时间≥8 星期,X 线检查无明显异常的咳嗽。引起慢性咳嗽的病因诸多,发病机制尚未完全明确,咳嗽变异型哮喘(CVA)、鼻后滴流综合征、胃-食管反流性咳嗽(GERC)等原因占了呼吸内科门诊慢性咳嗽比例的 70%~95%。慢性咳嗽属中医学"久咳""久嗽"范畴,因病程较长,故病机相对复杂。有学者认为咳嗽患者外感风热、风寒之邪,经治疗寒热之邪已去,肺气肿阴已伤,故咳嗽缠绵难解,大部分属内伤咳嗽,少数外邪尚未全尽,兼有表证。亦有认为慢性咳嗽绝大多数诱发因素为外感风寒,风寒犯肺、肺失宣降、肺气不利为其发病机制的中枢环节。慢性咳嗽的病位主要在肺,但与胃、肾、肝、脾、心等脏腑功能失调密切相关,即如《素问·咳论篇》云:"五脏六腑皆令人咳,非独肺也。"此外,久病入络,长期治疗不愈的久咳,多夹有瘀血,故多数学者主张治疗慢性咳嗽时加活血化瘀药。

(一)从喉论治

喉源性咳嗽是指因咽喉疾病引起的咳嗽,其病名由中医名家干祖望首创,以咽痒如蚁行或如有异物阻塞,咽痒必咳,不痒不咳,或有异物感而出现频繁清嗓动作为其主要症状。其病因病机主要为风热邪毒侵袭,或久病肺阴不足,虚火上炎,致咽痛干痒,两者中又以后者居多。由于"喉为肺之门户",咽喉受邪必影响肺气的宣肃功能,导致肺失肃降,肺气上逆,则发为咳嗽。刘氏认为喉源性咳嗽与肝关系密切,由于肝经气火太过,影响到肺气的肃降,故治以清肝泻火、肃降肺气,方用丹栀逍遥散。曹氏认为风邪是痒症的重要病因,引起喉痒咳嗽的"风邪"或为外感后风邪未除,上犯咽喉;或为肺肾阴虚,阴虚内热生火,阴津不足生燥,燥火生风。治疗皆可用利咽祛风法。刘氏认为喉源性咳嗽多属虚证(肺肾阴虚),所谓实证也是在本虚基础上兼有部分标实之证。治疗当滋阴降火、清利咽喉为主,药用蝉蜕、僵蚕、青果、木蝴蝶、牛蒡子、玄参等。

(二)从风论治

变异性哮喘(CVA)是支气管哮喘的一种特殊的表现形式,以慢性咳嗽为主要临床表现。关于CVA的发病机制,各家见解不太一致,但基本观点认为,CVA是在正虚(肾、肺、脾阳气阴液亏虚)的基础上复感外邪(风、寒、热),外邪引动伏痰而发病,是一个正虚邪实、虚实夹杂的慢性病机过程。针对CVA的临床特点,各家研制针对性较强的专方治疗,取得了较好疗效。陈氏等用参麦柴玄汤(西洋参、玄参、旋覆花、郁金、射干、半夏、白僵蚕、蝉蜕、麦门冬、山药、柴胡、炙甘草等),柔肝养阴,益气化痰,治疗肝失疏泄、肝气上逆犯肺、肺气不疏、肺气虚衰之证。王氏等用咳痒煎(荆芥、蝉蜕、紫苏叶、白鲜皮、桔梗、乌梅、地肤子、生甘草等)治疗肺卫阳气虚弱、风邪夹寒夹湿、邪失外泄、肺气闭阻之证。壮氏用祛风定喘汤(炙麻黄、蝉蜕、桃仁、杏仁、柴胡、防风、黄芩、生黄芪、前胡、炙苏子、地龙、炙五味子、炙甘草等)治辨证属风邪留恋的CVA患者。

(三)从胃论治

非典型胃—食管反流病(GERD)被认为是慢性咳嗽的第3大原因,21%～41%的慢性咳嗽可能由于GERD引起。肺气以肃降为顺,胃气以下降为和,"降"为肺气、胃气的共同特性。胃肺毗邻,出入殊途却共呼吸门,任何邪气引起胃失和降者,都可影响肺的肃降功能,导致肺气上逆而咳,故《素问·咳论篇》总结咳嗽病机时有"聚于胃,关于肺"之说。临床观察发现,泛酸呃逆等有胃气上逆表现的患者可伴咳嗽等肺部症状。桑氏从胃论治咳嗽,治以降浊化痰、和胃止咳。常用药为旋覆花、苏梗、半夏、竹茹、陈皮、茯苓、瓜蒌、知母、贝母、枇杷叶、石菖蒲、苏子、葶苈子、枳实、厚朴、生姜等。薛氏选用射干麻黄汤为基本方治疗GERD所致咳嗽,常加旋覆花、代赭石、吴茱萸、黄连、煅瓦楞子,以降胃气、抗胃酸。且在缓解期注意顾护肺卫之气及脾胃之气,以增强呼吸道及胃肠道黏膜的防御功能。令患者常服玉屏风散合桂枝汤加鬼箭羽、路路通或(和)香砂六君子丸。

(四)对慢性支气管炎的研究

20世纪70年代起在全国范围开展了防治慢性气管炎的工作,1979年在广州召开的全国慢性支气管炎临床专业会议修订了《慢性支气管炎中西医结合诊断分型防治方案》,指导临床研究。近年来,中医中药对其治疗的研究较为广泛和深入,主要有辨证分型治疗、分期治疗和专方治疗。现将近年临床研究概况分述如下。

慢支的主要病位在肺,早期多由肺气不和、失于宣降、痰湿内生而致咳嗽、咯痰,日久迁延不愈,又常累及他脏,多属本虚标实之证,标实为痰浊(热)壅肺,本虚为肺、脾、肾三脏俱虚。

急性发作期因邪实之证以外邪为患居多,故治法多以驱逐外邪为主。肖氏等以麻杏石甘汤、三拗汤、二陈汤为基本方加减治疗慢支急性发作,取得一定疗效。并观察发现该方对以细菌、病毒等感染和局部免疫功能低下为主要病变的慢支急性发作有较强的针对性。亦有医家对慢支急性发作期按本虚标实论治,以祛邪为主,辅以补虚之法,临床证实该法较单纯祛邪疗效更显。

慢性迁延期因虚实夹杂,实证以内邪为患多见,虚证以肺脾肾不足为主,治法常以祛邪和补虚相结合。唐氏等以解毒化痰、泻肺,配以活血祛瘀为基本治法,治疗慢性支气管炎迁延期疗效显著,可显著善咳嗽、咳痰、气喘等症状。张氏等认为虚(尤其是肺脾肾三脏之虚)是慢支病程反复加重的最重要的内在因素,予利肺片(蛤蚧、冬虫夏草、百部、百合、五味子、枇杷叶、白及、牡蛎、甘草等)治疗慢支迁延期患者,咳嗽、喘促、乏力积分改善值明显。

慢支临床缓解期以本虚为主,多见肺脾肾俱损,并夹杂痰瘀为患,治以扶正固本为主,辅以祛邪。周氏认为缓解期是慢支的治疗关键时机,搜涤肺中之宿痰瘀血,使肺络清虚,气血顺畅,扶其虚衰之阳气,使肺、脾、肾三脏气化复常,则外可御"邪"以却其标,内可修复病理损伤以复其本,阻断病变恶性循环,从而达到长期监控或临床治愈的目的。

鉴于本病错综复杂的病机特点,不少医家袭用传统方剂或自拟处方,针对慢支某一环节而采用复方治疗,取得较好疗效。徐氏等用清金宁肺汤治疗慢性支气管炎急性发作期106例,疗效均显,证实清金宁肺汤具有清热、祛痰、止咳、平喘之功效,用于痰热证之慢性支气管炎急性发作期效果显著。刘氏等用小柴胡汤加减治疗慢性支气管炎67例,用药1～3星期,显效率为70.1%,有效率为92.5%。晁氏等主张慢支用"冬病夏治"法,创固本止咳夏治片(黄芪、黄精、陈皮、百部、赤芍等)以益气助阳、健脾补肾、止咳化痰、活血化瘀,共治1018例,总有效率为82.9%。吴氏等采用变通阳和汤(熟地、鹿角胶、细辛、白芥子、五味子、紫河车等)治疗慢支,一律在三伏天服药,总有效率为88.6%。

第二节 哮 病

【定义】

哮病是一种突然发作,以呼吸喘促、喉间哮鸣有声为临床特征的疾病。痰浊内伏,是哮喘病的宿根,常因感受外邪、饮食不当或情志失调而诱发。由于哮必兼喘,所以哮病又称作哮喘;亦有称之为哮吼或喘者。哮病是内科常见病症之一,在我国北方更为多见,一般认为本病发病率占人口的2%左右。中医药对本病积累了丰富的治疗经验,方法多样,疗效显著,它不仅可以缓解发作时的症状,而且通过扶正治疗,达到祛除夙根,控制复发的目的。根据本病的定义和临床表现,本病相当于西医学的支气管哮喘,西医学的喘息性支气管炎,或其他急性肺部过敏性疾患所致的哮喘均可参考本病辨证论治。

【历史沿革】

《内经》虽无哮病之名,但在许多篇章里都有与哮病相关的症状、病因病机的记载。如《素问·阴阳别论篇》说:"阴争于内,阳扰于外,魄汗未藏,四逆而起,起则熏肺,使人喘鸣。"《素问·通评虚实论篇》亦有"乳子中风热,喘鸣肩息……"的记载。喘,指气喘;鸣,即指喉间作声。《素问·太阴阳明论篇》又把这一症状称作"喘呼":"犯贼风虚邪者阳受之……阳受之则入六腑……入六腑则身热不时卧,上为喘呼。""喘呼"也就是气喘而呼鸣有声的意思。可见,《内经》不但对哮喘病的临床特征有所掌握,而且还认识到本病主要是肺的病变,且与其他脏腑有关;外邪入侵,影响脏腑(特别是肺)的生理功能,是哮喘病的主要病因病机。

汉代张仲景《伤寒论》中虽然亦无"哮病"这一病名,但"喘家作,桂枝加厚朴杏子佳"之"喘家",可能就是指素有哮喘史的患者,"作",则指本病之发作。《金匮要略·肺痿肺痈咳嗽上气病脉证并治》的"咳而上气,喉中水鸡声""其人喘,目如脱状""咳逆上气,时时唾浊,但坐不得眠";《金匮要略·痰饮咳嗽病脉证并治》的"膈上病痰,满喘咳吐,发则寒热,背痛、腰疼,目泣自出,其人振振身目𥇋剧,必有伏饮",即是对哮喘病发作时的喉间哮鸣有声、不能平卧的临床特点的描述,同时也指出伏饮、痰浊与本病的发病直接有关。仲景对本病的治疗有丰富的经验,他的许多处方,如桂枝加厚朴杏子汤、越婢加半夏汤、小青龙汤、射干麻黄汤、皂荚丸、葶苈大枣泻肺汤等,至今仍为治疗哮喘病常用之方。

隋代巢元方《诸病源候论》称本病为"上气鸣息""呷嗽",对其病机有精辟的阐发:"肺主于气,邪乘于肺,则肺痕,痕则肺管不利,不利则气道涩,故气上喘逆,鸣息不通。"该书还指出本病之发与痰有关:"其胸膈痰饮多者,嗽则气动于痰,上搏咽喉之间,痰气相击,随嗽动息,呼呷有声。"其书虽不载方药,但对本病有"应加消痰破饮之药"的原则性的提示。

唐代孙思邈《备急千金要方》、王焘《外台秘要》等著作,以广搜博采为特点,保留了古代医家许多宝贵的经验。如《外台秘要·卷九·久咳坐卧不得方》所载"久患气嗽,发时奔喘,坐卧不得,并喉里呀声,气欲绝"的症候和以麻黄、杏仁为主药的处方,就很明确地认识到本病的发作性和症候特点。

宋代赵佶《圣济总录》等方书虽然没有专门论及哮病,但所论之"伤寒喘""肺实""肺气喘急"等证,无疑也包括哮病在内。在"伤寒喘"一证里,就指出"其证不一",有邪气在表、邪实在里以及水气、郁热之异;并强调治法虽多,"各求其本";已经初具辨证论治的规模。陈无择《三因极一病证方论·喘脉证治》认为上气喘咳一类疾患,主要是肺的病变,应明确定位,庶免迷乱多歧。他说:"夫五脏皆有上气喘咳,但肺为五脏华盖,百脉取气于肺,喘既动气,故以肺为主。"杨士瀛《仁斋直指附遗方论》亦谓:"肺主气,一呼一吸,上升下降,营卫息数,往来流通,安有所谓喘;惟夫邪气伏藏,痰涎浮涌,呼不得呼,吸不得吸,于是上气促急,填塞肺脘,激动争鸣,如鼎之沸,而喘之形状具矣。"从他所描述的喘的症状与病因病机看,很明显的是指哮喘,即哮病。许叔微《普济本事方·卷一》称哮病为"齁喘",并谓"凡遇天阴欲作雨,便发……甚至坐卧不得,饮食不进,此乃肺窍中积有冷痰,乘天阴寒气从背、口鼻而入,则肺胀作声。此病有苦至终身者,亦有母子相传者"。对哮喘病的病因病机、临床特点、预后都有了比较明确的认识。书中还载有治哮专方"紫金丹",以砒剂治哮,至今还为临床所用。在王执中的《针灸资生经》中,已经有了哮喘之名,如他说:"因与人治哮喘,只缪(刺)肺俞,不缪(刺)他穴""凡有喘与哮者,为按肺俞无不酸疼,皆为缪刺肺俞,令灸而愈"。又,此期医方中治疗哮喘病的处方多不胜计,如《圣济总录》一书,单肺气喘急一门就有35方;《普济本事方》还载有治哮专方"紫金丹",以砒剂治哮。

金元时期,朱丹溪在《丹溪心法》一书中始以"哮喘"作为独立的病名成篇。他认为"哮喘必用薄滋味,专注于痰";并把哮喘的治法,精辟地概括为"未发以扶正气为主,既发以攻邪气为急"。此论一直为后世医家所宗,影响颇大。

追明代,朱丹溪弟子戴思恭在《秘传证治要诀·卷六·哮喘》中,明确地提出本病有"宿根"之说:"喘气之病,哮吼如水鸡之声,牵引胸背,气不得息,坐卧不安,此谓嗽而气喘,或宿有此根……遇寒暄则发……"虞搏《医学正传》明确地对哮与喘做出了区别:"喘以气息言,哮以声响言""喘促喉中如水鸡响者,谓之哮;气促而连续不能以息者,谓之喘。"王肯堂《证治准绳》更详细地叙述了两者见症之异:"喘者,促促气急,喝喝息数,张口抬肩,摇身撷肚""哮与喘相类,但不似喘开口出气之多……以胸中多痰,结于喉间,与气相搏,随其呼吸呀呷于喉间作声……待哮出喉间之痰去,则声稍息;若味不洁,其胸中未尽之痰复与新味相结,哮必更作。"秦景明《病因脉证》认为,哮与喘的主要区别,在于哮是发作性疾患:"每发六、七日,轻则三、四日。或一月,或半月,起居失慎,则旧病复发。"在哮喘的治疗方面,王肯堂《证治准绳》比较系统地对前人经验进行了总结,对哮之属冷而发者,属中外皆寒,用东垣参苏温肺汤合紫金丹劫寒痰;属寒包热,宗仲景、丹溪用越婢加半夏;遇厚味而发者,用清金丹。李士材《医宗必读》则认为哮病其因甚多,或因坐卧寒湿,或因酸咸过食,或因积火熏蒸,总不外乎痰火郁于内,风寒束于外,所以用药不可过于寒凉,恐风邪难解;亦不可过热,恐痰火易升,主张用苏子、枳壳、桔梗、防风、半夏、瓜蒌、茯苓、甘草一方统之,冬加麻黄,夏加石膏,寒加生姜。张景岳《景岳全书》认为哮病之治,应宗丹溪未发扶正、已进攻邪之说,但"扶正气须辨阴阳,阴虚者补其阴,阳虚者补其阳;攻邪气须分微甚,或温其寒,或清其痰火;发久者,气无不虚,故于消散中宜酌加温补,于温补中宜量加消散"。明人论哮喘病的治疗,要推张氏最为全面精当。他还指出:"倦倦以元气为念,必使元气渐充,庶可望其渐愈,若攻之太甚未有不致日甚而危者。"亦很有见地。

清代医家在哮喘病的认识上较之前人又有所进展。李用粹《证治汇补·卷五》精辟地把哮病病因总结为"内有壅塞之气,外有非时之感,膈有胶固之痰"三句话;吴谦《医宗金鉴》把喘吼分作寒热虚实四类,按外寒伤肺、停饮、火郁、痰盛、气虚、肾气虚寒立方。沈金鳌《沈氏尊生书》更进一步认识到本病"大都感于童稚之时,客犯盐醋,渗透气脘,一遇风寒,便窒塞道路,气息喘促"。又谓本病有食哮、水哮、风痰哮、远年久哮种种之异。此外,张璐《张氏医通》、林佩琴《类证治裁》、俞根初《通俗伤寒论》、陈修园《医学三字经》等书中有关哮喘的部分,都结合自己临床实践,对前人经验进行总结和整理。

【范围】

西医学的支气管哮喘、哮喘型支气管炎以及嗜酸性粒细胞增多症或其他急性肺部过敏性疾患引起的哮喘,均可参考本篇进行辨证论治。

【病因病机】

宿痰内伏于肺,每因外感、饮食、情志、劳倦等因素,以致痰阻气道、肺失宣降,是哮喘病的基本病因病机。

1.痰伏于内

痰为体内的病理产物,哮喘病的形成与发作,均以痰为基本病因。产生痰的原因很多,由于痰为津液败浊所成,而脾主饮食水谷的精华与水湿的运化,所以一般常说"脾为生痰之源",但除脾运失健之外,其他脏腑的功能失调也能产生痰,同时与外界各种致病因素对人体的影响也分不开。如外感风寒而失于表散,或燥热之邪袭肺,病邪由浅入深,留于肺系,影响人体气机和津液的流通,日久而变生痰浊;或因饮食不节,恣食厚味肥甘,嗜饮茶水、酒浆,损伤脾胃;或因长期吸烟,熏灼气道,亦能生痰。此外,如愤怒忧思不断,气机郁滞;或病后体弱,失于调摄,也能造成脏腑功能失调,从而产生痰浊。痰伏于内,胶结不去,遂成为哮喘病的宿根,一经新邪引动,则痰随气动,聚于肺系,发为哮喘。

2.肺失宣降

肺主气,司呼吸,外合皮毛,主宣发和肃降。痰浊既为哮喘病的宿根,又因其久留人体不去,而使正气逐渐虚弱。脾土虚弱,运化功能低下,则新痰日生;肺气耗散,卫外不固,又易致外邪入侵。如因外受风寒,或淋雨践露,或气候突然变化,或正值节气递换,宿痰为新邪引动;或积食化热,火升气逆,或情志违和,或疲劳困乏;以至痰动气阻,壅于肺系,使肺气既不得宣发于外,又不能肃降于下,上逆而为喘息急促,而哮鸣作声。

总之,哮喘病的病理因素以痰为主,痰伏藏于肺.成为发病的"宿根"。此后如遇气候突变、饮食不当、情志失调、劳累等多种诱因,均可引起发作。发作期的基本病机变化为"伏痰"遇感引触,痰阻气闭,以邪实为主。若反复久发,肺脾肾渐虚,则在平时也有正虚表现,当大发作时,可见正虚与邪实相互错杂,甚则发生喘脱。

【诊断与鉴别诊断】

一、诊断

(一)发病特点

哮病大多起病于童稚之时,与禀赋有关,以后可因感冒、气候变化、疲劳、饮食不当、起居失宜等诱因引动而发作,常数年、数十年发作不愈。且发作常有明显的季节性。一般发于秋初或冬令者居多,其次是春季,至夏季则缓解。但也有常年反复发作者。发作时以呼吸迫促、喉间痰鸣有声以及咳嗽、咯痰、胸闷为特点。

(二)临床表现

哮喘发作时的表现:常突然发作,或先有寒热、喷嚏、鼻痒、咽痒、咳嗽或胸闷、恶心呕吐、腹胀、情绪不宁等症状而后出现哮喘并逐渐加重。患者呼吸困难,呼气延长,往往不能平卧,伴有哮鸣、咳嗽,痰多呈黏液样或稀水样,咯吐不利,如能咯出黏痰则痰鸣气喘可得暂时平息,而移时复发。哮喘严重时,甚至张口出气,两肩高耸,心跳心慌,额部冷汗淋漓,面唇紫黑,睛突,烦躁不安,痛苦异常。每次发作可持续数分钟、数小时或数日不等。

哮喘缓解期的表现:哮病在缓解期,可有轻度咳嗽、咯痰、呼吸紧迫感等表现,但也有毫无症状者;病程日久,反复发作者,平时亦可见气喘、咳嗽、咯痰,呼吸时候间有声,以及自汗畏风、神疲形瘦、腰酸、浮肿等症状。

二、鉴别诊断

喘证喘证以气息喘急迫促为主要表现,多并发于多种急、慢性疾病病程中。而哮病是一个独立的疾病,除了气息喘促外,以在发作时喉中哮鸣如水鸡声为其特点。"喘以气息言,哮以声响言",两者以此为辨。实喘中的痰喘,也可能出现气息喘促、哮鸣有声,有类似于哮病、但不若哮病有反复发作的特点,不难判别。

【辨证论治】

一、辩证

(一)辨证要点

1.辨冷哮、热哮

哮病在发作期主要表现为实证,但有寒热之别。寒证内外皆寒,谓之冷哮;其证喉中哮鸣如水鸡声,咳痰清稀,或色白而如泡沫,口不渴,舌质淡,苔白滑,脉象浮紧。热证痰火壅盛,谓之热哮;其证喉中痰声如曳锯,胸高气粗,咳痰黄稠胶黏,咯吐不利,口渴喜饮,舌质红,舌苔黄腻,脉象滑数。

2.辨肺、脾、肾之虚

哮病在缓解期可表现为虚证,但有肺虚、脾虚、肾虚之异。肺气虚者,证见自汗畏风、少气乏力;脾气虚者,证见食少、便溏、痰多;肾气虚者,证见腰酸耳鸣、动则喘乏。俱当加以辨别,分清主次。

(二)症候

发作期

[冷哮]

症状:初起恶寒,发热,头痛,无汗,咳嗽,呼吸紧迫感,喉痒、鼻痒或身痒,鼻流清涕如水样;继则喘促加剧,喉中痰鸣如水鸡声,咳吐稀痰,不得平卧,胸膈满闷如窒,面色苍白或青灰,背冷,口不渴,或渴喜热饮。舌质淡,苔白滑,脉浮紧。也有一开始就突然发作,咳哮喘鸣皆呈,而兼见恶寒发热头痛等表证者。

病机分析:感受风寒,或坐卧寒湿,或进食生冷或气候突变,新邪引动在里之伏痰,壅于气道,痰气相搏,故呼吸迫促、哮鸣有声。恶寒、发热、头痛、无汗、鼻痒、喉痒,皆风寒束表之征;咳吐稀痰,背部冰冷,面色苍白或青灰,为寒痰在里之象。痰气阻于气道,肺失清肃宣发,气机不得流通,故胸闷如窒、不能平卧;中外皆寒,故不渴;渴者,亦非津液之虚,而是痰气交阻、津液不升,故虽渴而不思饮,即使饮亦喜饮热汤。苔白滑、脉浮紧,亦为外有风寒、里有寒痰之象。

[热哮]

症状:发热,头痛,有汗,气促胸高,喉中哮鸣,声若曳锯,张口抬肩,不能平卧,痰色黄而胶黏浓稠,呛咳不利,胸闷,烦躁不安,面赤,口渴喜饮,大便秘结。舌质红,苔黄腻或滑,脉滑数。

病机分析:肥甘厚味,酿痰积热,熏灼肺胃,引动宿痰,窒塞关隘,使肺失清肃下行之常,故胸高气粗、痰哮喘鸣;痰火壅盛,故胸闷烦躁、痰黄黏稠难出、咳呛不已;痰火内蒸,则汗出、身热、头痛、口渴饮冷、大便秘结;舌红、苔黄、脉滑数,亦皆痰热内盛之象。

缓解期

[肺脾气虚]

症状:咳嗽短气,痰液清稀,面色㿠白,自汗畏风,食少,纳呆,便溏,头面四肢浮肿。舌淡有齿痕,苔白,脉懦弱。

病机分析:哮病反复发作,正气日伤,脾虚则运化失职,其证食少、便溏、多痰、浮肿;咳喘既耗肺气,脾虚母气亏虚,土不生金,而肺气更虚,皮毛不固,则自汗畏风,藩篱空疏,外邪易侵;舌薄脉懦弱皆脾肺气虚之征。

[肺肾两虚]

症状:咳嗽短气,自汗畏风,动则气促,腰膝酸软,脑转耳鸣,盗汗遗精。舌淡脉弱。

病机分析:肺为气之主,肾为气之根;久病不已,穷必及肾。咳嗽、短气、自汗、畏风,为肺气不足;动则气喘、腰酸耳鸣等症状,为肾气不纳、肾精匮乏的表现。

哮病危证

[阳气暴脱]

症状:哮喘病发作过程中,陡见吐泻,肉瞤筋惕,神气怯倦,面色青紫,汗出如油,四肢厥冷。舌色青黯,苔白滑,脉微欲绝。

病机分析:哮病屡发,正气日虚,或因内外皆寒,格阳外越,或凉下太过,克伐真阳,而致阳气暴脱的危症。阳气浮于外,阴邪盛于内,故吐泻不止、汗出如油、神倦气怯、肢厥脉微、种种败象悉呈。

二、治疗

(一)治疗原则

以发时治标、平时治本为原则。由于痰浊是本病之宿根,故发时以宣肺豁痰为重点,并根据证候寒热之属性,或宣肺散寒,或宣肺清热。治本主要从肺、脾、肾着手,区别不同的证候,或补益脾肺,或肺肾双补。

(二)治法方药

发作期

[冷哮]

治法:宣肺散寒,豁痰平喘。

方药:初起用九宝汤加半夏、赤茯苓以散邪豁痰。方中麻黄、杏仁、甘草即三拗汤,有宣肺平喘之效;更配合薄荷、姜、葱,透邪于外;肉桂、紫苏、陈皮、大腹皮行气于里,加半夏、茯苓等以化痰。俾表解气顺,肺气得宣降之常,而哮喘自己。

哮喘大作,可选用厚朴麻黄汤、射干麻黄汤、小青龙汤。三方立方相同之处在于都用麻黄、细辛、半夏、五味子;麻黄宣肺平喘,半夏化痰降逆,细辛、五味子一开一阖,以利肺气的升降;不同之处在厚朴麻黄汤兼用干姜、厚朴温化行气;小麦宁神除烦;杏仁、石膏清热平喘,故适用于外受寒邪、里有水饮、饮邪化热而见烦躁里热症状者。射干麻黄汤兼用射干下逆气,生姜散寒,大枣和中,紫菀、款冬花温肺止咳,故适用于内外皆寒、呛咳不已者。小青龙汤兼用干姜、桂枝等以温化水饮,故适用于外寒内饮之证。三方各有侧重,应视具体情况,斟酌选用,或加减化裁。冷哮久发可合冷哮丸温肺化痰,或紫金丹开关劫痰。

如经过治疗后,哮喘未完全平复,可用神秘汤或苏子降气汤消痰理气;继用六君子汤作丸常服,或服参苏温肺汤即六君子汤加肉桂、紫苏、五味子、木香、桑白皮、生姜,温肺畅气、健脾化痰,以善其后。

[热哮]

治法:宣肺清热,涤痰利气。

方药:越婢加半夏汤。方用麻黄、石膏开肺泄热;半夏、生姜化痰降逆;大枣、甘草甘缓和中。痰稠而黏者,去甘草、大枣,合苇茎汤(苇茎、冬瓜子均需用大量),竹沥、川贝母、全瓜蒌、鱼腥草、海浮石、桑白皮等清化热痰药物,亦可酌加。哮喘较剧者,加杏仁、地龙。热痰壅盛,阻塞气道,气急欲死者,加吞猴枣粉,每日2次,每次0.3克。

厚味积热,痰热化火,或热哮当盛夏而发,面赤、身热、汗出、口渴饮冷、脉洪大者,用白虎汤泻火清金为主,加黛蛤散、黄芩、全瓜蒌、川贝母、枳壳、滑石、桑白皮、苇茎。痰火熏灼,津液销烁,舌苔黄燥、大便秘结者,用礞石滚痰丸坠下痰热;或三化汤,或大承气汤合小陷胸汤以通腑泄热,腑气得通,痰垢得下,其喘自平。

如服药后哮喘渐平,而痰热留恋于肺,气急、咳嗽、痰黄者,用定喘汤,或费氏鹅梨汤以清化之。如肺阴伤者,去麻黄,酌加沙参、麦门冬、玉竹、百合之类以润肺保金。

缓解期

[肺脾气虚]

治法:健脾益气,补土生金。

方药:四君子汤,常加山药、薏苡仁甘淡益肺;五味子摄纳肺气。表虚自汗加炙黄芪、浮小麦、大枣,不效加制附片、龙骨、牡蛎以敛汗固卫。食少、腹胀、痰多者,加半夏、陈皮、前胡。面色㿠白、形寒、心悸者,四君子汤合保元汤或黄芪建中汤温阳益气。平时可常服六君子丸或资生丸。

[肺肾两虚]

治法:肺肾双补。

方药:四君子汤合金水六君煎。方用熟地补肾纳气;人参补肺益气;白术、茯苓、炙甘草健脾;陈皮理气;当归养血;半夏化痰。以肺气虚为主者,加黄芪、山药之类;以肾虚为主者,加杜仲、怀牛膝、菟丝子、淫羊藿之类;或用大补元煎。咳嗽气喘者,兼以川贝母、杏仁、车前子、前胡、苏子、旋覆花之类出入。平时可常服《金匮》肾气丸、六君子丸或嵩崖脾肾丸以培其根本。

哮病危证

[阳气暴脱]

治法:回阳救逆。

方药:四逆汤加人参。方用附子、干姜迅化浊阴以回阳;人参、炙甘草益气固脱。面色青紫、舌紫者,加桃仁、红花活血化瘀。阳气津液两脱者,宜回阳固阴、益气生脉,用陶氏回阳救急汤。方用人参、附子、肉桂、干姜、炙甘草以回阳,麦门冬、五味子以固阴,并借麝香之香窜以醒脑通窍。

（三）其他治法

1.古方

古代文献中治疗哮喘的复方很多,兹选录出一部分,以供临床组方用药参考。

(1)橘皮汤(《备急千金要方》):橘皮、麻黄、柴胡、紫苏、杏仁、生姜、石膏。用于寒包热之哮喘。

(2)厚朴汤(《备急千金要方》):厚朴、麻黄、桂心、黄芩、石膏、大戟、橘皮、枳实、甘草、秦艽、杏仁、茯苓、细辛、半夏、生姜、大枣,水煎服。用于哮喘实证,寒热并见,胸满喘促。

(3)紫菀汤(《圣济总录》):紫菀、甘草、葶苈子、槟榔、茯苓等。用于痰气交阻之哮喘。

(4)紫菀饮(《圣济总录》):紫菀、川贝母、五味子、木通、大黄、杏仁、白前、竹茹。用于肺热哮喘。

(5)控涎丹(《三因极一病证方论》):甘遂、大戟、白芥子。用于顽痰致哮。

(6)泻肺丸(《圣济总录》):马兜铃、茯苓、桑白皮、杏仁、款冬花、甘草、葶苈子、防己、陈皮、皂荚。用于痰壅气滞,哮喘咳嗽。

(7)四神汤(《圣济总录》):麻黄、五味子、杏仁(去皮尖)、炙甘草,嚼咀,如麻豆,水煎15克,空腹温服。用治肺气喘嗽。

(8)清金丹(《类证治裁》):莱菔子、牙皂、姜汁。

(9)五虎二陈汤(《古今医鉴》):麻黄、杏仁、石膏、陈皮、半夏、茯苓、甘草、人参、木香、沉香、细茶、生姜,水煎服。用于哮吼喘急、痰盛。

(10)新增加味散邪定喘汤(《诸证提纲》):陈皮、茯苓、半夏、贝母、瓜蒌、天南星、枳壳、黄芩、白术、桔梗、葶苈子、杏仁、麦门冬、羚羊角(可不用)、甘草、款冬花、苏子、桑白皮、生姜。用于气喘痰热。

(11)沉香降气散(《顾氏医镜》):沉香、砂仁、苏子、橘红、郁金、蜜炙枇杷叶、茯苓、麦门冬,肺壅喘甚者加葶苈子,夹热者加茅根。用于肺郁致喘。

(12)皂荚丸(《沈氏尊生书》):皂荚(去皮子弦)、明矾、杏仁、白丑头末、紫菀、甘草、桑皮、石菖蒲、半夏、胆星、百部。用于久哮。

(13)小萝皂丸(《诸证提纲》):萝卜子(蒸)、皂角(烧灰)、南星(白矾水浸,晒)、瓜蒌仁、海蛤粉,上为极细末,姜汁和蜜捣匀为丸,噙化。用于痰喘。

2.针灸

(1)实证,宜针。常用穴位有大椎、身柱、风门、肺俞、丰隆、膻中、曲池、合谷、外关、商阳、鱼际等。

(2)虚证,宜灸。常用穴位有肺俞、璇玑、膻中、天突、气海、关元、膏肓、神阙、三阴交、肾俞、复溜、命门等。

3.穴位埋线

选取定喘、大椎、肺俞、厥阴俞、中府、尺泽等穴,埋植羊肠线,20～30日1次,连续数次。

4.贴敷法

(1)三键膏:天雄、川乌、川附子、桂心、官桂、桂枝、细辛、川椒目、干姜各等份,麻油熬,加黄丹收膏,摊贴肺俞穴,三日一换。

（2）白芥子涂法：白芥子（研末）、延胡索各 30 克，甘遂、细辛各 15 克，入麝香 1.5 克，研末杵匀，姜汁调涂肺俞、膏肓、百劳等穴，10 日一换，最好在夏月三伏天涂治。

此外，割治、拔罐、梅花针、药物小剂量穴位注射等疗法，均可酌情采用。

【转归及预后】

哮病虽有冷哮、热哮之分，但冷哮日久或治疗中长期过用温燥，在里之寒痰、湿痰亦有化燥化火的可能，而为寒热夹杂或外寒里热之证；热哮日久，如屡用凉下，损伤中阳，也可能转化为冷哮。无论冷哮、热哮，由于病邪久留不去，哮喘屡愈屡发，都会使人体正气日耗，由实证渐次向虚证方向转化，而为正虚邪恋或正虚邪实之证。

哮病是一种顽固难愈的疾病，病程颇长，反复发作，根深蒂固，难以速除。如能控制其发作，平时注意将护，调养正气，并坚持服用以扶正固本为主的方药，部分患者可望获得根治，即使未得根治，亦可望减少或减轻发作。

哮病如长期不愈，反复发作，见周身悉肿、饮食减少、胸凸背驼；发作时冷汗如油、面色苍白或青紫、四肢厥冷、下利清谷、脉来短数或按之如游丝者，预后不良。

【预防与护理】

哮喘每因气候突然变化、特别是寒冷空气的刺激而诱发，故患者应注意避免感冒，并可以根据具体情况，做适当的体育锻炼，如打太极拳、跑步等，以逐步增强体质。青壮年患者，可逐渐试作冷水浴，以适应寒冷刺激，减少发病。饮食宜清淡，忌肥甘厚味，如酒、鱼、虾、肥肉、浓茶等。勿过饮过饱。居住环境的空气宜新鲜，避免异味和烟尘刺激。有吸烟嗜好者，应坚决戒烟。

哮喘发作时应及时治疗；平时可长期服用切合具体情况的扶正固本中药，以增强机体抗病能力，减少发作，但严忌杂药乱投、损伤正气。

【现代研究】

（一）病因病机

近年来，许多学者认识到风、痰、瘀等为哮喘的重要病理因素，同时某些脏腑功能失调与哮喘的发生也有一定的关系。晁氏等针对哮病发病迅速、时发时止、反复发作、发时痰鸣气喘的特征，认为此与风邪善行数变的性质相符，以"风哮"命名，提出"风盛痰阻，气道挛急"是本病急性发作主要病机的观点。柯氏认为，无论发作期和缓解期，肾虚（尤其是肾阳虚）始终是哮病最根本的病理机制。吴氏认为，"痰、瘀"是哮喘发病的主要病理因素，而（肾）阳虚是哮喘反复发作的根本原因。周氏认为哮喘反复发作，因痰气交阻，肺气郁滞，久则肺络不通，瘀血停积，阻滞气道，妨碍气机升降，而致气逆喘息加重，此即"先由气病，后累血病"、"久病入络"。又提出痰气瘀阻、肺失宣降为哮喘的基本病机。武氏认为，哮喘发作是正邪交争、脏腑功能失调的结果，病性总属本虚标实，强调风、痰、气、瘀、虚为哮喘发作的基本病机特点。

（二）辨证分型

随着近代医家对哮喘病病因病机研究的不断深入，对哮喘病的辨证分型也出现了许多新的观点。曾氏将哮喘分寒邪伏肺型、热痰阻肺型、气郁痰阻型、痰瘀气壅型、肺肾两虚型。姜氏将哮病分为寒邪凝滞、热邪壅肺、贼风袭肺、肝乘肺金、痰毒互结、脾肺气虚、肺肾两虚 7 种证型。杨氏将哮喘分为寒痰型、热痰型、痰浊型、脾肾阳虚型。李氏根据哮喘病的发生发展规律，分为早、中、后期，同时以脏腑辨证为纲，把哮病归纳为鼻哮、肺哮、肝哮、脾哮、肾哮 5 个证型。窦氏等将哮喘病发作期分为寒痰伏肺、痰热蕴肺、风痰阻肺、痰浊壅肺 4 个证型；缓解期分为肺卫虚弱、脾失健运、肾气不足、肺络瘀阻 4 个证型。武氏则将哮病分为风哮、痰哮、气郁哮、血瘀哮、虚哮 5 个证型。

（三）辨证论治

1.发作期

发作时治标，以攻邪为主。针对寒热，治分温清。近代学者多将发作期分为寒哮和热哮分别治之。邱氏等将支气管哮喘的患者 136 例，随机分为喘平胶囊（麻黄、杏仁、地龙、黄芩、椒目、党参等）治疗组 106 例，桂龙咳喘宁胶囊对照组 30 例，连续观察 2 星期，结果临床控制率分别为 45.28% 和 36.67%，总有效率分别为 92.45% 和 86.67%。余氏等以平喘定哮方（射干、炙麻黄、紫菀、款冬花、竹沥、半夏、柴胡、前胡、枳壳、桔梗、生甘草、丹参、郁金）为基础方治疗哮喘 232 例，临床控制 27 例，显效 88 例，有效 99 例，总有效率为 92.25%；1 星期内见效 211 例，占 90.25%。陈氏等将支气管哮喘中医证属热哮者 90 例随机分为治疗组 50 例、对照组 40 例，前者用止咳定喘片，后者用蠲哮片治疗。结果治疗组总有效率为 80%，对 FEV1 和 PEFR 均有升高作用，对 IgE 有降低作用，对喘息、哮鸣音、咳嗽、咯痰等有显著改善作用，与对照组相比差异有显著性（$P<0.05$）。王氏等[们]将支气管哮喘急性发作期 60 例轻、中度患者，随机分为调肝理肺汤（香附、桑白皮、全瓜蒌、黄芩、清半夏、丹参、钩藤、白芍、桔梗、地龙、防风、炙麻黄）治疗组 30 例，对照组 30 例，予氨茶碱片；治疗 2 星期后，总有效率分别为 90% 和 86.67%，控显率分别为 63.33% 和 66.67%。倪氏等将支气管哮喘发作期的患者随机分为治疗组（23 例）和对照组（20 例），分别给予常规药合复方丹参注射液和常规药物治疗，疗程均 14 日。结果：治疗组总有效率为 95.7%，与对照组比较有显著差异（$P<0.05$）。提示加用活血化瘀药物复方丹参注射液治疗支气管哮喘发作期有较好的疗效。干氏将 65 例支气管哮喘患者随机分为 2 组，治疗组 34 例，采用自拟补虚止哮汤（黄芪、半夏、白果、皂荚、淫羊藿、补骨脂、五味子、射干、杏仁、白术、茯苓、炙麻黄、桃仁、甘草）内服治疗；对照组 31 例，采用泼尼松、酮替芬等治疗。均 4 星期为一个疗程，结果：治疗组总有效率为 97.06%，对照组总有效率为 80.65%，两组差异有显著性（$P<0.05$）。

2.缓解期

缓解期治本为主，或扶正祛邪并用。邓氏等将 221 例支气管哮喘非急性发作期患者随机分成 2 组，治疗组 116 例，口服温阳平喘胶囊（川附片、小白附子、麻黄、黄芩等）治疗，对照组 105 例，口服桂龙咳喘宁胶囊，30 日为一个疗程。结果：治疗组总有效率为 93.1%，与对照组比较有显著性差异（$P<0.05$）；且能明显降低血清 IgE、外周血嗜酸粒细胞的水平，改善 FEV 的指标。李氏等选择 55 例非急性发作期哮喘患者，随机分 2 组，治疗组 29 例，口服宣肺定喘胶囊；对照组 26 例，口服桂龙咳喘宁胶囊；治疗 4 星期后 2 组症状、体征均有明显改善（$P<0.01$），治疗组改善喘息、哮鸣音更明显（$P<0.05$）。两组肺功能均有明显提高（$P<0.01$），治疗组疗效高于对照组（$P<0.01$）。郑氏等将 80 例支气管哮喘缓解期患者随机分为 2 组，每组 40 例，分别治以妥洛特罗颗粒（党参、补骨脂、白芥子、细辛等）和氨茶碱片口服，连用 8 星期，治疗

组总有效率为 87.5%,对照组总有效率为 65%。胡氏自拟妥洛特罗汤治疗缓解期难治性支气管哮喘,治疗组 60 例,对照组 60 例,2 组均常规给予解痉平喘、抗感染和祛痰等治疗。治疗组在此基础上予自拟妥洛特罗汤(蛤蚧粉、紫河车粉、熟地、红参、核桃仁、山药、桃仁),每日 1 剂,1 月为一个疗程,结果治疗组总有效率为 90%,对照组总有效率为 55%,两组比较有显著性差异。

(四)外治疗法

外治法是中医传统治疗方法。包括穴位敷贴、针灸、穴位埋藏法等,在临床治疗哮喘有广泛的应用和广阔的前景。陶氏等根据中医阴病取阳理论,自制贴敷药饼(白芥子、细辛、生甘遂、莪术、延胡索、硫黄、麝香、姜汁、冰片)贴敷于大椎、定喘(双)、肺俞(双)、膏肓(双)、心俞(双)穴,夏日三伏为治疗时机,对 70 例哮喘患者连续 3 年治疗,总有效率为 91.4%。陈氏等采用白芥子散(白芥子、细辛、甘遂、延胡索)穴位敷贴治疗支气管哮喘 130 例,分别敷贴在百劳、肺俞、膏肓穴上;并设对照组 35 例,采用西药抗生素配合口服氨茶碱常规治疗,均以 6 日为一个疗程。治疗组总有效率为 88%,对照组总有效率为 53%。李氏等比较化脓灸与针刺治疗的疗效,将支气管哮喘患者随机分成 2 组,灸治组 30 例,用麻黄、桂枝、麝香等药物研粉与陈年艾绒拌匀装瓶,施灸于肺俞、大杼、定喘等穴位,灸后贴自制化脓灸药膏,30 日为一个疗程。针刺组 30 例,取穴、疗程与灸治组相同。灸治组总有效率为 100%,针刺组总有效率为 66.7%。陆氏以定喘方(制附子、党参、白术、茯苓、制半夏、款冬花、白芥子、细辛、甘草)浸泡羊肠线,埋于肺俞、定喘、肾俞等穴中,共治疗哮喘 68 例,总有效率为 93%,对虚喘型患者疗效优于实喘型。

第三节　喘　证

【定义】

喘即气喘、喘息,以气息迫急为其主要临床表现,可见呼吸困难,甚至张口抬肩,鼻翼翕动,不能平卧,严重者每致喘脱。作为一个症状,喘可以出现在许多急、慢性疾病过程中,如咳嗽、肺胀、悬饮、哮证等。但喘不仅是肺系病的主要证候之一,也可因其他脏腑病变影响于肺所致,如水肿、鼓胀、虚劳等。当喘成为这些疾病某一阶段的主证时,即称作喘证。

【历史沿革】

《内经》对喘病有较多论述。如《灵枢·五阅五使》说:"故肺病者,喘息鼻张。"《灵枢·本脏》也说:"肺高则上气,肩息咳。"提示喘证以肺为主病之脏。《素问·脏气法时论篇》说:"肾病者,腹大胫肿,喘咳身重。"《灵枢·经脉》亦谓:"肾足少阴之脉……是动则病饥不欲食……咳嗽则有血,喝喝而喘。"认为喘证的病位除肺之外,还与肾有关。至其病因,则与"风热""水气""虚邪贼风"(泛指六淫之邪)、"岁火太过""岁水太过""气有余"等有关。

汉代张仲景除在《伤寒论》中记载了麻黄汤证之风寒束肺、小青龙汤证之外寒内饮、桂枝加厚朴杏子汤证之"下之微喘者,表未解"、麻杏石甘汤证之余热迫肺等致喘外,其在《金匮要略》的"肺痿肺痈""虚劳""胸痹""痰饮咳嗽上气""水气""黄疸""吐血"以及妇人篇等许多篇章里,也都有关于喘这一症状的论述。尤其可贵的是，还记载了有因医而喘的现象，告诫"误下、误汗"等均可致喘。他在喘证的辨证、立法和方药运用方面的经验，一直为后世所尊奉。

隋代巢元方所著《诸病源候论》一书，认为喘有虚、实之异。如"虚劳上气候"描述："虚劳之病，或阴阳俱伤，或血气偏损，今是阴不足，阳有余，故上气也。"即是论虚喘；又"上气鸣息候"表现："邪乘于肺……故气上喘逆……"即是论实喘。宋代《圣济总录》明确提出"下虚上实"的病机："盖肺为五脏之华盖，肾之脉入肺中，故下虚上实，则气道奔迫，肺叶高举，上焦不通，故喘急不得安卧。"唐代王焘《外台秘要》记载"肘后疗咳上气，喘息便欲绝，以人参末之，方寸匕，日五次"，是肺虚气脱之喘，为后世治肺虚气脱之独参汤的起源。

其后医家又充实了内伤致喘的证治。如宋代严用和《济生方》论及："将理失宜，六淫所伤，七情所感，或因坠堕惊恐，渡水跌仆，饱食过伤，动作用力，遂使脏气不和，营卫失其常度，不能随阴阳出入以成息，促迫于肺，不得宣通而为喘也……更有产后喘急，为病尤亟，因产所下过多，营血暴竭，卫气无所主，独聚于肺，故令喘急。"喘可由于多种原因诱发，故治喘必求其本。如宋代张锐《鸡峰普济方》指出："因他疾而发喘者，当只从本病治之，则喘证自己。"宋代杨士瀛《仁斋直指方》明确指出喘之由"肺虚肺寒……法当温补；肺实肺热……法当清利；水气者……与之逐水利小便；惊扰者……与之宽中下气；真阳虚惫以金石镇坠、助阳接真而愈者……至若伤寒发喘，表汗里下，脚气喘满，疏导收功，此则但疗本病，其喘自安"。唯此期著作，仍都把哮病与喘证呼伦，统称为喘；虽然南宋王执中《针灸资生经》中已经有了哮与喘的病名，宋代许叔微《普济本事方》另有"齁喘"（即哮病）之说，但由于哮必兼喘，所以一直未能做出明确的分证论述。

金元时期的医家著书立说多各明一义，因此互有发明，亦互有短长。如刘完素论喘因于火热；但张子和则认为亦有"寒乘肺者，或因形寒饮冷，冬月坐湿地，或冒冷风寒，秋冬水中感之，嗽急而喘"。这些论述，对于后世影响很大。元代朱丹溪《丹溪心法·喘》说："六淫七情之所感伤，饱食动作，脏气不和，呼吸之息，不得宣畅而为喘急，亦有脾肾俱虚，体弱之人，皆能发喘。"明代秦景明《脉因证治》则谓喘有虚实，"实喘气实肺盛"，与痰、火、水气有关；"虚喘由肾虚"，亦有肺虚者；实喘宜泻肺为主，虚喘宜补肾为主。

至明代，诸医家对喘证的症状特点、喘与哮和短气的鉴别、喘证的分类与治疗、喘证的预后等各个方面的描述，都更加深入细致。如明代王肯堂《证治准绳·杂病·喘》描述喘证的临床特点云："喘者，促促气急，喝喝息数，张口抬肩，摇身撷肚。"《症因脉治》中对喘证进行证候分类，分作外感3条（风寒、暑湿、燥火），内伤6条（内火、痰饮、食积、气虚、阴虚、伤损），产后2条；陈文治的《诸症提纲》则分作10类（肺虚挟寒、水气乘肺、惊扰气郁、肺胀、阴虚、气虚、痰、食积、胃虚、火炎上）。张景岳则主张以虚喘、实喘分之以扼其要："实喘者有邪，邪气实也；虚喘者无邪，元气虚也；实喘者，气长而有余；虚喘者，气短而不续。实喘者，胸胀气粗，声高息涌，膨膨然若不能容，惟呼出而快也；虚喘者，慌张气怯，声低息短，惶惶然若气欲断……劳动则甚。"这些对临床辨证是很有指导意义的。

清代叶天士《临证指南医案》在前人基础上进一步把哮喘的证治纲领扼要总结为"在肺为实，在肾为虚"。张聿青、蒋宝素、方仁渊对此又有补充。方氏说："实喘治肺，须兼治胃；虚喘治肾，宜兼治肺。"张、蒋二氏则对治痰加以强调，指出"喘因痰作""欲降肺气，莫如治痰"，也均颇有见地。

综上所述，从《内经》以后，历汉唐宋元而至明清，历代医家在《内经》有关喘证论述的基础上，通过实践，又不断有所丰富和发展，并且积累了许多治疗经验。近年来，在对肺、脾、肾等脏腑实质的研究方面以及老年性慢性气管炎、肺气肿、肺心病的防治方面，做了大量工作，有一定成绩，促进了喘证论治的发展。

【范围】

西医学中的急、慢性支气管炎及肺炎、肺气肿、慢性肺源性心脏病、心力衰竭等疾病过程中所出现的呼吸困难，均可参照喘证辨证论治。

【病因病机】

六淫外感、七情所伤、水饮潴留、痰热内蕴以及饮食劳倦都可以引起喘证，而喘证发生的根本原因又在于人体肺、脾、肾等脏的功能失调，或者由于上述致病因素作用这些脏器所引起，或者因为这些脏器本身虚损而发病。兹分述如下。

1.六淫外感

六淫之邪或侵犯人的肌表肺卫，或从口鼻而入。皮毛为肺之合，肺开窍于鼻，外邪袭入，表卫闭塞，肺气失于宣发，气壅于肺，肃降不行，因而奔迫为喘。六淫之邪侵犯人体时常相合致病，主要为风寒与燥热两端，如《简易方》说："形寒饮冷则伤肺……重则为喘，轻则为嗽。"素体阳虚者皮毛不固，脾运不健，既易受外寒，又易内蓄水饮寒痰，外内相引而病作，临床所见甚多；素有痰热内蕴，或感受风热、燥热之邪，或风寒入里化热，而致肺胃热盛，火灼肺金，炼液为痰，阻塞气道，清肃失司，亦在所常见。

2.水饮、痰热内蓄

痰和水饮都是人体病理产物之一，而且两者之间往往互为因果，即所谓"痰即煎炼之饮，饮即稀薄之痰"。饮邪迫肺，可使肺气上逆而为喘，如《素问·平人气象论篇》"颈脉动喘疾咳，曰水"，《伤寒论》小青龙汤证"伤寒表不解，心下有水气"，皆指水饮为患作喘。水饮久蓄体内，受阳气煎熬，或阴虚火旺，或肺有蓄热，或饮食厚味积热，皆能蒸炼津液为痰，而形成痰火，胶结于肺，阻闭肺络，使肺气的宣降失常。正如清代何梦瑶《医碥》所记："食味酸咸太过，渗透气管，痰入结聚，一遇风寒，气郁痰壅即发。"

3.七情所伤

因七情关乎内脏，故气喘的发生，与精神因素亦有关系。而七情之病，多从肝起。七情太过，气迫于肺，不得宣通而为喘，《病机汇论》就指出："若暴怒所加，上焦郁闭，则呼吸奔迫而为喘。"此外，七情太过也是痰饮产生的原因之一。如郁怒伤肝，肝气横逆既能乘脾土，影响脾的运化功能；肝郁化火，或肝阴虚而肝火亢盛，又可炼液为痰，甚至反悔肺金，暗耗肾水，如南宋张从正《儒门事亲》所说："愤郁不得伸，则肝气乘脾，脾气不化，故为留饮。"

4.饮食不节

《素问·痹论篇》指出："饮食自备，肠胃乃伤。"唐代孙思邈《备急千金要方》亦反复道及"临盆大饱，贪味多餐"之害。饮食不节，特别是多食膏粱厚味，积而不化，影响脾胃功能，变生痰浊，闭阻肺络；且因积食化热，熏蒸清道，影响人体气机的正常升降，而成为喘证的内在病因。

5.肺肾亏虚

肺主气,司呼吸,肺气不足则呼吸失司。平素劳倦汗出,或久咳不已,或痰热久羁,或水饮内停,或频感外邪,或久病不愈等,皆能引起肺气、肺阴不足,令气失所主,而为短气、喘促。如《素问·玉机真脏论篇》说:"秋脉……不及则令人喘,呼吸少气而咳。"《证治准绳》亦谓"肺虚则少气而喘"。肾居下焦,为气之根,主纳气。如房劳伤肾,或久病及肾,肾虚摄纳无权,则呼多吸少,动则喘急。如明代赵献可《医贯·喘》说:"真元耗损,喘出于肾气之上奔……及气不归元也。"又肾主水,主命门火,火衰不能暖土,水失其制,上泛而为痰饮。此外,心阳式微,不能下归于肾而致心肾阳虚,则水失其制,皆可随肺气上逆,凌心射肺,而致喘促、心悸。

明代李梴《医学入门》则认识到本病与瘀血有一定关系,指出"肺胀满,即痰与瘀血碍气,所以动作喘息"。

综上所述,喘证的发病虽在肺、肾,但与五脏相关。肺为气之主,司呼吸,外合皮毛,内为五脏华盖,若外邪侵袭,或他脏病气上犯,可使肺气失于宣肃而致喘促;肾为气之根,主纳气,肾元不固,摄纳无权,则气不归元而为喘。此外,心阳虚衰,不能下归于肾可致阳虚水泛、凌心射肺之喘;脾虚痰阻、上干于肺,或肝失疏泄、逆乘于肺等均可致喘。

喘证的病机可分为虚实两类。实喘在肺,以肺气宣肃失常为病机要点,因外邪(风寒燥热)、痰浊、水饮或肝郁气逆、壅塞肺气而宣降不利;虚喘在肾,或在肺肾两脏,以肺气失肃、肾失摄纳为其病机要点;因精气不足,或气阴亏耗,而致肺肾出纳失常。病情错杂者,可下虚上实并见,即叶天士所谓"在肺为实,在肾为虚"。

【诊断与鉴别诊断】

一、诊断

(一)发病特点

喘证可见于所有人群,在呼吸、心血管等多个系统的常见疾病中均可出现。呼吸系统疾病发生喘证常因感染诱发,大多表现为实喘,而虚喘则主要见于阻塞性肺气肿;循环系统疾病表现喘证则多发生于慢性心衰患者,急性加重(肺水肿)时可表现为喘脱,出现亡阳、亡阴的危候。

(二)临床表现

发病主要表现为呼吸困难的临床症状。实喘病势急骤,声粗息高,甚则张口抬肩;虚喘病势徐缓,慌张急促,呼多吸少,动则加剧。喘脱则不仅喘逆剧甚,端坐不能平卧,还见烦躁不安、面青唇紫、汗出如珠、肢冷、脉浮大无根,或模糊不清,为肺气欲绝、心肾阳衰危象。

二、鉴别诊断

1.哮病

喘证应与哮病相鉴别。喘证是一个临床症状,可见于多种急、慢性疾病过程中;哮病是一个独立的疾病,哮必兼喘,故称哮喘,以反复发作、喉间哮鸣有声的特点而区别于喘证。

2.短气

喘证还应与短气相鉴别。短气即呼吸微弱而浅促,状若不能接续,似喘而无声,亦不抬肩,但卧为快。但喘证有时为短气之渐,故既有区别又有联系。

【辨证论治】

一、辩证

（一）辨证要点

1.辨虚实

可从病史、临床表现（症状、体征）、舌象、脉象等方面来辨别。病史方面应注意了解患者的年龄、性别、既往健康状况及有关病史。青壮年发生喘证多为实证，中、老年则多见虚证；既往体健，多属于实；平素多病，喘证遇劳、遇寒即发，多属于虚。妇女产后失血，突发气喘，多属虚证，甚至是元气败绝的危候。从发病诱因而论，一般受寒或饮食不当而喘者，多属于实；精神紧张，或因疲劳而喘者，多属于虚。临床表现方面，喘而呼吸深长，面赤身热，舌质红，舌苔厚腻或黄燥，无浮肿，脉象浮大滑数者为实证；呼吸微弱浅表，呼多吸少，慌张气怯，面色苍白或青灰，额有冷汗，舌质淡，舌上无苔或有苔而白滑或黑润，明显消瘦或浮肿，脉象微弱或浮大中空者为虚证。如气喘痰鸣，张口抬肩，不得卧，四肢厥冷，面色苍白，汗出如珠如油，六脉似有似无，为元气欲脱的危候。

2.辨寒热

属寒者咯痰清稀如水或痰白有沫，面色青灰，口不渴或渴喜热饮，舌质淡、苔白滑，脉象浮紧或弦迟；属热者咳痰色黄、稠黏或色白而黏，咯吐不利，面赤，口渴引饮或腹胀便秘，舌质红、苔黄腻或黄燥，脉象滑数。

（二）症候

实喘

[风寒束肺]

症状：咳嗽、气喘，胸闷，痰色白而清稀，口不渴；初起多兼恶寒、发热、无汗、头痛、身痛、喉痒、鼻痒等症。舌质不红，舌苔薄白，脉象浮紧。

病机分析：风寒表证以恶寒、发热、无汗、苔白脉浮为特点。肺合皮毛、主气、司呼吸，风寒袭表，肺气不宣，故咳嗽气喘。寒主收引，故初起兼见恶寒、发热、无汗、头痛等表证；鼻痒、喉痒，是风邪干于清道的表现。舌、脉亦均系风寒外束之象。

[外寒内饮]

症状：喘息、咳嗽、痰多稀薄，恶寒、发热无汗，形寒肢冷，背冷，面色青晦，口不渴或渴喜热饮。舌苔白滑，脉弦紧。病机分析：饮邪内伏故背冷、痰多而清稀，并见有腹中辘辘有声、小便不利等。为脾肾之阳不足，不能制水，化为痰饮内停。感受风寒，外寒引动内饮，阻塞气道，肺气不得宣降，遂发气喘。饮邪内停，津液受阻，不能上承则无口渴，而渴喜热饮则是风寒外束所致。

[痰湿蕴肺]

症状：气喘，咳嗽，痰多而黏，咯吐不利，胸中满闷，恶心。舌苔白腻，脉滑。

病机分析：湿痰上壅于肺，肺气不得宣畅，故为喘、嗽、胸闷、恶心诸症。湿痰留恋体内，既影响脾的健运，又成为喘证的内在病因，一受风寒或因疲劳汗出、饮食不当则喘息加剧。

〔风热犯肺〕

症状:发热、恶风、有汗,口渴欲饮,咳喘气粗,甚则鼻张肩息,痰黄而黏稠。舌尖红,苔薄黄或薄白而干,脉浮数。

病机分析:风热之邪外袭,肺气郁闭,发为咳喘。邪热迫肺,灼津为痰,故痰黄而黏稠;热灼津伤,故口渴欲饮。舌尖红、苔薄黄或薄白而干、脉浮数,均为风热犯肺之象。

〔燥热伤肺〕

症状:发热、恶风,咳喘气急,痰少而咯吐不易,胸膺疼痛,痰中带血,口干,鼻干,大便干结。舌尖红,苔薄黄而干,脉浮数。

病机分析:此证多系感受秋令燥热之邪所致,燥热伤肺,清肃失司,咳喘作矣。燥热耗伤肺阴,故痰少而咯吐不易;灼伤肺络,则痰中带血。所见口鼻干燥等症状,均为燥热之征。

〔痰热壅肺〕

症状:喘急面红,胸闷炽热,口干,痰黄而稠,或虽白而黏,咯吐不利。舌红,苔黄腻而干,脉滑数。

病机分析:风寒入里化热,或肺胃素有蕴热,或饮食厚味积热,或湿痰蕴久化热,皆可成为痰热,胶结于肺,壅塞气道,而为咳嗽、喘息。舌红、苔黄腻而干、脉滑数皆为痰热之象。

〔外寒里热〕

症状:恶寒发热,无汗或有汗不多,喘急烦闷,痰黄而稠、咳吐不利,口渴。舌尖红,舌苔薄白微黄,脉浮数。

病机分析:风寒之邪,在表未解,却已入里化热;或里有蕴热,复受风寒,则寒束于外,热郁于内,肺气既不得宣散,又不得清肃下行,因而喘急奔迫,证见恶寒发热、喘急烦闷。痰热内蕴而症见痰黄而稠、咳吐不利;口渴、舌红、舌苔白微黄、脉浮数皆里热外寒之象。

〔肺气郁闭〕

症状:每遇情志郁怒而诱发喘促,发时突然呼吸短促,但喉中痰声不著,气憋,胸闷胸痛,咽中如窒,或伴失眠、心悸。苔薄,脉弦。病机分析:郁怒伤肝,肝气冲逆犯肺,肺气不降,则喘促气憋、咽中如窒。肝肺络气不和而胸闷胸痛。心肝气郁则失眠、心悸、脉弦。虚喘〔脾肺两虚〕症状:喘促短气,乏力,咳痰稀薄,自汗畏风,面色苍白,舌不红,脉细弱;或见面红,口干,咽喉不利,盗汗,舌红苔少或剥,脉细数。或兼食少、食后腹胀不舒、便溏或食后即便,或大便不尽感,消瘦,痰多。

病机分析:肺气不足,故短气而喘,言语无力,咳声低弱;肺气虚弱则卫外不固,故自汗畏风;肺阴不足则虚火上炎,故见面红、口干、盗汗、舌红苔少、脉细数等象;脾气虚弱,则食少、消瘦,脾虚生痰上干于肺则喘息痰多。

〔肾阳虚衰〕

症状:喘促日久,呼多吸少,稍一活动则其喘更甚,呼吸不能接续,汗出肢冷,面浮,胫肿,腰酸,夜尿频多,精神委顿,痰多清稀。舌淡,脉沉细无力或弦大而虚。

病机分析:病由房劳伤肾,或大病久病之后,精气内亏,肾为气之根,肾虚则气失摄纳,故喘促甚而气不接续、呼多吸少,动辄益甚;阳虚内寒,不能温煦、固摄,故汗出肢冷、夜尿频多、精神委顿。舌淡,脉沉细无力或弦大而虚,皆肾阳虚衰之候。如病情进一步发展,可致心肾之阳暴脱,而见喘促加剧,冷汗如珠如油、肢冷、脉微、烦躁不安、脉浮大无根、面唇青紫等危候。

[肾阴不足]

症状:喘促气短,动则喘甚,口干,心烦,手足心热,面赤,潮热,盗汗,尿黄。舌红,脉细数。

病机分析:肾阴不足,则耳鸣、腰酸;精气不能互生,气不归元,故喘促乏力;阴虚火旺,故五心烦热、面赤咽干、盗汗潮热。尿黄、舌质红、脉细数亦为阴虚内热之象。阴阳互根,故若阴虚日久,必损阳气,进而成为阴阳两虚之证。

二、治疗

(一)治疗原则

1.平喘

实喘治肺为主,以祛邪为急:在表解之,在里清之;寒痰则温化宣肺,热痰则清化肃肺,湿痰则燥湿理气。虚喘治在肺肾,以扶正培本为主:或补肺,或健脾,或补肾,阳虚则温补之,阴虚则滋养之。至于虚实夹杂、上实下虚、寒热兼见者,又当分清虚实,权衡标本,根据具体情况辨证选方用药。

2.积极防治原发病

由于喘证常继发于多种急、慢性疾病过程中,所以还应当积极治疗原发病,不能不问原因,见喘平喘。如因产后大失血引起的喘息,久病、重病突然出现呼吸迫促等,皆属正虚气脱的危候,亟应明辨。

(二)治法方药

实喘

[风寒束肺]

治法:辛温解表,宣肺平喘。

方药:麻黄汤加减。麻黄、桂枝辛温发汗,杏仁下气平喘,甘草调和诸药。外感风寒,体实无汗者服药后往往汗出喘平。

若表证不重,可去桂枝,即为宣肺平喘之三拗汤;喘甚加苏子、前胡降气平喘,痰多加半夏、橘红,或制天南星、白芥子燥湿化痰,胸闷加枳壳、桔梗、苏梗。

若发热恶风,汗出而喘,脉浮缓者,可用桂枝加厚朴杏子汤调营卫而兼下气平喘。高龄.气虚之体,恐麻、桂过汗伤气,可选用参苏饮。

[外寒内饮]

治法:温肺散寒,解表化饮。

方药:小青龙汤加减。方中麻黄、桂枝解表散寒;细辛、干姜辛散寒饮;五味子收敛肺气;半夏降逆化痰。如咳喘重者,加杏仁、射干、前胡、紫菀。

若痰鸣、咳喘不得息,可合葶苈大枣泻肺汤;兼烦躁面赤、呛咳内热者,小青龙汤加生石膏、芦根,煎取药汁,稍凉服。

内饮每因脾肾阳虚而生,故药后喘证缓解即当健脾益1肾,以治其本,常用苓桂术甘汤、六君子汤、《金匮》肾气丸等,脾肾双补,温阳化饮。

素体阳虚而患外寒内饮者,不任发挥,可用小青龙汤去麻黄、细辛,或以六君子汤加干姜、细辛、五味子。阳虚水泛、阴寒内盛,证见恶寒肢冷、面目虚浮、口唇青紫、脉细微、苔白滑者,宜选真武汤或四逆汤加人参、肉桂、茯苓、麻黄等。

[痰湿壅肺]

治法:祛痰降逆,宣肺平喘。

方药:三子养亲汤、二陈汤。三子养亲汤化痰、平喘;痰多湿盛,合二陈汤、平胃散、小萝皂丸;兼寒加温化之品,或用苏子降气汤,除寒温中,降逆定喘;兼热宜加清化之品,如黄芩、瓜蒌仁、胆南星、海蛤壳、桑白皮等。

[风热犯肺]

治法:祛风清热宣肺。

方药:桑菊饮加味。常加金银花、连翘、板蓝根、桑白皮、黄芩、鱼腥草、射干、瓜蒌等味。

若肺热较甚,口渴欲冷饮,舌燥唇红,面赤,加生石膏、知母清热泻火;有热结便秘者,加凉膈散泻火清金;若喘促较甚,改用麻杏石甘汤加味,宣肺清热平喘。

[燥热伤肺]

治法:清金润燥,宣肺平喘。

方药:桑杏汤、清燥救肺汤。桑杏汤用桑叶、杏仁宣肺润燥;豆豉发表散邪;沙参、梨皮润肺生金;栀子皮清热;象贝母化痰。辛甘凉润共济,喘促自平。若病情较重者,用清燥救肺汤,方用桑叶、石膏清金润肺;阿胶、胡麻仁、麦门冬养阴增液;杏仁、枇杷叶降气平喘;人参、甘草兼益肺气,若嫌其性温,可改用西洋参、沙参、玉竹之类。燥热化火而迫肺者,治宜泻火清金,常用泻白散、黛蛤散加竹沥、贝母、马兜铃、杏仁、石膏、寒水石等。若喘咳痰稠、大便不通、苔黄脉实者,可加莱菔子、葶苈子、大黄,或礞石滚痰丸等以清下痰热。

[痰热壅肺]

治法:清热化痰,宣肺平喘。

方药:麻杏石甘汤加味。麻黄与杏仁配伍可宣肺平喘,与石膏配伍能发散郁热;常加薏苡仁、冬瓜仁、苇茎、地龙等,清热化痰定喘。若里热重,可加黄芩、大青叶、板蓝根、七叶一枝花以清热解毒;若喘甚痰多,可加射干、桑白皮、葶苈子;便秘腹胀加决明子、瓜蒌仁、大黄或青礞石。

[外寒里热]

治法:解表清里,化痰平喘。

方药:定喘汤加减。方中麻黄、杏仁宣肺平喘;黄芩、桑白皮清热泻肺;苏子、半夏降气化痰;白果、款冬花敛肺气之耗散;甘草调和诸药。全方清中有散,散中有收,配伍精当可法。此外,大青龙汤、越婢加半夏汤亦可因证选用。

若因饮食积滞而喘者,当消导食滞、化痰平喘,常用保和丸加减。方中神曲、山楂消食健胃;半夏、茯苓、陈皮、莱菔子化痰降逆;连翘清积滞之热。若气喘、大便不通,或见腹胀拒按者,必下之,腑气得通,其喘始平,用大承气汤。若伴发热烦躁、腹泻不爽、肛门灼热者,用葛根芩连汤加桑白皮、瓜蒌、杏仁等清热平喘。

[肺气郁闭]

治法:行气开郁,降逆平喘。

方药:五磨饮子加减。本方用沉香、木香、槟榔、乌药、枳壳、白酒等开郁降气平喘。伴心悸、失眠者加百合、合欢花、酸枣仁、远志等宁心安神。并劝慰患者心情开朗,配合治疗。

若由气郁化火、上冲于肺而发哮喘者,治宜清肝达郁,方用丹栀逍遥散去白术加郁金、香附、川芎。方中当归、白芍养血活血;柴胡疏郁升阳;茯苓健脾渗湿;生姜温胃祛痰;薄荷疏肝泻肺;郁金合香附、川芎调理气血;栀子、丹皮以清郁火。肝复跳达,气机舒畅,哮喘自己。

虚喘

[脾肺两虚]

治法:健脾益气,补土生金。

方药:补中益气汤合生脉散。方中人参、黄芪、炙甘草补益肺气;五味子敛气平喘;升麻、柴胡升阳,麦门冬养阴,白术健脾,当归活血,陈皮理气,共奏脾肺并调、阴阳兼理之功。

若咯痰稀薄,形寒、口不渴,为肺虚有寒,可去麦门冬加干姜以温肺祛寒;肺阴虚者,生脉散加百合、南北沙参、玉竹或用百合固金汤;脾虚湿痰内聚之哮喘,用六君子汤加干姜、细辛、五味子,平时可常服六君子丸。

妇女产后、月经后期、慢性失血,或大病之后见喘促气短者,应以大补气血为主,不能见喘平喘。可选用生脉散、当归补血汤、归脾汤、十全大补汤等。

若肺肾气虚,喘促欲脱,急需峻补固脱,先用独参汤,继进大剂生脉散合六味地黄丸。

[肾阳虚衰]

治法:温肾纳气。

方药:金匮肾气丸。本方温肾纳气,缓者用丸,急重者用汤。根据前人"虚喘治肾宜兼治肺"之论,本方尚可加用人参,以补益肺气。若喘甚而烦躁不安、惊悸、肢冷、汗出如油、脉浮大无根或疾数模糊,为阴阳欲绝之危候,急用参附汤合龙骨、牡蛎、桂心、蛤蚧、紫石英、五味子、麦门冬等味配合黑锡丹以扶阳救脱、震慑肾气。

若阳虚饮停,上凌心肺致喘,可用真武汤合苓桂术甘汤,并重用附子以温阳利水。兼痰多壅盛,上实下虚,可酌加苏子、前胡、海蛤壳、杏仁、橘红、车前子等以降气豁痰。

[肾阴不足]

治法:滋阴填精,纳气平喘。

方药:七味都气丸、河车大造丸。七味都气丸滋阴敛肺补肾,收涩精气,适用于肺肾阴虚而咳喘之证;如正气不支,气喘较甚,可配用人参胡桃汤、参蛤散或紫河车粉;兼肺阴虚者,合生脉散、百合固金汤。若虚损劳伤,咳喘痨热,选用河车大造丸滋阴降火、益肺补肾而平喘。

肾阴肾阳两虚者,可用左归丸合右归丸,或用金匮肾气丸合河车大造丸二方,平时常服。

(三)其他治法

1.单方验方

(1)麻黄、五味子、甘草各 30g,研细末,分作 30 包,每日 2 次,每次 1 包。用于寒喘实喘。

(2)代赭石研末醋汤调服(《普济方》):用于上逆之咳喘。张锡纯认为:"生赭石压力最胜,能镇胃气、冲气上逆,开胸膈、坠痰涎、止呕吐、通燥结,用之得当,诚有捷效。"

(3)艾灰香油鸡蛋[夏进才,梁俊兰.艾灰香油鸡蛋治寒喘.河南中医,1995,15(3):184.1:艾叶 10g,点燃成白灰,搓成细末,打入鸡蛋 1 枚,加入香油 10g,打匀后加热,炒成絮状离火,即可食用。睡前食用,服后忌饮水。用于小儿寒喘。

(4)莱菔子(蒸),皂角(烧存性),姜汁和蜜丸如梧子大,每服 50 丸,每日 2～3 次。用于实喘、痰喘。

（5）桑白皮、苦葶苈各等份，炒黄，捣为粗末，水煎9g，去渣，食后温服。用于痰喘、热喘（《圣济总录》）。

（6）人参胡桃汤（《济生方》）：人参10g切成片，胡桃5个去壳取肉，生姜5片。加清水武火煮沸，改用文火煮约20分钟，去渣取汁。用于肾虚型喘证。

2.针灸

（1）"老十针"[黄石玺.脾胃十针的临床应用举隅.中国针灸，2002,22(4):243～244.]：针刺上脘、中脘、下脘、气海、天枢、内关、足三里共7穴10针。

（2）梅花针叩刺[余淑芬，曾颂美.梅花针治疗小儿咳喘症80例.中国针灸，1996(11):54～55.]：急性期取大椎、风门、肺俞为主穴，缓解期取肺俞、脾俞、肾俞为主穴。治疗小儿咳喘。

（3）天灸疗法[杨龙，杨瑞春，天灸疗法临床运用举隅，广西中医药，2000,23:5]：用白芥子、葶苈子、杏仁、肉桂皮、前胡各10g，细辛6g等研细成末，用姜汁、陈醋调制成0.5厘米×0.5厘米大小颗粒，置于1.5厘米×1.5厘米胶布中间贴在穴位上留置2～3日。取穴：A组取大椎、定喘（双）、肺俞（双）；B组取脾俞（双）、肾俞（双）、足三里（双）。两组穴位交替应用，每星期治疗1次，4次为一个疗程，第1疗程后改为10日治疗1次。

3.穴位贴敷

（1）温肺化痰膏[杜跃进.温肺化痰膏穴位敷贴防治咳喘症150例，中医外治杂志，1997(2):8～9.]：白芥子、细辛、甘遂、细麻黄、麝香（比例为10∶3∶3∶4∶0.1），烘干、研末、过筛、装瓶加盖贮存。使用前以生姜适量煎水取汁，调成膏状，取指甲大小涂于敷料，然后胶布固定在穴位上。于每年夏季的初、中、末3个伏天，选患者背部俞穴定喘（双）、肺俞（双）、心俞（双）及前胸天突穴各贴敷1次，每次2～4小时取下。

（2）白芥子散（陈少卿，王在意，麦用军.白芥子散敷贴治疗支气管哮喘130例.陕西中医，2001(22),10:615.]：敷贴药物为白芥子、延胡索、细辛、甘遂各等份共研细粉。方法：用新鲜姜汁调制成药饼6只，分别敷贴在百劳、肺俞、膏肓穴上，并用胶布固定，0.5～2小时后取下，每日1次，6日为一个疗程，有温肺化痰、止咳平喘之功效。

4.食疗

（1）白果桑葚饮（《中医营养学》）：白果10g，人参3g，桑葚20g，冰糖适量。白果炒熟，去壳，与人参、桑葚加水煎煮20分钟后调入冰糖适量，煮沸片刻即可。用于肾虚型喘证。

（2）杏仁炖雪梨（《饮食疗法》）：取杏仁10g，雪梨1个放入盅内，隔水炖1小时，然后以冰糖调味，食雪梨饮汤。用于风热犯肺型喘证。

（3）贝母粥（《资生录》）：将贝母10g去心研末，备用；粳米100g，洗净，加清水，煮至米熟时，投入贝母末，继续煮10分钟，待米烂粥稠供食用。用于痰热遏肺型喘证。

（4）杏仁饼（《丹溪纂要》）：将杏仁10g炒黄研为泥状，与青黛10g搅拌均匀，放入10个掰开的柿饼中，以湿黄泥巴包裹，煨干后取柿饼食用。用于痰热遏肺型喘证。

（5）柚子皮茶（《食物疗法精粹》）：柚子皮切成细条，晒干备用。每次取20g，放入茶杯内，用开水冲泡，温浸10分钟即可代茶饮。用于气郁乘肺型喘证。

（6）山药甘蔗汁（《简单便方》）：将山药250g放入锅中，煮取汁液；甘蔗250g榨汁。用于肺脾气虚型喘证。

(7)参枣汤(《十药神书》):人参6g,大枣10枚洗净,加清水以武火煮沸后改用文火继续煎煮15分钟即可。用于肺脾气虚型喘证。

【转归及预后】

喘证有虚实寒热之异,一般初起多为实喘,其病位主要在肺,治疗以祛邪为主,邪去则喘自平,预后一般良好;部分患者上气身热,不得平卧,喘急鼻煽,张口抬肩,烦躁不安,病情为重,但仍尚易于治疗。如延误治疗,以至病邪羁留,久咳久喘,既伤肺气,又可影响脾肺功能,而至脾虚生痰,肾不纳气,由实转虚,治疗上就比较困难。如喘息陡作,特别是急、慢性疾病危重阶段出现呼吸迫促、气不接续、烦躁不安、头汗如珠如油、四末不温、面赤躁扰、便溏、脉象浮大无根者,为阴阳离决之危象,预后不良。

若因寒入肺俞,津液不行而为痰,遂为宿根,一遇风寒、风热之邪外袭,新邪宿邪相引,痰气相击,哮鸣有声,即由喘证而发展为哮病,经常发作,以至终生受累。如久喘不愈,肺脾肾虚损,气道滞塞不利,出现胸中胀满、痰涎壅盛、上气咳喘、动后尤显,甚则面色晦暗、唇舌发绀、颜面四肢浮肿,则成肺胀,病程缠绵,经久难愈。

【预防与护理】

本病发作每有外感引发,故重在预防。未病要慎风寒,适寒温,节饮食,薄滋味,并积极参加体育活动增强体质;青年、中年人,可试行冷水浴,以增强机体对寒冷的适应能力。已病则应注意早期治疗,力求及早根治,避免受凉,冬季要特别注意背部和颈部的保暖;有吸烟嗜好者应坚决戒烟;房事应有节制。在护理方面,饮食宜清淡而富有营养,忌油腻、荤腥,保持大便通畅;室内空气要新鲜,避免烟尘刺激;痰多者要注意排痰,使呼吸通畅。

【现代研究】

(一)关于慢性支气管炎病因和发病机制认识

喘证主要见于慢性支气管炎患者,关于慢支的病因和发病机制研究近年来有一定进展,认为可能与以下因素有关。

1.吸烟

吸烟可导致支气管上皮纤毛变短、不规则,纤毛运动发生障碍;支气管杯状细胞增生,黏液分泌增加,气管净化能力减弱;支气管黏膜充血、水肿,黏液积聚,削弱吞噬细胞的吞噬、杀菌作用;平滑肌收缩,引起支气管痉挛,增加气道阻力。

2.空气污染

空气中刺激性烟雾和一些有害气体如氯、二氧化氮、二氧化硫等能直接刺激支气管黏膜,并产生细胞毒作用。二氧化硫能刺激腺体分泌,增加痰量;二氧化氮可诱导实验动物的小气管阻塞。空气中的烟尘和二氧化硫超过$1000\mu g/m^3$时,慢性支气管炎的发病显著增多。

3.感染

呼吸道感染是慢性支气管炎发生、发展的重要因素。慢性支气管炎急性发作期呼吸道病毒感染的发生率为7%~64%不等。呼吸道上皮因病毒感染造成损害,又容易继发细菌感染。

4.其他

喘息性慢支与过敏因素也有一定关系。慢支的发生还可能有机体内在因素的参与,如:①自主神经功能失调,副交感神经功能亢进,气管反应增高。②年老体弱,呼吸道防御功能下降,喉头反射减弱,慢支的发病增加。③维生素 A、维生素 C 等营养物质缺乏,影响支气管黏膜上皮的修复。④遗传可能也是慢支发病的因素之一。

(二)中医药防治喘证临床研究进展

1.喘息性支气管炎(射干麻黄汤)

选 154 例确诊为喘息性支气管炎患儿随机分为治疗组 84 例和对照组 70 例,两组常规治疗相同,治疗组加用射干麻黄汤,观察两组咳嗽、哮喘变化及治愈时间。结果发现,治疗组显效 48 例,有效 32 例,无效 4 例,总有效率为 95.24%;对照组显效 21 例,有效 22 例,无效 27 例,总有效率为 61.43%;两组综合疗效有显著性差异(U=4.2692,P<0.0001)。应用射干麻黄汤治疗小儿喘息性支气管炎,可较快改善临床症状,缩短病程,提高疗效。

2.毛细支气管炎(三拗汤加味)

毛细支气管炎 78 例,以三拗汤加味(炙麻黄 2g,杏仁 5g,葶苈子 4g,僵蚕 3g,薏苡仁 8g,甘草 2g)治疗,全部治愈,症状缓解时间平均为 4～6 日。

3.慢性支气管炎急性发作(小青龙汤加地龙)

慢性支气管炎急性发作期患者 100 例,以小青龙汤加地龙(麻黄、法半夏、白芍各 10g,细辛、干姜各 3g,桂枝、炙甘草、五味子各 6g,地龙 15g)治疗,每日 1 剂,水煎服。显效 49 例,好转 41 例,无效 10 例,总有效率为 90%。另有小青龙汤加味(麻黄、桂枝、法半夏、干姜、赤芍药、白芍、炙甘草各 10g,细辛、五味子各 5g)治疗急、慢性支气管炎 140 例。急性支气管炎 60 例,临床控制 8 例,显效 17 例,有效 27 例,无效 8 例,总有效率为 86.7%;慢性支气管炎 80 例,临床控制 10 例,显效 14 例,有效 48 例,无效 8 例,总有效率 90.0%。

第四章　心系病证

第一节　惊悸、怔忡

【定义】

惊悸、怔忡是指患者自觉心中急剧跳动，惊慌不安，不能自主，或脉见参伍不调的一种病症。主要由于阳气不足，阴津亏损，心失所养；或痰饮内停，瘀血阻滞，心脉不畅所致。惊悸、怔忡虽属同类，但两者亦有区别：惊悸常因情绪激动、惊恐、劳累而诱发，时作时辍，不发时一如常人，其证较轻；怔忡则终日觉心中悸动不安，稍劳尤甚，全身情况较差，病情较重。惊悸日久不愈，可发展为怔忡。

【历史沿革】

《内经》无惊悸、怔忡的病症名称，但有关于惊悸、怔忡临床症候及脉象的论述。如《素问·平人气象论篇》说："胃之大络，名曰虚里，贯鬲络肺，出于左乳下，其动应衣，脉宗气也。盛喘数绝者，则病在中；结而横，有积矣；绝不至曰死。乳之下，其动应衣，宗气泄也。"《素问·痹论篇》说："心痹者，脉不通，烦则心下鼓。"证之临床，若虚里的跳动，外可应衣，以及心痹时"心下鼓"，均属宗气外泄的征象，病者多自觉心悸怔忡。《灵枢·经脉》谈到心包络之病甚，则出现"心中憺憺大动"的症状。另一方面，惊悸怔忡患者，其脉搏亦常有相应的变化，或脉来疾数，或脉来缓慢，或脉律不齐，多有改变。《素问·平人气象论篇》中提道："人一呼脉一动，一吸脉一动，日少气……人一呼脉四动以上曰死……乍疏乍数曰死。"《素问·三部九候论篇》说："参伍不调者病。"《灵枢·根结》说："持其脉口，数其至也，五十动而不一代者，五脏皆受气；四十动一代者，一脏无气；三十动一代者，二脏无气……不满十动一代者，五脏无气。"显然，这些关于脉搏过慢、过快、不齐等记载，与惊悸、怔忡的脉象变化是颇为吻合的，尤其是其中的脉律不齐，多属于惊悸怔忡范畴。

汉代张仲景在《金匮要略》中，正式以惊悸为病名，立"惊悸吐衄下血胸满瘀血病脉证治"篇，惊悸连称，并有"动即为惊，弱则为悸"的记载，认为前者是因惊而脉动，后者是因虚而心悸。同时，书中还提到"心下悸""水在肾，心下悸"等，大抵指因水停心下所致，因此多用半夏麻黄丸、小半夏加茯苓汤等治疗。又在《伤寒论·辨太阳病脉证治》里说："伤寒脉结代，心动悸，炙甘草汤主之。"炙甘草汤沿用至今，是治疗心悸的重要方剂之一。

唐代孙思邈《备急千金要方·心藏脉论》提出因虚致悸的观点："阳气外击，阴气内伤，伤则寒，寒则虚，虚则惊，掣心悸，定心汤主之。"

宋代严用和《济生方·惊悸怔忡健忘门》率先提出怔忡病名，并分别对惊悸、怔忡的病因病机、病情演变、治法方药等,做了比较详细的论述,认为惊悸为"心虚胆怯之所致也""或因事有所大惊,或闻虚响,或见异相,登高涉险,惊忤心神,气与涎郁,遂使惊悸。惊悸不已,变生诸证,或短气悸乏,体倦自汗,四肢浮肿,饮食无味,心虚烦闷,坐卧不安",治宜"宁其心以壮胆气",选用温胆汤、远志丸作为治疗方剂。认为怔忡因心血不足所致,亦有因感受外邪及饮邪停聚而致者,"夫怔忡者,此心血不足也。又有冒风寒暑湿,闭塞诸经,令人怔忡。五饮停蓄,堙塞中脘,亦令人怔忡",治疗"当随其证,施以治法"。

唐宋以降,历代医家论述渐丰,相继有所发挥。金代刘完素在《素问玄机原病式·火类》中,记述了怔忡的临床表现,明确指出:"心胸躁动,谓之怔忡。"成无己亦指出:"悸者,心忪是也,筑筑惕惕然动,惺惺忪忪,不能自安者是矣。"(《伤寒明理论·悸》)并提出了心悸发生的原因不外"气虚""停饮"二端。元代朱丹溪又提出了血虚致病的理论,认为惊悸与怔忡均由血虚所致,并强调了痰的致病作用。《丹溪心法·惊悸怔忡》中提出心悸当责之虚与痰,说:"惊悸者血虚,惊悸有时,以朱砂安神丸""者血虚,怔忡无时,血少者多;有思虑便动,属虚;时作时止者,痰因火动""肥人属痰,寻常者多是痰。"

明清时期,对心悸的认识,百家争鸣,各有发挥,论述更为精要。如明代虞搏《医学正传·怔忡惊悸健忘证》认为惊悸、怔忡与肝胆有关,并对惊悸、怔忡两者的区别做了具体叙述:"怔忡者,心中惕惕然动摇,而不得安静,无时而作者是也;惊悸者,蓦然而跳跃惊动,而有欲厥之状,有时而作者是也。"李梴《医学入门·惊悸怔忡健忘》指出:"怔忡因惊悸久而成。"王肯堂《证治准绳·杂病·悸》承接《丹溪心法》"悸者怔忡之谓"的说法,明确提出:"悸即怔忡,而今人分为两条,谬矣。"在引起心悸的原因方面,则认为"有汗吐下后正气内虚而悸者,有邪气交击而悸者,有荣卫涸流脉结代者,则又甚焉"。张景岳对惊悸、怔忡的病因病机和证治论述较全面,他在《景岳全书·怔忡惊恐》中,认为惊有因病而惊和因惊而病二证,因病而惊当察客邪,以兼治其标;因惊而病,宜"安养心神,滋培肝胆,当以专扶元气为主"。并提出:"主气强者不易惊,而易惊者必肝胆之不足者也。"认为怔忡由劳损所致,且"虚微动亦微,虚甚动亦甚"。在治疗及护理上则主张:"速宜节欲节劳,切戒酒色""速宜养气养精,滋培根本。"

至叶天士,对惊悸的认识更臻完善,认为病因主要有内伤七情,操持劳损,痰饮或水湿上阻,清阳失旷;或本脏阳气自虚,痰浊乘侮,水湿内盛,上凌驾于心;或宿哮痰火,暑热时邪,内扰心神。在治疗上,除了沿用前代医家常法外,对温病后期阴虚液耗所致惊悸,在复脉汤基础上,去姜、桂、参等温补,加白芍以养营阴,或用酸枣仁汤、黄连阿胶汤等甘柔养心阴,反对妄用辛散走泄。对心悸重证,或交通心肾,或填补精血,或培中以宁心。清代王清任对瘀血导致的心悸做了补充,《医林改错·血府逐瘀汤所治症目》说:"心跳心忙,用归脾安神等方不效,用此方百发百中。"唐容川《血证论·怔忡》亦说:"凡思虑过度及失血家去血过多者,乃有此虚证,否则多挟痰瘀,宜细辨之。"

【范围】

据本病的临床症候表现,西医学之各种原因引起的心律失常,如心动过速、心动过缓、期前收缩、心房颤动与扑动、房室传导阻滞、束支传导阻滞、病态窦房结综合征、预激综合征、心力衰竭、心肌炎、心包炎以及一部分神经症等,有本病表现者,可参考本篇辨证治疗,其他多种病症,如痹证、胸痹、咳喘、水肿、眩晕、热病等伴见心悸者,也可参考本篇辨证论治,并与有关篇章联系处理。

【病因病机】

惊悸怔忡的病因较为复杂,既有体质因素、饮食劳倦或情志所伤,亦有因感受外邪或药物中毒所致,其中体质素虚是发病的根本。病机包括虚实两方面,虚为气血阴阳亏虚,引起心神失养;实则痰浊、瘀血、水饮,而致心神不宁。

1.心虚胆怯

心主神志,为精神意识活动之中枢,故《灵枢·邪客》云:"心者,五脏六腑之大主也,精神之所舍也。"胆性刚直,有决断的功能。心气不虚,胆气不怯,则决断思虑,得其所矣。凡各种原因导致心虚胆怯之人,一旦遇事有所大惊,如忽闻巨响,突见异物,或登高涉险即心惊神摇,不能自主,惊悸不已,渐次加剧,稍遇惊恐,即作心悸,而成本病。故《济生方》指出:"夫惊悸者,心虚胆怯之所致也。"

2.心血不足

心主血,血赖心气的推动才能运行周身,荣养脏腑四肢百骸,故《素问·五脏生成篇》云:"诸血者,皆属于心。"而心脏亦因有血液的奉养方能维持正常的生理活动。若禀赋不足,脏腑虚损;或病后失于调养;或思虑过度,伤及心脾;或触事不意,真血亏耗;或脾胃虚衰,气血生化乏源;或失血过多等,均可导致心血亏虚,使心失所养而发为惊悸、怔忡。《丹溪心法·惊悸怔忡》说:"人之所主者心,心之所养者血,心血一虚,神气不守,此惊悸之所肇端也。"

3.肝肾阴虚

肝藏血,主疏泄。肝阴亏虚导致心悸主要有2种情况:一是肝阴不足,肝血亏耗,使心血亦虚,心失所养而发为心悸。如《石室秘录》说:"心悸非心动也,乃肝血虚不能养心也。"二是肝阴不足,则肝阳上亢,肝火内炽,上扰心神而致心悸。"肝为心母,操用神机,肝木与心火相煽动,肝阳浮越不僭,彻夜不寐,心悸怔忡,有不能支持之候"(引自《清代名医医案精华·凌晓五医案》)。

肝肾同源,肝阴不足亦可导致肾阴不足,肾水亏损亦可影响肝阴的亏耗。所以《石室秘录》谓:"怔忡之证,扰扰不宁,心神恍惚,惊悸不已,此肝肾之虚而心气之弱也。"对于惊悸怔忡之发生与肝、肾的关系作了扼要说明。

4.心阳不振

心主阳气,心脏赖此阳气维持其生理功能,鼓动血液的运行,以资助脾胃的运化及肾脏的温煦等。若心阳不振,心气不足则无以保持血脉的正常活动,亦致心失所养而作悸。心之阳气不足,一则致心失所养,心神失摄而为心悸,即心本身功能低下;再则是心阳不足,气化失利,水液不得下行,停于心下,上逆亦可为悸。另外,心气不足,血行不畅,心脉受阻,亦可致惊悸怔忡。因此,心气不足而致的惊悸怔忡,常虚实夹杂为患。

5.痰饮内停

关于痰饮内停而致本病者,历代医家均十分重视。如《金匮要略》即提及水饮停聚的心悸,《丹溪心法》《血证论》等亦谈到痰浊所致的心悸。《血证论·怔忡》说:"心中有痰者,痰入心中,阻其心气,是以心跳不安。"至于痰饮停聚的原因,大致有以下几个方面。心血不足,如《证治汇补·惊悸怔忡》说:"心血一虚,神气失守,神去则舍空,舍空则郁而停痰,痰居心位,此惊悸之所以肇端也";脾肾阳虚,肾阳不足,开阖失司,膀胱气化不利,脾失健运,转输失权,则湿浊内停,脾肾阳虚,不能蒸化水液,而停聚成饮,寒饮上迫,心阳被抑,则致心悸;火热内郁,煎熬津液而成痰浊。如《医宗必读·悸》认为,心悸"症状不齐,总不外于心伤而火动,火郁而生涎也"。可见临床上痰饮内停致生本病者,多是虚实兼见,病机较为复杂。

6.心血瘀阻

心主血脉,若因心气不足,心阳不振,阳气不能鼓动血液运行;或因寒邪侵袭,寒性凝聚,而使血液运行不畅甚至瘀阻;或因痹证发展,"脉痹不已,复感于邪,内舍于心"(《素问·痹论篇》)而成心痹,均会导致心脉瘀阻,而引起心悸怔忡。

7.邪毒犯心

感受风寒湿邪,合而为痹,痹证日久,复感外邪,内舍于心,痹阻心脉,心血运行受阻,发为心悸;或风寒湿热之邪,由血脉内侵于心,耗伤心气心阴,亦可引起心悸;或温病、疫毒等毒邪犯心,灼伤营阴,耗伤气血,心神失养,亦可见心悸。

惊悸怔忡的病位主要在心,由于心神失养或不宁,引起心神动摇,悸动不安。但其发病与脾、肾、肺、肝四脏功能有关。

其病机变化主要有虚实两方面,以虚证居多,也可因虚致实,虚实夹杂。虚者为气、血、阴、阳亏损,使心失所养,而致心悸,实者多由痰火扰心,水饮上凌或心血瘀阻,气血运行不畅而引起。虚实之间可以互相转化。实证日久,正气亏耗,可分别兼见气、血、阴、阳之亏损,而虚证则又往往兼见实像。如阴虚可致火旺或夹痰热,阳虚易夹水饮、痰湿,气血不足易伴见气血瘀滞。痰火互结每易伤阴,瘀血可兼痰浊。此外,老年人怔忡多病程日久,往往进一步可以发展为气虚及阳,或阴虚及阳而出现心(肾)阳衰,甚则心阳欲脱,更甚者心阳暴脱而成厥、脱之变。

【诊断与鉴别诊断】

一、诊断

(一)发病特点

本病病位在心,病机性质主要有虚实两方面。发作常由情志刺激、惊恐、紧张、劳倦过度、饮酒饱食等因素而诱发。多见于中老年患者。

(二)临床表现

自觉心慌不安,心跳剧烈,神情紧张,不能自主,心搏或快速,或缓慢,或心跳过重,或忽跳忽止,呈阵发性或持续不止。伴有胸闷不适,易激动,心烦,少寐多汗,颤抖,乏力,头晕等。中老年发作频繁者,可伴有心胸疼痛,甚至喘促,肢冷汗出,或见晕厥。脉象可见数、疾、促、结、代、沉、迟等变化。心电图、监测血压及 X 线胸部摄片等检查有助于明确诊断。

二、鉴别诊断

1.胸痹心痛

除见心慌不安,脉结或代外,必以心痛为主症,多呈心前区或胸骨后刺痛、闷痛,常因劳累、感寒、饱餐或情绪波动而诱发,多呈短暂发作。但甚者心痛剧烈不止,唇甲发绀或手足青冷至节,呼吸急促,大汗淋漓,直至晕厥,病情危笃。胸痹心痛常可与心悸合并出现。

2.奔豚

奔豚发作之时,亦觉心胸躁动不安,《难经·五十六难》:"发于小腹,上至心下,若豚状或上或下无时。"称之为肾积。《金匮要略·奔豚气病脉证治》:"奔豚病从小腹起,上冲咽喉,发作欲死,复还止,皆从惊恐得之。"其鉴别要点在于:惊悸怔忡系心中剧烈跳动,发自于心;奔豚乃上下冲逆,发自小腹。

3.卑慄

卑慄与怔忡相类,其症"痞塞不饮食,心中常有所怯,爱处暗室,或倚门后,见人则惊避,似失志状"(《证治要诀·怔忡》)。其病因在于"心血不足"。怔忡亦胸中不适,心中常有所怯。惊悸、怔忡与卑慄鉴别要点在于:卑慄之胸中不适由于痞塞,而惊悸、怔忡缘于心跳,有时坐卧不安,并不避人。而卑慄一般无促、结、代、疾、迟等脉象出现。

【辨证论治】

一、辩证

(一)辨证要点

1.分清虚实

惊悸、怔忡证候特点多为虚实相兼,虚者系指脏腑气血阴阳亏虚,实者多指痰饮、瘀血、火邪之类。痰饮、瘀血等虽为病理产物或病理现象,但在一定情况下,可形成惊悸、怔忡的直接病因,如水停心下、痰火扰心、瘀阻心脉等。因此辩证时,不仅要注意正虚一面,亦应重视邪实一面,并分清虚实之程度。正虚程度与脏腑虚损情况有关,即一脏虚损者轻,多脏虚损者重。在邪实方面,一般来说,单见一种夹杂者轻,多种合并夹杂者重。

2.辨明惊悸、怔忡

大凡惊悸发病,多与情志因素有关,可由骤遇惊恐,忧思恼怒,悲哀过极或过度紧张而诱发,多为阵发性,实证居多,但也存在正虚因素。病来虽速,病情较轻,可自行缓解,不发时如常人。怔忡多由久病体虚、心脏受损所致,无精神因素亦可发生,常持续心悸,心中惕惕,不能自控,活动后加重。病来虽渐,病情较重,每属虚证,或虚中夹实,不发时亦可见脏腑虚损症状。惊悸日久不愈,亦可形成怔忡。

3.结合辨病辨证

对惊悸、怔忡的临床辨证应结合引起惊悸、怔忡原发疾病的诊断,以提高辩证准确性,如功能性心律失常所引起的心悸,常表现为心率快速型心悸,多属心虚胆怯,心神动摇;冠心病心悸,多为阳虚血瘀,或由痰瘀交阻而致;病毒性心肌炎引起的心悸,初起多为风温干犯肺卫,继之热毒逆犯于心,随后呈气阴两虚,瘀阻络脉证;风心病引起的心悸,多由风湿热邪杂至,合而为痹,痹阻心脉所致;病态窦房结综合征多由心阳不振,心搏无力所致;慢性肺源性心脏病所引起的心悸,则虚实兼夹为患,多心肾阳虚为本,水饮内停为标。

4.详辨脉象变化

脉搏的节律异常为本病的特征性征象,故尚需辨脉象,如脉率快速型心悸,可有一息六至之数脉,一息七至之疾脉,一息八至之极脉,一息九至之脱脉,一息十至以上之浮合脉。脉率过缓型心悸,可见一息四至之缓脉,一息三至之迟脉,一息二至之损脉,一息一至之败脉,两息一至之夺精脉。脉律不整形心悸,脉象可见有数时一止,止无定数之促脉;缓时一止,止无定数之结脉;脉来更代,几至一止之代脉,或见脉象乍疏乍数,忽强忽弱。临床应结合病史、症状、推断脉症从舍。一般认为,阳盛则促,数为阳热,若脉虽数、促而沉细、微细,伴有面浮肢肿,动则气短,形寒肢冷,舌质淡者,为虚寒之象。阴盛则结,迟而无力为虚寒,脉象迟、结、代者,一般多属虚寒,其中结脉表示气血凝滞,代脉常表示元气虚衰、脏气衰微。凡久病体虚而脉象弦滑搏指者为逆,病情重笃而脉象散乱模糊者为病危之象。

(二)症候

[心虚胆怯]

症状:心悸,善惊易恐,坐卧不安,多梦易醒,食少纳呆,恶闻声响。舌象多正常,脉细略数或弦细。

病机分析:心虚则神摇不安,胆怯则善惊易恐,故心悸多梦而易醒;心虚胆怯,脾胃失于健运,故食少纳呆;胆虚则易惊而气乱,故恶闻声响;惊则脉细小数,心肝血虚则脉细略数或弦细。

[心脾两虚]

症状:心悸气短,头晕目眩,面色不华,神疲乏力,纳呆腹胀。舌质淡,脉细弱。

病机分析:心主血脉,脾为气血生化之源,心脾两虚则气血生化不足,血虚不能养心,则致心悸气短;血虚不能上荣于头面,故头晕目眩,面色不华;心脾两虚,气血俱亏,故神疲乏力;脾虚失于健运,故纳呆腹胀;舌为心苗,心主血脉,心血不足,故舌质淡,脉细弱。

[心阴亏虚]

症状:心悸易惊,心烦失眠,口干,五心烦热,盗汗。舌红少津,脉细数。

病机分析:心阴亏虚,心失所养,故心悸易惊;心阴亏虚,心火内生,故致心烦,不寐,五心烦热;虚火逼迫津液外泄则致盗汗;虚火耗津以致口干;舌红少津,脉细数,为阴虚有热之象。

[肝肾阴虚]

症状:心悸失眠,五心烦热,眩晕耳鸣,急躁易怒,腰痛遗精。舌红少滓,脉细数。

病机分析:肾阴不足,肝阴亏损,放心悸、五心烦热;肝阳上亢故眩晕;肾水不足则耳鸣;肝火内炽,故易怒,引动心火则烦躁;阴虚火旺则舌红少津,细数之脉亦为肝肾阴虚之征。

[心阳不振]

症状:心悸不安,动则尤甚,形寒肢冷,胸闷气短,面色㿠白,自汗,畏寒喜温,或伴心痛。舌质淡,苔白,脉虚弱,或沉细无力。

病机分析:久病体虚,损伤心阳,心失温养,则心悸不安;不能温煦肢体,故面色㿠白,肢冷畏寒;胸中阳气虚衰,宗气运转无力,故胸闷气短;阳气不足,卫外不固,故自汗出;阳虚则寒盛,寒凝心脉,心脉痹阻,故心痛时作;阳气虚衰,无力推动血行,故脉象虚弱无力。

[水饮凌心]

症状:心悸,胸脘痞满,渴不欲饮,小便短少或下肢浮肿,形寒肢冷,眩晕,恶心呕吐,泛涎。舌淡苔滑,脉弦滑或沉细而滑。

病机分析:阳虚不能化水,水邪内停,上凌驾于心,饮阻气机,故见心悸,胸脘痞满,渴不欲饮,小便短少或下肢浮肿;饮邪内停,阳气不布,则见形寒肢冷;饮邪内停,阻遏清阳,则见眩晕;胃失和降,饮邪上逆,则恶心呕吐,泛涎。舌淡苔滑,脉弦滑或沉细而滑皆为阳虚饮停之象。

[痰浊阻滞]

症状:心悸短气,心胸痞闷胀满,痰多,食少腹胀,或有恶心。舌苔白腻或滑腻,脉弦滑。

病机分析:痰浊阻滞心气为本证的主要病机。正如《血证论·怔忡》所说:"心中有痰者,痰入心中,阻其心气,是以心跳不安。"故见心悸短气之症;由于痰浊阻滞,上焦之气机不得宣畅,故见心胸痞闷胀满;中焦气机不畅,则致食少腹胀;胃失和降则见恶心;痰多,苔腻,脉弦滑,均为内有痰浊之象。

[心血瘀阻]

症状:心悸怔忡,短气喘息,胸闷不舒,心痛时作,或形寒肢冷。舌质暗或有瘀点、瘀斑,脉虚或结代。

病机分析:或由心阳不振,或因阴虚血灼,或因痹证发展,均可导致血脉瘀阻,而使心失所养,引起心悸;血瘀气滞,心络挛急,不通则心痛,胸闷;气血不畅,则短气喘息;血脉不通,阳不外达故形寒肢冷;舌质暗,脉虚亦为血瘀之象;心脉瘀阻,气血运行失和,故脉律不匀,而成结代之象。

[邪毒犯心]

症状:心悸,胸闷,气短,左胸隐痛。发热,恶寒,咳嗽,神疲乏力,口干渴。舌质红,少津.苔薄黄。脉细数,或结代。

病机分析:外感风热,侵犯肺卫,故咳嗽,发热恶寒。表证未及发散,邪毒犯心,损及阴血,耗伤气阴,心神失养,故见心悸,胸闷;阴液耗损,口舌失润,故口干渴,舌少津;气短,神疲乏力乃气虚表现。舌质红,苔薄黄为感受风热之象,脉细数或结代为气阴受损之征。

二、治疗

(一)治疗原则

1.补虚为基本治则

由于本证的病变部位主要在心,证候特点是虚实相兼,以虚为主,故补虚是治疗本病的基本治则。

2.兼以祛邪

当视脏腑亏虚情况的不同,或者补益气血之不足,或者调理阴阳之盛衰,以求阴平阳秘,脏腑功能恢复正常,气血运行调畅。本病的邪实,以痰饮内停及瘀血阻络最为常见,故化痰涤饮、活血化瘀也为治疗本病的常用治则。又因惊悸、怔忡以心中悸动不安为主要临床症状,故常在补虚及祛邪的基础上,酌情配伍养心安神或镇心安神的方药。

总之,益气养血、滋阴温阳、化痰涤饮、活血化瘀及养心安神,为治疗惊悸怔忡的主要治则。

(二)治法方药

[心虚胆怯]

治法:益气养心,镇惊安神。

方药:平补镇心丹加减。方用人参、五味子、山药、茯苓益气健脾;天门冬、生地、熟地滋养心阴;肉桂配合前述药物,有鼓舞气血生长之效;远志、茯苓、酸枣仁养心安神;龙齿、朱砂镇惊安神;车前子可去。全方共奏益气养心,镇惊安神之功。

心虚胆怯而挟痰者,当用十味温胆汤为治。因为此类患者易受惊恐,故除药物治疗之外,亦当慎于起居,保持环境安静,方能使药物效用巩固。

此外,龙齿镇心丹、琥珀养心丹、宁志丸等方剂,也具有益气养心、镇心安神的功效,临床可酌情选用。

[心脾两虚]

治法:健脾养心,补益气血。

方药:归脾汤加减。方中用人参、黄芪、白术、炙甘草益气健脾,以资气血生化之源;当归、龙眼肉补养心血;酸枣仁、茯神、远志养心安神;木香理气醒脾,使补而不滞。

心血亏虚,心气不足,而见心动悸、脉结代者,可用炙甘草汤益气养血,滋阴复脉。方中用人参、炙甘草、大枣益气健脾;地黄、阿胶、麦门冬、麻仁滋阴养血;桂枝、生姜行阳气;加酒煎药,取其通利经脉,以增强养血复脉的作用。

心脾两虚,气血不足所致的心悸怔忡,亦可以选用十四友汤、益寿汤或七福饮等具有益气养血、养心安神功效的方剂进行治疗。

[心阴亏虚]

治法:滋养阴血,宁心安神。

方药:天王补心丹或朱砂安神丸。前方用天门冬、麦门冬、玄参、生地滋养心阴;当归、丹参补养心血;人参、茯苓补心气;酸枣仁、柏子仁、五味子、远志养心安神;朱砂镇心安神。后方用生地、当归滋阴养血;黄连清心泻热;朱砂镇心安神;甘草调和诸药。二方同为滋阴养血,宁心安神之剂,但前方偏于补益,清心作用较弱,以心气不足、阴虚有热者为宜;后者则重在清热,滋阴作用不强,对阴虚不甚而心火内动者较为适合。

除以上二方外,对心阴亏虚的患者,尚可采用安神补心丹或四物安神汤治疗。

[肝肾阴虚]

治法:滋养肝肾,养心安神。

方药:一贯煎合酸枣仁汤加减。一贯煎中,以沙参、麦门冬、当归、生地、枸杞子等滋养肝肾;川楝子疏肝理气。酸枣仁汤以酸枣仁养心安神;茯苓、甘草培土缓肝;川芎调血养肝;知母清热除烦。一贯煎侧重滋养肝肾,酸枣仁汤侧重养血安神,两方联合使用,可获滋补肝肾,补血宁心之功。若便秘可加瓜蒌仁,并重用生地;阴虚潮热,手足心热者,可加地骨皮、白薇;口渴者加石斛、玉竹。肝肾阴虚,虚火内炽,以致心肝火旺,而见心烦、急躁易怒、舌质红者,可加黄连、栀子清心泻火。

本证用一贯煎合朱砂安神丸治疗,亦可收到较好效果。此外,尚可用宁静汤加减化裁治疗。

[心阳不振]

治法:温补心阳。

方药:桂枝甘草龙骨牡蛎汤。方中桂枝、炙甘草温补心阳;生龙骨、生牡蛎安神定悸。心阳不足,形寒肢冷者,加黄芪、人参、附子;大汗出者,重用人参、黄芪,加煅龙骨、煅牡蛎,或加山茱萸,或用独参汤煎服;兼见水饮内停者,选加葶苈子、五加皮、大腹皮、车前子、泽泻、猪苓;夹有瘀血者,加丹参、赤芍、桃仁、红花等;兼见阴伤者,加麦门冬、玉竹、五味子;若心阳不振,以心动过缓为著者,酌加炙麻黄、补骨脂、附子,重用桂枝;如大汗淋漓,面青唇紫,肢冷脉微,喘憋不能平卧,为亡阳征象,当急予独参汤或参附汤,送服黑锡丹,或参附注射液静推或静滴,以回阳救逆。

［水饮凌心］

治法:振奋心阳,化气行水。

方药:苓桂术甘汤加味。本方主要功用是通阳行水,是"病痰饮者,当以温药和之"的代表方。方中茯苓,淡渗利水;桂枝、甘草,通阳化气;白术,健脾祛湿。兼见恶心呕吐,加半夏、陈皮、生姜;阳虚水泛,下肢浮肿,加泽泻、猪苓、车前子、防己、葶苈子、大腹皮;兼见肺气不宣,肺有水湿者,表现咳喘,加杏仁、前胡、桔梗以宣肺,葶苈子、五加皮、防己以泻肺利水;兼见瘀血者,加当归、川芎、刘寄奴、泽兰叶、益母草;若肾阳虚衰,不能制水,水气凌心,症见心悸,喘咳,不能平卧,尿少浮肿,可用真武汤。

［痰浊阻滞］

治法:理气化痰,宁心安神。

方药:导痰汤加减。方中以半夏、陈皮理气化痰;茯苓健脾渗湿;甘草和中补土;枳实、制天南星行气除痰。可加酸枣仁、柏子仁、远志养心安神。痰浊蕴久化热,痰热内扰而见心性失眠,胸闷烦躁,口干苦,舌苔黄腻,脉象滑数者,则宜清热豁痰,宁心安神,可用黄连温胆汤加味。属于气虚夹痰所致的心悸,治宜益气豁痰,养心安神,可用定志丸加半夏、橘红。

［心血瘀阻］

治法:活血化瘀

方药:血府逐瘀汤加减。方中桃仁、红花、川芎、赤芍、牛膝活血祛瘀;当归、生地养血活血,使瘀去而正不伤;柴胡、枳壳、桔梗疏肝理气,使气行血亦行。

心悸怔忡虽以正虚为主,但瘀血阻滞心络为常见的病变。在运用本方时,可根据患者虚实兼夹的不同情况加减化裁。兼气虚者,可去柴胡、枳壳、桔梗,加黄芪、党参、黄精补气益气;兼血虚者,加熟地、枸杞子、制何首乌补血养血;兼阴虚者,去柴胡、枳壳、桔梗、川芎,加麦门冬、玉竹、女贞子、旱莲草等养阴生津;兼阳虚者,去柴胡、桔梗,酌加附子、肉桂、淫羊藿、巴戟天等温经助阳。

［邪毒犯心］

治法:清热解毒,益气养阴。

方药:银翘散合生脉散加减。方中重用金银花、连翘辛凉透表、清热解毒;配薄荷、牛蒡子疏风散热;芦根、淡竹叶清热生津;桔梗宣肺止咳;人参益气生津;麦门冬益气养阴生津;五味子生津止咳,共具清热解毒,益气养阴之功,治疗邪毒犯心所致气阴两虚,心神失养之证。热毒甚者,加大青叶、板蓝根;若夹血瘀,症见胸痛不移,舌质紫暗有瘀点、瘀斑者,加丹皮、丹参、益母草、赤芍、红花;若夹湿热,症见纳呆,苔黄腻者,加茵陈、苦参、藿香、佩兰;若兼气滞,症见胸闷、喜叹息者,可酌加绿萼梅、佛手、香橼等理气而不伤阴之品;口干渴,加生地、玄参;若邪毒已去,气阴两虚为主者,用生脉散加味。

当然,临床所见证候不止以上几种,且疾病进程中亦多有变化,故临证必须详审。遇有症候变化,治疗亦应随之而变化,切不可徒执一法一方。

对于惊悸怔忡的治疗,要抓住病变主要在心及重在调节2个环节。因其病主要在心,故常于方中的用养心安神之品。凡活动后惊悸、怔忡加重者,宜加远志、酸枣仁、柏子仁,以助宁心之功。凡活动后惊悸怔忡减轻者,多为心脉不通,当加郁金、丹参、川芎之属,以增通脉之力。另一方面,本病发生亦与其他脏腑功能失调或虚损有关,因此,治疗又不可单单治心,而应全面考虑,分清主次;若原发在他脏,则应着重治疗他脏,以除病源。

本病晚期,气血双亏,阴阳俱损,临床表现常以心肾两衰为主,治疗中更应谨守益气与温阳育阴兼用之大法,以防阳脱阴竭之虞。

（三）其他治法

1.单方验方

(1)苦参 20g,水煎服。适用于心悸而脉数或促的患者。

(2)苦参合剂:苦参、益母草各 20g,炙甘草 15g,水煎服。适用于心悸而脉数或促者。

(3)朱砂 0.3g,琥珀 0.6g,每日 2 次,吞服,适用于各种心动过速。

2.中成药

(1)珍合灵:每片含珍珠粉 0.1g,灵芝 0.3g,每次 2～4 片,每日 3 次。

(2)宁心宝胶囊:由虫草头孢菌粉组成,每次 2 粒,每日 3 次。

(3)稳心颗粒:由黄精、人参、三七、琥珀、甘松组成,每次 9g,每日 3 次。

(4)益心通脉颗粒:由黄芪、人参、丹参、川芎、郁金、北沙参、甘草组成,每次 10g,每日 3 次。

(5)灵宝护心丹:由红参、麝香、冰片、三七、丹参、蟾酥、牛黄、苏合香、琥珀组成,每次 3～4 丸,每日 3～4 次。

3.药物外治

生天南星、川乌各 3g。共为细末,用黄蜡熔化摊于手心、足心。每日 1 次,晚敷晨取,10 次为一个疗程。适用于心悸患者。

4.针灸

(1)体针:主穴选郄门、神门、心俞、巨阙。随症配穴:心胆气虚配胆俞,心脾两伤配脾俞,心肾不交配肾俞、太溪,心阳不振配膻中、气海,心脉痹阻配血海、内关。

(2)耳针:选交感、神门、心、耳背心。毫针刺,每日 1 次,每次留针 30 分钟,10 次为一个疗程。或用撳针埋藏或王不留行贴压,每 3～5 日更换 1 次。

(3)穴位注射:选心俞、脾俞、肾俞、肝俞、内关、神门、足三里、三阴交。药用复方当归注射液,或复方丹参注射液,或维生素 B_{12},每次选 2～3 穴,每穴注射 0.5～1mL,隔日注射 1 次。

【转归及预后】

心悸仅为偶发、短暂阵发者,一般易治,或不药而解;反复发作或长时间持续发作者,较为难治,但其预后主要取决于本虚标实的程度,邪实轻重,脏损多少,治疗当否及脉象变化等情况。如患者气血阴阳虚损程度较轻,未兼瘀血、痰饮,病损脏腑单一,治疗及时得当,脉象变化不显著,病证多能痊愈。反之,脉象过数、过迟、频繁结代或乍疏乍数者,治疗颇为棘手,预后较差,甚至出现喘促、水肿、胸痹心痛、厥脱等变证、坏证,若不及时抢救,预后极差,甚至猝死。心悸初起,病情较轻,此时如辨证准确,治疗及时,且患者能遵医嘱,疾病尚能缓解,甚至恢复。若病情深重,特别是老年人,肝肾本已亏损,阴阳气血亦不足,如病久累及肝肾,致真气亏损愈重,或者再虚中夹实,则病情复杂,治疗较难。

【预防与护理】

治疗引起心律失常的基础疾病,如积极治疗冠心病、肺心病;对于高血压患者应控制好血压;有风湿热者则宜抗风湿;有高脂血症者应注意饮食清淡,并予以降脂药;积极预防感冒,防治心肌炎;严禁吸烟。

患者应保持精神乐观,情绪稳定,坚定信心,坚持治疗。对心虚胆怯及痰火扰心、阴虚火旺等引起的心悸,应避免惊恐及忧思恼怒等精神刺激。

轻症可从事适当体力活动,以不觉劳累,不加重症状为度,避免剧烈活动。对水饮凌心、心血瘀阻等重症心悸,应嘱其卧床休息,保持生活规律。

应饮食有节,进食营养丰富而易消化吸收的食物,忌过饥、过饱、烟酒、浓茶,易低脂、低盐饮食。心气阳虚者忌过食生冷,心气阴虚者忌辛辣炙煿,痰浊、瘀血者忌过食肥甘,水饮凌心者宜少食盐。

药物治疗十分重要,治疗过程中应坚持服药,症状缓解后,亦当遵医嘱服药巩固一段时间。

【现代研究】

(一)辨证治疗

严氏将本病的病因归纳为邪、情、痰、瘀、虚五个字。病机归纳为:痰饮、瘀血内停;或心阴亏虚、心气不足、气阴两伤;或阴阳失调;或心阳不振、心肾阳虚等。临床上主要采用益气养心法、温通心阳法、滋阴宁心法、养心定志法、化痰泻热法、活血通脉法、疏肝理气法等治疗。

王氏指出本病病因病机在于气阴不足为本,痰瘀互阻为标,治疗时须辨证与辨病相结合,审度虚实偏重或虚实并重,益气养阴治其本,化痰逐瘀治其标。强调无论“补”或“通”,都应以“通”为重点。益气养阴为主的基本方为:炙黄芪 30g,生地、太子参各 12g,麦门冬、玉竹、郁金、降香各 10g,丹参 15g,五味子 6g。痰瘀并治的基本方为:瓜蒌、薤白、法半夏、陈皮、淡竹茹、石菖蒲、郁金、降香各 10g,茯苓、丹参各 15g。

袁氏认为,本病为本虚标实之证,气血阴阳不足为本,血瘀、痰浊、水饮等为标,以虚证为多,常虚实兼夹,治疗上采用益气养阴、温肾助阳、理气化瘀、健脾利湿、化痰清热、镇心安神为法,常用保元生脉饮(人参、黄芪、肉桂、麦门冬、五味子、炙甘草)、黄连温胆汤、血府逐瘀汤之类加减。

周氏等观察规范化中医辨证治疗本病的临床疗效。将 150 例本病患者随机单盲分成观察组 100 例、对照组 50 例,观察组采用规范化中医辨证治疗,对照组采用常规西药治疗。结果在症状改善方面,规范化中医辨证治疗比常规西药治疗疗效要好。

(二)分型治疗

1.快速性心律失常

王氏等观察参麦注射液加稳心颗粒治疗急性病毒性心肌炎伴快速性心律失常的疗效。结果:治疗组应用参麦注射液加稳心颗粒后抗快速性心律失常的总有效率明显优于对照组。

宋氏等用复律煎剂治疗快速性心律失常患者,用普罗帕酮做对照。结果:治疗组总有效率优于对照组。

邢氏等观察养心定悸冲剂治疗快速性心律失常的临床疗效。结果:治疗组疗效要比对照组疗效好。

2.缓慢性心律失常

治疗较困难,尤其是病窦综合征是一种较严重的顽固难治性心律失常。近年来中医治疗报道较多,且收到良好效果。

屈氏等治疗了 86 例缓慢性心律失常患者,将本病分为气阴两虚、气滞血瘀、痰湿阻遏 3 种证型,运用温阳通脉、益气化瘀、理气化痰等方法治疗,疗效满意。

冯氏等认为本病为心肾阳虚而导致阴寒凝滞,瘀血阻于心脉,属本虚标实之证,治疗当用温阳益气活血化瘀之法,以振奋心肾之阳气,使血脉流通,扶正复脉,经用此法治疗 46 例本病患者,临床症状改善明显。

刘氏等应用温通心阳、养血活血法治疗 40 例缓慢性心律失常患者,并设立阿托品对照组 31 例,结果治疗组在临床症状改善和动态心电图检查结果两方面均明显优于对照组。

杜氏用调律冲剂(由淫羊藿、黄芪、参三七、黄精、山楂、茶叶、炙甘草组成,具有温补心肾、化瘀复脉之功)治疗病态窦房结综合征取得较好疗效,且优于心宝丸对照组。

3.期前收缩

钱氏验证了复方苦参颗粒剂(苦参、黄芪、党参、麦门冬、柏子仁、炙甘草)治疗室性期前收缩的疗效,与对照组普罗帕酮相比较,结果两组总有效率无明显差异。

樊氏用脉安颗粒(由人参、丹参、徐长卿、郁金、苦参组成)在临床上与普罗帕酮对照观察治疗各类期前收缩 66 例,结果两组总有效率相当,而对患者临床症状的改善方面明显优于对照组。李氏等观察宁心汤(黄芪、炒白术、薏苡仁、谷芽、麦芽、茯苓等)治疗期前收缩患者 206 例。结果:治疗组总有效率优于对照组。

第二节　心　　痛

【定义】

心痛为胸痹心痛之简称,是指因胸阳不振,阴寒、痰浊留居胸廓,或心气不足,鼓动乏力,使气血痹阻,心失所养致病,以发作性或持续性心胸闷痛为主要表现的内脏痹证类疾病。轻者仅感胸闷、短气,心前区、膺背肩胛间隐痛、刺痛、绞痛,历时数秒钟至数分钟,经休息或治疗后症状可迅速缓解,但多反复发作;重者胸膺窒闷,痛如锥刺,痛彻肩背,持续不能缓解,伴心悸、短气、喘不得卧;甚至大汗淋漓,唇青肢厥,脉微欲绝。病位在"两乳之间,鸠尾之间",即膻中部及左胸部。

据历代文献所载,心痛有广义、狭义之不同。广义胸痹心痛,有"九心痛"等多种分类法,范围甚广,可涉及胃脘痛等许多疾病。同时,又有将胸痹心痛作为胸痛加以论述者。鉴于广义胸痛所涉及的许多疾病在有关篇章中已有论述,故均不列入本篇讨论范围。本篇专论由心脏病损引起疼痛的辨证论治。

【历史沿革】

"心痛"病名最早见于马王堆古汉墓出土的《五十二病方》,《内经》对之有明确的论述。如《素问·标本病传论篇》有"心病先心痛"之谓,《素问·缪刺论篇》又有"卒心痛""厥心痛"之称;《灵枢·厥病》把心痛严重,并迅速造成死亡者称之为"真心痛",谓:"真心痛,手足青至节,心痛甚,且发夕死,夕发旦死。"对于本症的临床表现和病因,《内经》中也有较为明确的记载。如《素问·厥论篇》云:"手心主少阴厥逆,心痛引喉,身热,死不可治。"《素问·脏气法时论篇》云:"心病者,胸中痛,胁支满,胁下痛,膺背肩胛间痛,两臂内痛。"《素问·痹论篇》云:"心痹者,脉不通,烦则心下鼓,暴上气而喘。"《灵枢·厥病》把厥心痛分为肾心痛、肺心痛、肝心痛、脾心痛,而其中如"心痛间,动作痛益甚""色苍苍如死状,终日不得太息""痛如以锥针刺其心"等描述,与临床表现颇相符合。至于本症的病因,《素问·举痛论篇》指出:"经脉流行不止,环周不休。寒气入经而稽迟,泣而不行。客于脉外则血少,客于脉中则气不通,故猝然而痛。"此虽非专指心痛而论,但若结合《素问·痹论篇》"心痹者,脉不通"之说,显然可以认为本症与寒凝、气滞、血瘀有关。此外,《素问·刺热篇》又有"心热病者,先不乐,数日乃热,热争则卒心痛"之说,提示本症与热邪也有关系。在治疗方面,《内经》则较少药物治疗,而对针刺治疗有较系统的论述。总之,《内经》有关本证的记述,为后世对心痛的辨证论治奠定了基础。

汉代张仲景首先明确提出了"胸痹"这个病名,并在《金匮要略》一书中以"胸痹心痛短气病脉证治"篇进行了专门论述,且把病因病机归纳为"阳微阴弦",即上焦阳气不足,下焦阴寒气盛,认为乃本虚标实之证。症状描写也比《内经》更为具体明确,可见到胸背痛、心痛彻背、背痛彻心、喘息咳嗽、短气不足以息、胸满、气塞、不得卧、胁下逆抢心等症,并指出"胸痹缓急",即心痛有时缓和,有时剧烈的发病特点。在治疗上,根据不同证候,制定了瓜蒌薤白白酒汤等九张方剂,如"胸痹之病,喘息咳嗽,胸背痛,短气,寸口脉沉而迟,关上小紧数,栝楼薤白白酒汤主之"。轻症则予清轻宣气之法,"胸痹,胸中气塞,短气,茯苓杏仁甘草汤主之;橘枳姜汤亦主之"。重症则予温补胸阳,峻逐阴寒之法,"胸痹缓急者,薏苡附子散主之","心痛彻背,背痛彻心,乌头赤石脂丸主之"等等,体现了辨证论治的特点。

隋代巢元方在其《诸病源候论》中对本证的认识又有进一步发展。巢氏认为"心病"可有心痛证候,心痛中又有虚实两大类,治法当异;并指出临床上有"久心痛"证候,伤于正经者病重难治。该书载:"心痛者,风冷邪气乘于心也,其痛发有死者,有不死者,有久成疹者。""久心痛候"称:"心为诸脏主,其正经不可伤,伤之而痛者,则朝发夕死,夕发朝死,不暇展治。其久心痛者,是心之支别络,为风邪冷热所乘痛也,故成疹,不死,发作有时,经久不瘥也。"还指出有的心痛胸痹者可有"不得俯仰"的表现,观察颇为细致。此外,在"心悬急懊痛候"中提出"是邪迫于阳气,不得宣畅,壅瘀生热"的病机转妇。可见在病机的阐发上,较张仲景又有所提高。

唐代孙思邈在其《备急千金要方》和《千金翼方》中也列举了心痛胸痹证候的表现特点和治法,指出"心痛暴绞急欲绝,灸神府百壮………'心痛如锥刀刺气结,灸膈俞七壮";"心痛短气不足以息,刺手太阴";"胸痹引背时寒,间使主之;胸痹心痛,天井主之"等,在针灸治疗心痛方面,积累了许多有效的经验。

宋金元时代有关心痛的论述更多,治疗方法也十分丰富。《圣济总录·心痛总论》继续阐发了《内经》中关于心痛的脏腑分类特点,并指出此证疼痛的发生与"从于外风,中脏既虚,邪气客之,痞而不散,宜通而塞"有关。另如在"胸痹门"中,还有"胸膺两乳间刺痛,甚则引肩胛"的症状记载。《太平圣惠方》在"治卒心痛诸方""治久心痛诸方""治心痛彻背诸方""治胸痹诸方""治胸痹心背痛诸方""治心痹诸方"等篇中,收集治疗本证的方剂甚丰,观其制方,具有温通理气、活血通窍的显著特点;观其所论,多将本证的病因病机归之为脏腑虚弱,风邪冷热之气所客,正气不足,邪气亢盛,特别是在"治心痹诸方"中指出:"夫思虑繁多则损心,心虚故邪乘之,邪积不去,则是害饮食,心中幅幅如满,蕴含而痛,是谓之心痹。"是很有见地的。又如《太平惠民和剂局方》之苏合香丸,主治卒心痛等病证,经现代医疗实践验证,颇有效果。杨士瀛《仁斋直指方附遗·方论》指出真心痛也可由"气血痰水所犯"而起;陈无择《三因极一病证方论·九痛叙论》中统论各种心痛的三类病因,其所论的内因与本证关系较为密切,强调"皆脏气不平,喜怒忧郁所致",使得在本证的病因认识方面又有所发展。金代刘完素《素问病机气宜保命集·心痛论》中,根据临床表现不同,将本证分为"热厥心痛""大实心中痛""寒厥心痛"三种不同类型,并分别运用"汗""散""利""温"等法及有关方药治疗,并提出"久痛无寒而暴痛非热"之说,对本证的辨证论治具有一定指导意义。

迨明清时期,对心痛的辨证更为细腻。如《玉机微义·心痛》中特别提出本证之属于虚者:"然亦有病久气血虚损及素作劳羸弱之人患心痛者,皆虚痛也。"补前人之未备。尤为突出的是,明清时期对心痛与胃脘痛、厥心痛与真心痛等,有了明确的鉴别。明代以前的医家多将心痛与胃脘痛混为一谈,如《丹溪心法·心脾痛》说:"心痛,即胃脘痛。"而明清不少医家均指出两者需加以区别。如《证治准绳·心痛胃脘痛》云:"或问:丹溪言心痛即胃脘痛然乎? 曰:心与胃各一脏,其病形不同。因胃脘痛处在心下,故有当心而痛之名,岂胃脘痛即心痛者哉。历代方论,将两者混同,叙于一门,误自此始",然而,又指出:"……胃脘之受邪,非止其自病者多;然胃脘逼近于心,移其邪上攻于心,为心痛者亦多。"说明心痛与胃脘痛既有区别,又有联系。《临证指南医案·心痛》徐灵胎评注也说:"心痛、胃痛确是二病,然心痛绝少,而胃痛极多,亦有因胃痛而及心者,故此二症,古人不分两项,医者细心求之,自能辨其轻重也。"关于厥心痛和真心痛的区别,明代李梴《医学入门·心痛》称:"真心痛,因内外邪犯心君,一日即死;厥心痛,因内外邪犯心之包络,或它脏邪犯心之支络。"清代喻嘉言《医门法律·卷二》也谓:"厥心痛……去真心痛一间耳。"对于厥心痛的病因,继《难经·五十六难》"其五脏相干,名厥心痛"及《圣济总录·卷第五十五》"……阳虚而阴厥,致令心痛,是为厥心痛"之说以后,明清医家也多有论述,如《医学入门·心痛》主以七情,曰:"厥心痛……或因七情者,始终是火。"清代潘楫《医灯续焰·心腹脉证》则认为是由寒邪乘虚内袭,荣脉凝泣所致;《医门法律·卷二》则强调"寒逆心包"等等。真心痛的病因,明代之前有因于寒,因于气、血、痰、水之论,而明代虞抟《医学正传》又指出与"污血冲心"(即瘀血)有关;清代陈士铎《辩证录·心痛门》则补充"火邪犯心"这一病因。值得重视的是明清时期不少医家,如方隅《医林绳墨》、陈士铎《辩证录》、虞抟《医学正传》、林佩琴《类证治裁》等,皆摆脱了真心痛不能救治的成说,结合他们的经验,提出"亦未尝不可生"的卓见,且列出救治方药。显然,这是本病治疗上的一大进步。

【范围】

根据本证的临床特点,可见于西医学冠状动脉粥样硬化性心脏病之心绞痛及心肌梗死,其他如心包炎等疾病引起的心前区疼痛,其临床表现与本证的特点相符者,均可参照本篇辨证论治。

【病因病机】

胸痹心痛的病位在心,但其发病与心、肾、肝、脾诸脏的盛衰有关,可在心气、心阳、心血、心阴不足,或肝、肾、脾失调的基础上,兼有痰浊、血瘀、气滞、寒凝等病变,总属本虚标实之病症。其病因病机可归纳如下。

1.寒邪犯心

气候骤变,风寒暑湿燥火六淫邪气均可诱发或加重心之脉络损伤,发生本病。然尤以风寒邪气最为常见。素体心气不足或心阳不振,复因寒邪侵袭,"两虚相得",寒凝胸中,胸阳失展,心脉痹阻。《素问·调经论篇》曰:"寒气积于胸中而不泻,不泻则温气去,寒独留则血凝泣,凝则脉不通。"故患者常易于气候突变,特别是遇寒冷,则易卒然发生心痛。

2.七情内伤

清代沈金鳌《杂病源流犀烛·心病源流》认为七情"除喜之气能散外,余皆足令心气郁结而为痛也"。由于忧思恼怒,心肝之气郁滞,血脉运行不畅,而致心痛。《灵枢·口问》谓:"忧思则心系急,心系急则气道约,约则不利。"《薛氏医案》认为肝气通于心气,肝气滞则心气乏。所以,七情太过,是引发心痛的常见原因。

3.饮食失节

恣食膏粱厚味,或饥饱无常,日久损伤脾胃,运化失司,饮食不能生化气血,聚湿生痰,上犯心胸清旷之区,清阳不展,气机不畅,心脉闭阻,遂致心痛。痰浊留恋日久,则可成痰瘀交阻之证,病情转顽,故明代龚信《古今医鉴》亦云:"心脾痛者,亦有顽痰死血……种种不同。"

4.气血不足

劳倦内伤或久病之后脾胃虚弱,气血乏生化之源,以致心脏气血不足,即所谓心脾两虚之证;或失血之后,血脉不充,心失所养。心气虚可进而导致心阳不足,阳气亏虚,鼓动无力,清阳失展,血气行滞,发为心痛。心脏阴血亏乏,心脉失于濡养,拘急而痛。此外,心气心血不足也可由七情所致,"喜伤心"、思虑过度、劳伤心脾等,皆属此例。

5.肾阳不足

不能鼓舞心阳,心阳不振,血脉失于温运,痹阻不畅,发为心痛;肾阴不足,则水不涵木,又不能上济于心.因而心肝火旺,更致阴血耗伤,心脉失于濡养,而致心痛,而心阴不足,心火燔炽下汲肾水,又可进一步耗伤肾阴。同时心肾阳虚,阴寒痰饮乘于阳位,阻滞心脉,而作心痹,即仲景"阳微阴弦"之谓,这也是心痛的重要病机之一。

总之,胸痹心痛的主要病机为心脉痹阻,其病位以心为主,然其发病多与肝、脾、肾三脏功能失调有关,表现为本虚标实,虚实夹杂。其本虚可有阳虚、气虚、阴虚、血虚,且又多阴损及阳,阳损及阴,而见气阴不足、气血两亏、阴阳两虚,甚或阳微阴竭,心阳外越;其标实有痰、饮、气滞、血瘀之不同,同时又有兼寒、兼热的区别。而痰浊可以引起或加重气滞、血瘀,痰瘀可以互结;阴虚与痰热常常互见,痰热也易于伤阴;阳虚与寒痰、寒饮常常互见,寒痰、寒饮又易损伤阳气等等,复杂多变,临床必须根据症候变化,详察细辨。

【诊断与鉴别诊断】

一、诊断

（一）发病特点

本证每卒然发生，或发作有时，经久不瘥。且常兼见胸闷、气短、心悸等症。七情过极、气候变化、饮食劳倦等因素常可诱发本证。

（二）临床表现

左侧胸膺或膻中处突发憋闷而痛，疼痛性质表现为压榨样痛、绞痛、刺痛或隐痛等不同。疼痛常可引及肩背、前臂、胃脘部等，甚至可沿手少阴、手厥阴经循行部放射至中指或小指，并兼心悸。疼痛移时缓解，或痛彻肩背，持续不解。

心电图应列为必备的常规检查，必要时可做动态心电图、运动试验心电图、标测心电图和心功能测定等。休息时心电图明显心肌缺血（R 波占优势的导联上有缺血型 ST 段下降超过 0.05mV 或正常，不出现 T 波倒置的导联上倒置超过 2mm，心电图运动试验阳性）。

参考检查项目有血压、心率、心律、白细胞总数、血沉、血脂分析、空腹血糖。必要时可做血清酶学、血黏度、血小板功能、睾酮、雌二醇、血管紧张素测定。

二、鉴别诊断

1.胃脘痛

多因长期饮食失节，饥饱劳倦，情志郁结，或外感寒邪，或素体阳虚，脾胃虚寒所致。但其疼痛的发生，多在食后或饥饿之时，部位主要在胃脘部，多有胃脘或闷或胀，或呕吐吞酸，或不食，或便难，或泻痢，或面浮黄、四肢倦怠等证，与胃经本病掺杂而见。而心痛则少有此类症状，多兼见胸闷、气短、心悸等症。

2.胁痛

胁痛部位主要在两胁部，且少有引及后背着，其疼痛特点或刺痛不移，或胀痛不休，或隐痛悠悠，鲜有短暂即逝者；其疼痛诱因常由情绪激动；而缘于劳累者多属气血亏损，病久体弱者。常兼见胁满不舒，善太息，善暖气，纳呆腹胀或口干、咽干、目赤等肝胆经症状及肝郁气结乘脾之症状，这些都是心痛少见的伴随症状。

3.胸痛

凡岐骨之上的疼痛称为胸痛，可由心肺两脏的病变所引起。胸痛之因于肺者，其疼痛特点多呈持续不解，常与咳嗽或呼吸有关，而且多有咳唾、发热或吐痰等。心痛的范围较局限，且短气、心悸多与心痛同时出现，心痛缓解，短气、心悸等亦随之而减。

4.结胸

《伤寒论·辨太阳病脉证并治》："病有结胸，有藏结，其状何如；答曰：按之痛，寸脉浮，关脉沉，名曰结胸也。"捐邪气结于胸中，胸胁部有触痛，颈项强硬，大便秘结或从心下到少腹硬满而痛。发病原因多由太阳病攻下太早，以致用热内陷，与胸中原有水饮互结而成。胸胁有触痛者为"水结胸"；心下至少腹硬痛拒按，便秘，午后微热者为"实热结胸"。结胸虽有痛，但其特点为触痛，或疼痛拒按，与心痛不同，且其伴随症亦与心痛有异。

5.胸痞

《杂病源流犀烛·胸膈脊背乳病源流》:"至如胸痞与结胸有别……大约胸满不痛者为痞。"指胸中满闷而不痛。多由湿浊上壅,痰凝气滞,胸阳不展所致。心痛亦有胸闷,但因胸痞无痛,故易于鉴别。

【辨证论治】

心痛一证多突然发生,忽作忽止,迁延反复。日久之后,正气益虚,加之失治或治疗不当,或不善调摄,每致病情加重,甚至受某种因素刺激而卒然发生真心痛,严重者可危及生命。治疗应根据患者的不同临床表现,把握病情,分别进行处理,以求病情缓解,杜其发展。

一、辩证

(一)辨证要点

1.辨心痛性质

心痛有闷痛、灼痛、刺痛、绞痛之别,临床中须结合伴随症状,辩明心痛的属性。①闷痛:是临床最常见的一种心痛。闷重而痛轻,无定处,兼见胁胀痛,善太息者属气滞者多;若兼见多唾痰涎,阴天易作,苔腻者,属痰浊为患;心胸隐痛而闷,由劳引发,伴气短心慌者,多属心气不足之证。②灼痛:总由火热所致。若伴有烦躁,气粗,舌红苔黄,脉数,而虚像不明显者,由火邪犯心所致;痰火者,多胸闷而灼痛阵作,痰稠,苔黄腻;灼痛也可见于心阴不足,虚火内炽的患者,多伴有心悸、眩晕、升火、舌红少津等阴虚内热之症。③刺痛:《素问·脉要精微论篇》云:"夫脉者,血之府也……涩则心痛。"由血脉瘀涩所致的心痛,多为刺痛,固定不移,或伴舌色紫暗、瘀斑。但是,由于引起血瘀心脉的原因很多,病因不同,心痛的性质也常有不同,故血瘀之心痛又不限于刺痛。④绞痛:疼痛如绞,遇寒则发,得冷则剧,多伴畏寒肢冷,为寒凝心脉所致;若兼有阳虚见症,则为阳虚,乃阴寒内盛,乘于阳位。另外,这种剧烈的心痛也常因劳累过度、七情过极、过食饮酒等等因素而诱发,所以临床见心胸绞痛,又不可为"寒"所囿。

2.辨心痛轻重顺逆

一般情况下,心痛病情轻重的判别,大致可根据以下几点。①心痛发作次数:发作频繁者重;偶尔发作者轻。②每次心痛发作的持续时间:瞬息即逝者轻;持续时间长者重;若心痛持续数小时或数日不止者更重。③心痛发作部位固定与否:疼痛部位固定,病情较深、较重;不固定者,病情较浅、较轻。④心痛症候的虚实:症候属实者较轻;症候虚像明显者较重。⑤病程长短:一般说来,初发者较轻;病程迁延日久者较重。

总之,判断心痛一证病情的轻重,应把心痛的局部表现与全身状况结合起来进行综合分析,才能得出正确的结论。

心痛一旦发展成为"真心痛",属于重症,临床须辨其顺逆,以便及时掌握病情发展变化的趋势,采取有效的救治措施。有以下情况出现时,须警惕是真心痛:心胸疼痛持续不止,达数小时乃至数日,有的疼痛剧烈,可引及肩背、左臂、腮、咽喉、脘腹等处,可伴有气短,喘息,心悸慌乱,手足欠温或冷,自汗出,精神委顿,或有恶心呕吐,烦躁,脉细或沉细,或有结代。追溯既往,大多有心痛反复发作的病史。同时,常有过度疲劳、情志刺激、饱食、寒温不调以及患其他疾病,如外感热病、失血、肝胆胃肠疾病等诱发因素。

辨真心痛的顺逆,关键在防厥、防脱,重点应注意以下几个方面。

(1)无论阴虚或阳虚的真心痛都可有厥脱之变;但阳虚者比阴虚者更容易发生厥脱变化。

(2)神委和烦躁是真心痛常见的精神表现。如果精神委顿逐渐有所发展,或烦躁不安渐见加重,应引起充分注意。如出现神志模糊或不清,则病已危重。

(3)真心痛患者大多有气短见症,要注意观察其变化。若气短之症逐渐有加重趋势,应提高警惕,迫见喘促之症,则病情严重。

(4)动辄汗出或自汗也是真心痛的常见症。如果汗出增多,须防止其发生厥脱之变。

(5)剧烈的疼痛可以致厥,于真心痛尤其如此。所以,若见心胸疼痛较剧烈而持续不缓解者,应谨防其变。

(6)手足温度有逐渐下降趋势者,应充分重视,若四肢逆冷过肘而青紫者,表明病已垂危。正如方隅《医林绳墨》中说:"或真心痛者,手足青不至节,或冷未至厥,此病未深,犹有可救……"

(7)舌苔变化可帮助我们分析正邪2方面的发展情况。不少真心痛患者,在发生厥脱之前,先有舌质越变越胖,舌苔越来越腻或越滑等变化,也有的变得越来越光红而干,对于这些舌苔变化,都应仔细观察。相反,这些舌象逐渐好转,则往往提示病情在向好的方面发展。

(8)在真心痛中,下列脉象变化应引起高度重视:脉象变大或越来越细,越来越无力,或越变越速,越变越迟,或脉象由匀变不匀,由没有结代脉变为有结代脉等,都表示正气越来越弱,心气越来越不足。

以上这几方面,如果观察细致,则能帮助我们及时掌握病情发展的顺逆趋势,也有利于及时发现厥脱的征象,以便及时用药,这对防脱防厥是有益的。

(二)症候

根据心痛的临床表现,按标本虚实大致可分为如下几种症候。

[寒凝心脉]

症状:卒然心痛如绞,形寒,天气寒冷或迎寒风则心痛易作或加剧,甚则手足不温,冷汗出,短气心悸,心痛彻背,背痛彻心。苔薄白,脉紧。

病机分析:诸阳受气于胸中,心阳不振,复受寒邪,以致阴寒盛于心胸,阳气失展,寒凝心脉,营血运行失畅,发为本证。心脉不通故心痛彻背;寒为阴邪,本已心阳不振,感寒则阴寒益盛,故易作心痛;阳气失展,营血运行不畅,故见心悸气短,手足不温,冷汗出等症。苔白脉紧为阴寒之候。本症候的辩证关键在于心痛较剧,遇寒易作,苔白脉紧。

[气滞心胸]

症状:心胸满闷,隐痛阵阵,痛无定处,善太息,遇情志不畅则诱发、加剧,或可兼有脘胀,得暖气、矢气则舒等症。苔薄或薄腻,脉细弦。

病机分析:情志抑郁,气滞上焦,胸阳失展,血脉不和,故胸闷隐痛,善太息;气走无着,故痛无定处;肝气郁结,木失条达,每易横逆犯及中焦,故有时可兼有脾胃气滞之症。本症候的主症是胸闷隐痛,痛无定处,脉弦,为临床所常见,正如清代沈金鳌《杂病源流犀烛·心病源流》云:"心痛之不同如此,总之七情之由作心痛。"

[痰浊闭阻]

症状:可分为痰饮、痰浊、痰火、风痰等不同证候。痰饮者,胸闷重而心痛轻,遇阴天易作,咳唾痰涎,苔白腻或白滑,脉滑;兼湿者,则可见口黏、恶心、纳呆、倦怠,或便软等症。痰浊者,胸闷而兼心痛时作,痰黏,苔白腻而干,或淡黄腻,脉滑;若痰稠,色黄,大便偏干,苔腻或干,或黄腻,则为痰热。痰火者,胸闷,心胸时作灼痛,痰黄稠厚,心烦,口干,大便干或秘,苔黄腻,脉滑数。风痰者,胸闷时痛,并见舌謇偏瘫,眩晕,手足震颤麻木之症,苔腻,脉弦滑。

病机分析:痰为阴邪,其性黏滞,停于心胸,则窒塞扬气,络脉阻滞,酿成是证。痰饮多兼寒,故其痰清稀,遇阴天易作;"脾为生痰之源",脾虚运化无权,既能生痰,又多兼湿。浊者,厚浊之义,故病痰浊者,其胸闷心痛可比痰饮者重。痰浊蕴久,则可生热,见痰稠、便于、苔黄腻等痰热之象。痰之兼有郁火或阴虚火旺者,可为痰火之证,伤于络脉则灼痛,扰乱神明则心烦,热伤津液则口干、便秘。阳亢风动,与痰相并而为风痰,闭阻络脉而为偏瘫、麻木,风邪入络而见舌謇、震颤,扰于心胸则为闷痛。此外,痰之为患,也常可因恼怒气逆,而致痰浊气结互阻胸中,猝然而作心胸剧痛。痰浊闭阻一证,变化多端,必须据证详析。

[瘀血痹阻]

症状:心胸疼痛较剧,如刺如绞,痛有定处,伴有胸闷,日久不愈,或可由暴怒而致心胸剧痛。苔薄,舌暗红、紫暗或有瘀斑,或舌下血脉青紫,脉弦涩或结代。

病机分析:因于寒凝、热结、痰阻、气滞、气虚等因素,皆可致血脉瘀滞而为瘀血。血瘀停着不散,心脉不通,故作疼痛如刺如绞,而痛处不移。故《素问·脉要精微论篇》云:"夫脉者,血之府也⋯⋯涩则心痛。"血为气母,瘀血痹阻,则气机不运,而见胸闷;暴怒则肝气上逆,气与瘀交阻,闭塞心脉,故作卒然剧痛;痛则脉弦,舌紫暗、瘀斑,均瘀血之候,瘀血蓄积,心阳阻遏则脉涩或结代。由于致瘀原因有别,故又有寒凝血瘀、热结血瘀、气滞血瘀、痰瘀互结、气虚血瘀等等不同,临床辨证应将各有关症候与本症候,互相参照,以资鉴别。此外,尚须提及的是,无论何因所引起之心痛,即使临床上血瘀的症候不明显,但由于"心主血脉",《素问·痹论篇》云:"心痹者,脉不通。"故总与"心脉痹阻"的病机攸关,在辩证时,对病程短者,应考虑其伴有血脉涩滞的一面;对病程长者,则应顾及其伴有瘀痹心脉的一面。

[心气不足]

症状:心胸阵阵隐痛,胸闷气短,动则喘息,心悸且慌,倦怠乏力,或懒言,面色白,或易汗出。舌淡红胖,有齿痕,苔薄,脉虚细缓或结代。

病机分析:思虑伤神,劳心过度,损伤心气。益气为血帅,心气不足,胸阳不振,则运血无力,血滞心脉,即《灵枢·经脉》谓:"手少阴气绝则脉不通,脉不通则血不流。"故发心痛、胸闷、短气、喘息;心气鼓动无力,则心悸且慌,脉虚细缓解代;汗为心之液,气虚不摄,故易自汗;劳则气耗,故心气不足诸证,易由劳而诱发。若兼见食少乏力,腹胀便溏,或食后易作心痛且慌、气短等,为心脾气虚之证。

[心阴不足]

症状:心胸疼痛时作,或灼痛,或兼胸闷,心悸怔忡,心烦不寐,头晕,盗汗,口干,大便不爽,或有面红升火之象。舌红少津,苔薄或剥,脉细数,或结代。

病机分析:素体阴虚,或思虑劳心过度,耗伤营阴,或火热、痰火灼伤心阴,以致心阴亏虚,心失所养,虚火内炽,营阴涸涩,心脉不畅,故心胸灼痛,心悸怔忡,脉细数或结代;阴不敛阳,心神不宁,故心烦不寐,或有面红升火之象;心火伤津,则口干,大便不爽,舌红而剥;汗为心液,阴虚火劫,迫滓外泄而盗汗;虚火上扰,则为眩晕。若素有肝肾阴亏,或心阴亏虚日久,下汲肾阴,以致肾阴不足,不能上济于心,阴虚火旺加重,可更见眩晕耳鸣,五心烦热,颧红升火,舌光绛少苔等症;若心肾真阴亏竭,阴阳之气不相顺接,则可发生心痛增剧,烦躁不安,气短喘息,手足不温,脉微细等厥逆之症。

此外,临床又多见阴伤与气及气阴两虚之证,若本证兼见嗜睡、乏力等症,为阴伤及气;若见胸闷痛,心悸心慌,气短乏力,心烦口干,舌红胖苔薄,或淡胖少苔,脉虚细数,内热不甚明显,则为气阴两虚。另有心脾血虚证,由失血之后,心血不足,或思虑伤脾,脾乏生化之能所致,可见心悸不安,心胸隐痛阵作,头晕目眩,多梦健忘,面色不华,饮食无味,体倦神疲,舌淡苔薄,脉象细弱,皆血虚失荣之故。血为阴类,常称阴血,然心阴虚与心血不足的临床表现尚有区别,不可不辨。

［心阳亏虚］

症状:心悸动而痛,胸闷,神倦怯寒,遇冷则心痛加剧,气短,动则更甚,四肢欠温,自汗。舌质淡胖,苔白或腻,脉虚细迟或结代。

病机分析:素体阳气不足,或心气不足发展,为阳气亏虚,或寒湿饮邪损伤心阳,均可罹致本证。心阳亏虚,失于温振鼓动,故心悸动而胸闷,神倦气短,脉虚细迟或结代;阳虚则生内寒,寒凝心脉,不通则痛,故见心痛,遇冷加剧;阳气不达于四末,不充于肌表,故四肢欠温而畏寒;舌淡胖,苔白或腻,为阳虚寒盛之象。若肾阳素亏,不能温煦心阳,或心阳不能下交于肾,日久均可成为心肾阳虚之证。心肾阳虚,命门火衰,阳不化阴,阴寒弥漫胸中,饮邪痹阻心脉,以致心胸剧痛,胸脘满闷,四肢不温而汗出;肾不纳气,肺气上逆,或阳虚水泛饮邪上凌心肺,则见喘息不得卧,甚则可出现气喘,鼻翼翕动,张口抬肩,四肢逆冷青紫,大汗淋漓,尿少,水肿,烦躁或神志不清,唇舌紫黯,脉微细欲绝等阳气外脱的危重症候。

此外,若本症候兼见腹胀便溏,食少乏力,夜尿频多,腰膝酸软等症,为心阳不足兼脾肾阳虚,其舌苔淡白,脉多沉细无力。

由上可见,心痛的临床表现十分复杂而多变。且上述各种症候也不是孤立的,常可几种虚实症候相兼出现,而各症候之间也可相互转化,临床辨证须灵活掌握,不可拘泥。

二、治疗

(一)治疗原则

基于本证的病机是本虚而标实,故治疗原则总不外"补""通"二法。然而具体运用时,则又须根据症情的虚实缓急而灵活掌握。实证者,当以"通脉"为主,当审其寒凝、热结、气滞、痰阻、血瘀等不同而分别给予温通、清热、疏利、化痰、祛瘀等法;虚证者,权衡心脏阴阳气血之不足,有否兼肝、脾、肾等脏之亏虚,调阴阳,补不足,纠正有关脏腑之偏衰。本证多虚实夹杂,故在治疗上尤须审度证候之虚实偏重,抑或虚实并重,而予补中寓通、通中寓补、通补兼施等法,此时不可一味浪补,或一味猛攻,总以祛邪而不伤正,扶正而不留邪为要务。如张璐在《张氏医通·诸血门》中所云:"但证有虚中挟实,治有补中寓泻,从少从多之治法,贵于临床处裁。"同时,在心痛特别是真心痛的治疗中,防脱防厥是减少死亡的关键。必须辨清症情的顺逆,一旦见到有厥脱迹象者,即应投以防治厥脱的药物,以防止其进一步恶化。若俟厥脱见证明显,始治其厥脱,则必然被动,颇难应手。

(二)治法方药

[寒凝心脉]

治法:祛寒活血,宣痹通阳。方药:以当归四逆汤为主方。本方以桂枝、细辛温散寒邪,通阳止痛;当归、芍药养血活血,芍药与甘草相配,能缓急止痛;通草入经通脉;大枣健脾和营,共奏祛寒活血,通阳止痛之功。若疼痛发作较剧而彻背着,可用乌头赤石脂丸。方以乌头雄烈刚燥,散寒通络止痛;附子、干姜温阳以逐寒;蜀椒温经下气而开其郁;因恐过于辛散,故用赤石脂入心经固涩而收阳气也;若痛剧而见四肢不温、冷汗出等症者,可即予含化苏合香丸,以芳香化浊,温开通窍,每能获瞬息止痛之效。同时,由于寒邪易伤阳,而阳虚又易生阴寒之邪,故临床如见有阳虚之象,宜与温补阳气之剂合用,以取温阳散寒之功,若一味辛散寒邪,则有耗伤阳气之虞。

[气滞心胸]

治法:疏调气机,理脾和血。

方药:用柴胡疏肝散。本方由四逆散(枳实改枳壳)加香附、川芎组成。四逆散能疏肝理气而解胸胁气机郁滞,其中柴胡与枳壳相配可调畅气机;白芍与甘草同用可缓急舒挛止痛;加香附以增强理气解郁之功;川芎为气中血药,盖载气者血也,故以活血而助调气。如胸闷心痛较明显,为气滞血瘀之象,可合失笑散,以增强活血行瘀、散结止痛之功;若兼有脾胃气滞之症,可予逍遥散,疏肝行气,理脾和血;苔腻者为兼脾湿,合丹参饮,调气行瘀、化湿畅中。二方共奏疏调气机、理脾止痛之效;气郁日久而化热者,可与丹栀逍遥散以疏肝清热,见有大便秘结者,可适当配合应用当归龙荟丸,以泻郁火。至如芳香理气及破气之品,只可根据病情的需要,权宜而用,不宜久用,以免耗散正气。

[痰浊闭阻]

治法:温化痰饮,或化痰清热,或泻火逐痰,或息风化痰等法为主,佐以宣痹通阳。

方药:痰饮者以瓜蒌薤白半夏汤或枳实薤白桂枝汤,合苓甘五味姜辛汤去五味子治疗。瓜蒌、薤白化痰通阳,行气止痛;半夏、厚朴、枳实辛苦温行气而破痰结;桂枝温阳化气通脉;茯苓、甘草健脾利水化饮;干姜、细辛温阳化饮,散寒止痛。痰饮之为心痛,常兼有心肾阳虚,治疗亦须顾及。痰浊者,用温胆汤,方以二陈汤的半夏、茯苓、橘红、甘草化痰理气;竹茹、枳实清泄热,可加入瓜蒌以助通阳宣痹之力。痰浊化热者,可用黄连温胆汤加郁金,清热而解痰瘀血滞;痰火为患,则加海浮石、海蛤壳化痰火之胶结;若心烦不寐,可合朱砂安神丸清心宁神;痰火耗伤阴津则加生地、麦门冬、玄参之属;大便秘结加生大黄或礞石滚痰丸。证属风痰者,选用涤痰汤,方在温胆汤的基础上加胆南星、石菖蒲化痰息风通窍;人参益气补虚,斟酌而用;其他如天竺黄、竹沥、生姜汁、僵蚕、地龙、天麻等清热化痰息风之品也可选用,可参见"中风""颤证"等有关篇章。

由于痰性黏腻,阻于心胸,易于窒阳气,滞血运,甚至痰瘀互结,故于祛痰的同时,还宜适当配合应用活血行瘀之品,如丹参、当归、益母草、桃仁、泽兰叶、红花、赤芍、丹皮等。若痰闭心脉,卒然剧痛,因于痰浊者用苏合香丸;因于痰热、痰火、风痰者用行军散,以取即刻启闭、化浊、止痛之效。

［瘀血痹阻］

治法：活血化瘀，通脉止痛。方药：可选用血府逐瘀汤。本方由桃红四物汤合四逆散加牛膝、桔梗而成。当归、川芎、桃仁、红花、赤芍活血祛瘀而通血脉；柴胡、桔梗与枳壳、牛膝同伍，一升一降，调畅气机，开胸通阳，行气而助活血；生地一味，《神农本草经》谓其能"逐血痹"，《本草求真》认为有"凉血消瘀"之功，且又能养阴而润血燥。诸药共成祛瘀通脉、行气止痛之剂。若心痛较剧，可加乳香、没药，或合失笑散，以增强祛瘀止痛的效果。由于瘀血这一病机变化，又可在其他有关证候中相兼而出现，故活血化瘀药的选择，应随临床症候表现的不同而有所区别，如寒凝或阳气亏虚兼血瘀，宜选温性活血之品；热结、阴虚火旺兼血瘀，宜选凉性活血药；气血不足而兼血瘀，宜选养血活血之品；痰瘀互结者，又需根据寒痰、痰热（火）、风痰等不同而分别选用不同性味的活血药，凡此，均应仔细斟酌。此外，心痛与真心痛，标实而本虚，且心痛一证常迁延难愈，故破血之品应慎用，以免多用、久用耗伤正气。瘀血较重须用破血药时，一俟症情有所减轻，即应改用其他活血化瘀的药物。

［心气不足］

治法：补养心气而振胸阳。

方药：用保元汤合甘麦大枣汤加减。方以人参、黄芪大补元气，以扶心气；甘草炙用，甘温益气，通经脉，利血气而治心悸；肉桂辛热补阳，散寒而治心痛，又能纳气归肾，而缓短气、喘息之症，或可以桂枝易肉桂，《本经疏证》谓桂枝有通阳、行瘀之功，故可用以治疗心气不足、血滞心脉之证；生姜可以除去不用，加丹参或当归，养血行瘀；甘麦大枣汤益心气，宁心神，甘润缓急。若胸闷明显而伴心痛者，可加旋覆花、桔梗、红花，以补中下气，宽胸活血。凡心气不足，兼有气滞、血瘀、痰浊者，补心气的药应先选和平轻补之品，视服药后的反应，再考虑是否加重补气之力，而活血理气化痰总应以不伤心气为准绳，破气、破血、泄痰之品应慎用或不用。心脾气虚之证，可用养心汤。此方在保元汤（去生姜）的基础上，加茯苓、茯神、远志、半夏曲，健脾和胃，补心安神；柏子仁、酸枣仁、五味子，养心而敛心气；当归、川芎，行气活血，全方有补养心脾以生气血之功。

［心阴不足］

治法：滋阴养心，活血清热。

方药：用天王补心丹。本方以生地、玄参、天门冬、麦门冬，滋水养阴而泻虚火；人参、炙甘草、茯苓益心气，也寓有从阳引阴之意；柏子仁、酸枣仁、远志、五味子养心安神，化阴敛汗；丹参、当归身养心活血而通心脉；桔梗、辰砂为佐使之品，全方能使心阴复，虚火平，血脉利而使心胸灼痛得解。若阴不敛阳，虚火内扰心神，心烦不寐，舌光红少津者，可予酸枣仁汤清热除烦安神。不效者，可再予黄连阿胶汤，滋阴清火宁神。若脉结代、心悸怔忡之症明显者，用炙甘草汤，方中生地用量独重，配以阿胶、麦门冬、火麻仁滋阴补血，以养心阴；人参、大枣补气益胃，资脉之本源；桂枝、生姜以行心阳；入酒煎煮，与生地相得，其滋阴活血复脉之力益著，即"地黄得酒良"之谓。诸药同用，使阴血得充，阴阳调和，心脉通畅，则心悸、脉结代得以纠正。心肾阴虚者，可合左归饮补益肾阴，或河车大造丸滋肾养阴清热；眩晕心悸明显者，加镇潜之品，如珍珠母、灵磁石之类。如心肾真阴欲竭，亟宜救阴，用大剂西洋参、鲜生地、石斛、麦门冬、山茱萸，参以生牡蛎、五味子、甘草酸甘化阴而敛真阴;心痛甚者,宜兼行血通脉,应择丹皮、芍药、丹参、益母草、郁金、凌霄花等性凉、微寒的活血之品。心胸痛剧不止者,可选用至宝丹。在阴液有渐复之机时,又应及时结合针对病因的治疗,如有火热实邪者,结合清热泻火凉血;有痰火、痰热者,结合清热化痰或泻火逐痰等等,方药参见有关证候。心阴不足若夹有气滞者,理气忌用温燥之品,瓜蒌、郁金、枳实、绿萼梅、玫瑰花、合欢花、金铃子、延胡索等,可供选用。

临床见到阴伤及气者,于养阴之剂中加人参,或天王补心丹中加重人参的用量。气阴两虚者,治当益气养阴并施,可用生脉散,症状较重者可在天王补心丹的基础上,加黄芪、黄精之类。

心脾两虚之证,可用归脾汤,益气补血,心脾双调;或可合用四物汤,以增强归脾汤补血之功。

[心阳亏虚]

治法:补益阳气,温振心阳。

方药:方用人参汤。本方由人参、甘草、干姜、白术四味组成,《金匮要略》用本方治胸中阳微,正气虚寒之胸痹,以温补其阳而逐其寒,正如魏念庭《金匮要略方论本义》谓:"以温补其阳,使正气旺而邪气自消,又治胸痹从本治之一法也。"尤在泾《金匮要略心典》亦云:"养阳之虚,即以逐阴。"另可加桂枝、茯苓,温阳化气,助逐阴散寒之力,振奋心阳。若心肾阳虚,可合肾气丸,以附子、桂枝(后世多用肉桂)补水中之火;以六味地黄丸壮水之主,从阴引阳,合为温补肾阳之剂,两方合用则温补心肾而消荫翳。若心肾阳虚而兼水饮上凌心肺、喘促水肿者,可与真武汤合用。真武汤以附子之辛热,温补肾阳而驱寒邪,且与芍药同用,能入阴破结,敛阴和阳;茯苓、白术健脾利水;生姜温散水气。两方合用则可温补心肾而化寒饮。阳虚寒凝心脉、心痛较明显者,可选择加入鹿角片、川椒、吴茱萸、荜茇、良姜、细辛、川乌、赤石脂等品。若因寒凝而兼气血滞涩者,可选用薤白、沉香、檀香、降香、香附、鸡血藤、泽兰、川芎、桃仁、红花、延胡索、乳香、没药等偏于温性的理气活血药。如突然心胸剧痛,四肢不温而汗出者,宜即含服苏合香丸,温开心脉,痛减即止,不宜多服久服,以免耗散阳气。至如心肾阳虚而见虚阳欲脱的厥逆之证时,则当回阳救逆,用参附汤或四逆加人参汤回阳救逆;或予六味回阳饮(炮姜改干姜),此方用四逆加人参汤回阳救逆,熟地从阴引阳,当归和血活血,为救治厥逆的有效之剂;若兼大汗淋漓,脉微细欲绝等亡阳之证,应予回阳固脱,用参附龙牡汤,重加山茱萸。

此外,对心阳不足兼脾肾阳虚者,可用人参汤合右归饮治疗,兼补心脾肾之阳气。

(三)其他治法

1.中成药

(1)复方丹参滴丸:每次 3 粒,每日 3 次。功效:活血化瘀,理气止痛。适用于心绞痛发作,辨证属气滞血瘀者。

(2)麝香保心丸:每次 1~2 粒,每日 3 次。功效:芳香温通,益气强心。适用于心绞痛发作,辨证属寒凝血瘀者。

(3)冠心苏合丸:嚼碎服,1 次 1 丸,每日 1~3 次。功效:理气,宽胸,止痛。适用于心痛有寒者。

(4)速效救心丸:含服每次 4~6 粒,每日 3 次。功效:行气活血,祛瘀止痛。适用于心痛有瘀者。

2.针刺

(1)针刺膻中、内关,每日1次。留针20～30分钟,捻转3～5分钟。

(2)心包经及心经两经俞穴(厥阴俞透心俞)及募穴(膻中透巨阙)为主穴,心包经的经穴内关为配穴。

(3)主穴:华佗夹脊,第4、第5胸椎,内关;配穴:膻中,三阴交。

(4)主穴:膻中透鸠尾,内关,足三里;配穴:通里,神门,曲池,间使,乳根,命门。

(5)主穴:心俞,厥阴俞;配穴:内关,足三里,间使。

(6)针刺内关、膻中,或内关、间使。

(7)针刺心俞,厥阴俞配神门、后溪、大陵。

(8)耳针:主穴:心,神门,皮质下;配穴:交感,内分泌,肾,胃。

(9)耳针:主穴:心,皮质下,神门,肾;配穴:肾上腺等。

3.膏药穴位敷贴

通心膏(徐长卿、当归、丹参、王不留行、鸡血藤、葛根、延胡索、红花、川芎、桃仁、姜黄、郁金、参三七、血竭、椿皮、穿山甲、乳香、没药、樟脑、冰片、木香、人工麝香、硫酸镁、透骨草),敷心俞、厥阴俞或膻中。

4.推拿疗法

据报道,按摩腹部上脘、中脘、下脘、神阙、关元、心俞、厥阴俞或华佗夹脊压痛点等治疗心痛有效。

总之,胸痹心痛发作时均要立即口服速效治疗药物,待病情缓解后再按具体病情,辨证论治。真心痛亦称心厥,属临床危急重症,需要及时诊断及救治。病情严重者常合并心脱、心衰等危候,可参考相关篇章进行辨证论治。

【转归及预后】

胸痹心痛一证,以膻中或左胸部反复发作疼痛为特点。可分为虚、实两端,但实证可转为虚证,虚证也可兼有邪实,以致虚实夹杂,变化多端。尽管如此,只要辨证论治正确、及时,克服一方一药统治胸痹心痛的倾向,一般都能使病情得到控制或缓解。有些患者可因各种因素导致心胸剧痛,持续不解,伴见气短喘息,四肢不温或逆冷青紫,烦躁,神志不清,尿少水肿,脉微细等阳虚阴竭之证,古代医家称为"真心痛",为胸痹心痛中的危重不治证候。但是随着医疗经验的不断丰富,早有医家对此提出异议,如陈士铎《辩证录·心痛门》曰:"人有真正心痛,法在不救。然用药得宜,亦未尝不可生也。"虞抟《医学正传》也云:"有真心痛者……医者宜区别诸证而治之,无有不理也。"中华人民共和国成立以后,特别是近20年来,加强了中医药治疗真心痛的研究,使治疗方法日趋完善,因此病死率明显下降。但真心痛病情危急,临床诊治必须仔细、果断、正确,稍有疏忽,则易于贻误生命。

【预防与护理】

一、预防

根据胸痹心痛一证的发病特点,在预防方面应注意以下几个方面。

(1)注意调摄精神,避免情绪波动:中医历来重视摄生养神,《素问·上古天真论篇》谓:"恬淡虚无,真气从之,精神内守,病安从来。"情志异常可导致脏腑病变,特别是与心的关系最为密切,所以《灵枢·口问》又云:"心者,五脏六腑之主也……故悲哀愁忧则心动。"说明精神情志变化可直接影响于心,导致心脏损伤,即沈金鳌指出的"七情之由作心痛"。因此,注意精神的调摄,避免过于激动或思虑过度,保持心情愉快,这对预防胸痹心痛的发生、发展是很重要的。

(2)注意生活起居,寒温适宜:气候的寒暑晴雨变化,对胸痹心痛的发生、发展也有明显的影响,如《诸病源候论·心病诸侯》所载:"心痛者,风冷邪气乘于心也。"以及《杂病源流犀烛》等书所述之"大寒触犯心君"发生真心痛等认识,均指出了本病的发生与气候异常变化有关。一些单位所做的发病因素调查报告中,亦指出因阴雨寒凉等诱发胸痹心痛者约占 1/2 以上,因此,平素注意生活起居,做到寒暖适宜十分必要。

(3)注意饮食调节,避免膏粱厚味,并注意纠正偏食:中医认为,"过食肥甘""膏粱厚味"易于产生痰浊,阻塞经络,同时进食肥甘亦可生湿,致使湿浊困脾,影响脾的运化功能,致令食物中厚浊部分壅遏脉中,"脉道不通,气不往来",影响气的正常运行,而发生胸痹心痛。近年来的病因调查中也显示喜食肥甘者其发病率高于一般人。同时,饮食有所偏嗜,尤其是咸食,亦可导致胸痹心痛的发生,《素问·五脏生成篇》指出:"多食咸,则脉凝泣而变色。"脉涩则气血不通,胸痹心痛可以发生。因此,平素饮食注意调节是十分重要的。另外,烟酒等刺激之品对于脏腑功能亦有影响,应予禁烟节酒。

(4)注意劳逸结合,坚持适当的体育锻炼:在中医摄生理论中,不仅主张"饮食有节""起居有常",而且还主张"不妄作劳"。所谓"不妄作劳"表达了"要劳",但不要"过劳"的劳逸结合的思想。《素问·宣明五气篇》所说的"久视伤血,久卧伤气,久坐伤肉,久立伤骨,久行伤筋",就是说明劳逸失宜会给人体带来损害,这对于胸痹心痛同样是重要的。过劳易耗伤心及其他脏腑的气血阴阳;好逸则易致气血停滞,对于胸痹心痛都是不利的。因此,必须强调在患者体力许可范围内的适当活动锻炼,也就是朱丹溪所强调的所谓"动而中节"。

二、护理

对于胸痹心痛的护理主要有以下几点。

(1)使患者情志舒畅,建立战胜疾病的信心,减轻思想负担,舒缓工作生活压力,不致过于紧张,以利于气血畅达,脏腑功能协调。

(2)改变静息为主的生活方式,逐步引导患者循序渐进的做适当活动,根据不同的病情采取打太极拳、散步、快走等方式,并持之以恒,逐渐锻炼身体的适应能力,以达到"气血流通",利于康复。

(3)建立良好的生活习惯,戒烟,饮食上避免过食肥甘厚腻,少食多餐,禁酒远酒,避免脾胃大伤、湿浊内阻,以配合药物治疗。

(4)系统诊治,规律复诊,积极配合治疗以控制血压、血脂及血糖;胸痹心痛发作时应保持心情平静,及时休息,立即给予速效止痛药物,避免加重病情,防止发生意外。

(5)疼痛缓解后亦不能过饱过劳,陈士铎在《辩证录》中所主张的"但痛止后,必须忍饥一日"(指减量)是有一定道理的。

【现代研究】

随着社会的发展,生活方式的改变,冠心病已成为我国常见、多发疾病。据卫计委统计信息显示,我国冠心病每年新发75万人,心血管病已成为我国城市居民的第1位死因。患病年龄构成中55%是45～64岁人口,23%是15～44岁人口,严重威胁劳动力人口健康。人们为寻求救治和预防这一常见疾病的有效疗法做出了不懈的努力。近数十年来,中医药工作者在冠心病的诊断、治疗方面进行了大量的研究,现分述如下。

(一)老中医辨证治疗胸痹心痛经验的研究

对于胸痹心痛的治疗,许多老中医积累了丰富的宝贵经验。归纳他们的治疗经验,主要在于如何运用好通、补两法。

冉雪峰老中医主张先通后补,常用利膈通络消癥散结法(全瓜蒌、京半夏、枳实、黄连、制乳没、当归须、石菖蒲、郁金、琥珀末、制鳖甲),后期好转时加丹参、当归益血,并重其制,分阶段论治。

蒲辅周老中医治疗胸痹心痛重在活血顺气,反对破血攻气。推崇两和汤(人参、丹参、没药、琥珀粉、石菖蒲、鸡血藤膏、远志、血竭(或藏红花)、香附、茯苓),通补兼施。

岳美中老中医治疗胸痹心痛主张以阳药及通药廓清阴邪,不可掺杂阴柔滋敛之品,因证选方。如枳实薤白桂枝汤、变通血府逐瘀汤(归尾、川芎、桂心、瓜蒌、薤白、桔梗、枳壳、红花、桃仁、怀牛膝、柴胡)、苏合香丸等,并强调辨证论治,曾以清暑益气汤有效治疗一名每逢夏季胸痹心痛即加重之患者。

赵锡武老中医治疗胸痹心痛以补为通,以通为补,通补兼施,补而不助其阻塞,通而不损其正气,治疗多用宣痹通阳,心胃同治,扶阳抑阴,补气益血,活血利水为法,宗栝楼薤白半夏汤为主方随症加减;有血瘀浮肿者,加当归芍药散;阳虚浮肿时加真武汤及活血之品(当归、桃仁、红花、藕节)。

郭士魁老中医治疗胸痹心痛主张用通法以活血、通瘀、行气、豁痰,体壮者早用,体弱者减量用,当补虚者,分别温阳或滋阴,务求温而不燥,滋而不腻,通而不伤其正,正复而瘀浊除。常用补阳还五汤、失笑散、丹参饮、活血通瘀膏、人参汤、炙甘草汤、栝楼薤白半夏汤等合方化裁,并根据病情运用"逆者正治,从者反治"的治疗原则。

任应秋治疗胸痹心痛以"益气扶阳,养血和营,宣痹涤饮,通窍宁神"16字来概括其治疗大法。具体运用:心气不足证用黄芪桂枝五物汤加味;阳虚阴厥用乌头赤石脂丸加减;营阴失养证用人参营养汤加减;心悸脉数者用酸枣仁汤加减;阴虚阳亢证用知柏地黄汤化裁;痰饮阻塞证用栝楼薤白半夏汤、苓桂术甘汤、二陈汤合方。总之,关键在以扶阳通营为先务。

张伯臾认为急性心肌梗死应包括在"胸痹""真心痛"这2个病证之中。在辨证上主张抓住"阴"(阴虚)、"阳"(阳虚)、"痰"(分寒,热)、"瘀"(因气或因邪)四字及"心脏虚弱""心脉痹阻""胸阳不展"等基本病机。在治疗方面主要有3条经验:一是处理好补和通的关系。认为通法是治疗本病的基本法则,但据病情的标本虚实、轻重缓急,掌握好以通为主,抑或以补为主,还是通补兼施,强调"祛实通脉不伤正,扶正补虚不碍邪";二是要注意防脱防厥,并提出从神、气息、汗、疼痛、四末及素谬的温度、舌苔、脉象等方面的细微变化,及时采取措施,认为要防脱防厥,用药宜用于厥脱之先;三是要注意及时通便,但必须根据阴结、阳结的不同,采取不同的通便方法,认为正确运用通便方法,解除便秘,是有利于正气恢复和缓解病情的。

路志正认为治疗胸痹,应溯本求源,从导致胸阳痹阻的根本——脾胃功能失调入手。调脾胃治胸痹的辨证要点是:既有纳化失常,又有心系症状者。气虚不运者,当健脾胃,补中气,中气盛则宗气自旺。血亏不荣者,当调脾胃,助运化,脾运健则营血丰而心血足。湿蕴者,当健脾运湿,湿祛则胸阳自展。痰阻者,当健脾化痰,痰消则血脉自通。中焦虚寒者,当温中散寒,寒散则胸阳自运而痹除。

邓铁涛认为冠心病是本虚标实之证。一般的冠心病以气虚(阳虚)而兼痰浊者为多见,当疾病到了中后期,或心肌梗死的患者,则以心阳(阴)虚兼血瘀或兼痰瘀为多见。认为岭南土卑地薄,气候潮湿,冠心病患者以气虚痰浊型多见。治疗重视调脾护心,益气活血祛痰。自拟冠心方用于临床,疗效显著。该方为温胆汤加减。具体运用:脾气虚弱可合四君子汤;气虚明显加黄芪、五爪龙,或吉林参6克另炖,或嚼服人参5分;兼阴虚不足可合生脉散;如心痛明显,可合失笑散或三七末冲服。

李斯炽治疗胸痹心痛的原则是:以扶正为主,强调整体治疗。组方原则:"补阴颐阳,补阳护阴""补中兼通,通而勿耗。"

当然,各地老中医的经验还很多,限于篇幅,仅摘要介绍如上。

(二)胸痹心痛辩证规律研究现状

1.CHD 的中医病名及证候规范

胸痹心痛、真心痛病名首见于《内经》。1987 年 8 月中华全国中医学会内科学会确定了《心痹诊断及疗效评定标准》,统一CHD 病名为心痹,轻者命名为厥心痛,重者为真心痛;1987 年 8 月全国中医急症研讨会确定了胸痹心痛(冠心病心绞痛)诊疗规范,病名沿用《金匮要略》"胸痹心痛"之病名(中华人民共和国卫计委颁发的《中药新药临床研究指导原则》亦沿用此病名)。这两个全国性会议的召开,使 CHD 中医病名之诊断趋向标准化、规范化。根据《1997年——国标——中医临床诊断术语》,胸痹(心痛)及厥(真)心痛的定义,基本上概括了 CHD 的基本病机及主要临床表现,可作为 CHD 的规范命名。1980 年、1985 年两次全国 CHD 辨证论治研究座谈,确定了《冠心病心绞痛中医辨证标准》,分为本虚标实 2 大类 13 型,1990 年中国中西医结合学会心血管学会再次修订,仍分 2 类 13 证:标实证即痰浊(偏寒、偏热)、血瘀、气滞、寒凝 5 证,本虚证包括气虚(心气虚、脾气虚、肾气虚)、阳虚(心阳虚、肾阳虚)、阴虚(心阴虚、肝肾阴虚)、阳脱证共 8 证。1987 年 8 月全国中医急症会议确定的胸痹心痛(冠心病心绞痛)证类诊断标准为 6 证,1993 年《中药新药治疗胸痹(冠心病心绞痛)的临床研究指导原则》也分为 6 证,2002 年第 3 版《中药新药临床研究指导原则(试行)》将胸痹分为 8 证:心血瘀阻证、气虚血瘀证、气滞血瘀证、痰阻心脉证、阴寒凝滞证、气阴两虚证、心肾阴虚证、阳气虚衰证。

2.证候临床研究

胸痹心痛的证候辨证分型、分布规律以及标准的研究是胸痹心痛研究的重点之一。旷氏等分析 2432 例 CHD 心绞痛证型,常见 6 种,实证多于虚证,主要证型依次为:心血瘀阻型、寒凝心脉型、气阴两虚型;其余 3 种为心阳不振、痰浊闭塞、气滞心胸难分主次。吴氏等探讨 37 例 CHD 冠状动脉搭桥术围手术期的辩证规律,结果:心气阴两虚证占 64.9%,兼痰浊壅肺者 67.6%,兼瘀血内阻证者 62.2%,提示搭桥术后气虚痰瘀是基本病机;还发现围手术期证候演变与术前冠状动脉病变程度、术前心功能、术前肺功能、术中体外循环时间等因素有关。韦氏研究发现 CHD 虚证大于痰或瘀有关的标实；证型以气阴两虚为主，其次是气虚血瘀及痰浊闭阻型；CHD 与非 CHD 脉象比较仅滑脉和沉脉有明显差异，但 CHD 脉象中滑脉占 31.1％，与痰症分布相符，同时也证明瘀的脉象是多样化的，可有弦、细、结、沉、缓、涩等不同，所以单凭脉象判断瘀证不符合临床实际；舌质方面淡白舌（血虚）在 CHD 中出现率少于非 CHD 组，而黯或紫斑舌 CHD 出现率最高；舌苔方面 CHD 以少苔或无苔较为多见，高于非 CHD 组，说明阴虚证在 CHD 组出现率较高。

　　3.辨证与客观指标的研究

　　观察客观指标与辨证分型的关系，有助于发现新的辩证指标，提高中医的辨证水平。不少对冠脉造影结果与中医证型关系的研究表明，冠状动脉血管病变支数、狭窄程度与证型有一定的关系。血瘀、痰浊、寒凝、阳虚症患者的冠脉病变程度多较气滞、气虚、阴虚证患者为重。心电图指标与证型亦有一定的相关性。赵氏等发现冠心病心电图阳性检出率以心血瘀阻为最高，其他依次为气阴两虚、寒凝、痰浊壅塞、阳虚、心肾阴虚。不同中医证型的生化检查有一定的区别。冠心病血瘀证与血液流变学、血流动力学、微循环、血管内皮功能、血小板功能、纤溶系统、抗凝血酶系统、LPO/SOD 以及炎症反应、免疫功能、脂质代谢以及氧自由基的异常状态等微观指标的相关性研究有大量的文献报道，痰浊证与脂质代谢的关系亦逐渐受到研究者的关注。对血瘀证中高凝血和低纤溶状态的研究表明，CHD 血瘀症患者中，反映凝血功能的血浆 TXA_2 和 PGI_2 的稳定代谢产物 TXB_2 和 6-keto-PGFla 改变明显，TXB_2 的升高尤为显著。血小板体积（MPV）及宽度分布（PDW）、血小板颗粒膜蛋白（GMP-140）水平、β-血小板球蛋白、血小板第 4 因子（PF4）值 a-颗粒蛋白（CD62P）、溶酶体完整膜蛋白（CD63）及凝血酶敏感蛋白（TSP）的表达、抗凝血酶Ⅲ（ATⅢ）、蛋白 C、蛋白 S（PS）、组织型纤溶酶原激活物（t-PA）活性、纤溶酶原激活物抑制物（PAI）活性等凝血功能相关指标在血瘀症患者中均被观察到有明显的改变。同时，血瘀证中血脂代谢的紊乱已得到证实，如毛氏等对 CHD 患者血脂研究发现，血瘀症患者的 TG、TC、LDL-C 的水平均较其他证型 CHD 为高，对心血瘀阻、痰浊壅盛和气阴亏虚证型临床研究发现，心血瘀阻和痰浊壅盛存在胰岛素抵抗（IR），但代偿性高胰岛素血症（Ins）仅存在于心血瘀阻型 CHD，且脂质紊乱也以心血瘀阻型最为显著。血浆同型半胱氨酸等物质与证候的关系亦得到研究。严氏等发现冠脉造影阳性者血浆同型半胱氨酸水平显著高于冠脉造影阴性者，冠状动脉病变支数越多，血浆同型半胱氨酸水平越高。在非重度狭窄者、重度狭窄者中心血瘀阻型血浆同型半胱氨酸水平均显著高于痰浊壅塞、气阴两虚类型。

　　（三）缓解胸痹心痛发作的中药研究现状

　　胸痹心痛以血脉不通为重要病机，标实的祛除有利于缓解胸痹症状，因此有部分治疗胸痹心痛药物的研究侧重于迅速缓解胸痹心痛发作时的症状，其中以活血化瘀为重点。对速效救心丸治疗冠心病心绞痛的临床疗效观察，结果表明速效救心丸治疗冠心病心绞痛临床疗效确切；其机制有钙的拮抗，抗血液黏、稠、凝、滞的作用，避免心肌细胞损伤坏死。惠氏等以复方丹参滴丸治疗冠心病劳力型心绞痛，结果在心绞痛缓解率、降低心绞痛发作率、持续时间、减少硝酸甘油用量、改善心电图心肌缺血情况、改善血流变学指标、降低血脂等方面均优于常规抗心绞痛西药治疗组。

胸痹心痛发展为真心痛时的用药,中药静脉制剂得到了很好的开发。川芎嗪注射液、丹参注射液、葛根素注射液、灯盏细辛注射液、疏血通注射液等用治冠心病不稳定型心绞痛、心肌梗死的临床研究均观察到较好的效果。秦氏等在使用尿激酶溶栓的同时加用复方丹参注射液治疗 AMI63 例(治疗组),对照组仅用尿激酶及西医常规治疗,结果治疗组梗死血管再通率为76.19%,对照组为63.49%,且治疗组在减少心肌耗氧量、缩小梗死面积、减少心肌酶释放、提高左室射血功能及减轻疼痛等方面都显著优于对照组。韩氏等在静脉溶栓的同时输入参芪扶正注射液 250 毫升,每日 1 次,连用 3 星期治疗 AMI38 例,结果患者再灌注心律失常发生率为55.56%,明显低于单用溶栓疗法的对照组的 82.56%,心力衰竭及梗死后心绞痛发生率、休克及总病死率均低于对照组,表明参芪扶正注射液不仅为补气要药,同时对心脏缺血再灌注损伤有保护作用。

(四)中医药提高冠心病患者生活质量研究

近年来由于医学模式的转变,临床上日益重视通过治疗干预提高患者的生活质量,并将之作为评价心血管药物临床价值的一个重要方面,这对于反映具有整体调整特色的中医药的临床疗效更为有利。生活质量亦被用作胸痹心痛的疗效评价指标。

作为定位于胸痹心痛长期维持治疗的药物,其组方原则有治本及标本兼治的不同。纯以治本法治疗胸痹心痛的药物研究所占比例较少,有关于黄芪制剂、生脉散制剂用治胸痹心痛的报道。而以标本兼治法治疗冠心病心绞痛的研究最多,尤以益气活血法为主流,亦是近 5 年来我国中医界冠心病心绞痛临床研究的热点。补阳还五汤、黄芪注射液合复方丹参片、通心络胶囊、益气通脉口服液、心脉通胶囊、舒心胶囊、参芪通脉胶囊等药物或治疗方案用治冠心病心绞痛均取得较好的疗效,与西药合用的治疗组在缓解临床症状、减少心绞痛发作、改善心电图及血流变、降低血脂等方面均有优于单纯西药对照组的报道。标本兼治、痰瘀同治的药物,如邓老冠心胶囊、愈心络脉平胶囊、克心痛滴鼻剂对冠心病心绞痛治疗取得了满意疗效。吴氏等观察了冠心胶囊在提高冠心病心绞痛气虚痰瘀型患者生存质量方面的临床疗效,选择符合WHO标准,至少有 4 个月以上典型劳力型心绞痛患者共 93 例,随机分组,分别用冠心胶囊、硝酸异山梨酯及复方丹参滴丸治疗,疗程 6 个月,观察对心绞痛症状、生活质量等的疗效。结果表明冠心胶囊治疗组能显著提高患者在一般健康状况、精力、情感职能、精神健康及健康变化方面的得分($P < 0.05$),而在生理功能、生理职能、躯体疼痛方面,3 组间无明显差异;冠心胶囊组在治疗满意程度方面得分与硝酸异山梨酯、复方丹参滴丸组相比有显著差异($P < 0.05$)。试验亦认为 SF-36 量表及 SAQ 量表可以作为评价中成药治疗冠心病心绞痛疗效的有效手段。芳香温通类药物如麝香保心丸亦被广泛用治冠心病心绞痛,疗效显著。

纵观近 5 年来中医药治疗冠心病心绞痛的临床研究,总体上各家认同冠心病本虚标实的基本病机,在本多偏向于气虚阳虚,在标多偏向于血瘀,尤以对益气活血化瘀治法的研究为多。补气多投以人参、黄芪;活血化瘀多用三七、丹参。益气化痰法治疗冠心病心绞痛的研究亦开始逐渐受到重视。

(五)冠状动脉旁路移植术围术期中医药干预

阮氏等运用调脾护心法对冠脉搭桥术后患者进行中医药治疗干预,纳入 106 例拟行冠脉搭桥手术的患者,对照组(51 例)采用常规西医学治疗,试验组(55 例)在西医学治疗的基础上,采用调脾护心法,以护心方为主方加减治疗,观察两组患者临床症状、心功能的改善情况,并应用 SF-36 量表评价患者生存质量的改善情况。结果治疗 3 个月后,试验组症候积分总分较对照组明显降低($P<0.01$),中医症候疗效显著优于对照组($P<0.05$),心功能较对照组显著提高($P<0.05$);SF-36 量表积分,试验组患者在"身体疼痛""活力""情感职能""精神健康""健康变化"等维度积分明显高于对照组($P<0.05$ 或 $P<0.01$)。复方丹参注射液对非体外循环下冠状动脉旁路移植术(OPCAB)中胃肠道的保护作用亦见研究。

(六)中医药降低血管再通术后再狭窄率研究

1984 年我国开展首例经皮冠状血管再通术(PTCA)后,许多医院相继开展了这一技术。传统医学(中医药)与西医学相比,对介入治疗(PCI)术后再狭窄的研究起步较晚,但是目前的研究显示,中医药在防治 PCI 术后再狭窄中确实取得了一定成效。有学者认为冠心病患者接受 PCI 术归于中医金刃外源性创伤,属血瘀证范畴,结合 PCI 术后再狭窄的冠心病患者的临床表现,参考动物实验结果以及使用具有活血化瘀作用的药物后可明显改善 PCI 术后再狭窄的病理过程和临床表现,同时考虑接受 PCI 手术治疗的多为患有胸痹心痛之人,气阴两虚为常见证型,气虚则无力行血,阴虚则络脉不充,而 PCI 术更加重了血瘀的征象,还有部分患者因长期过食肥甘厚味,形体肥胖,伴糖尿病或有烟酒等不良嗜好而多有痰阻之证,从而将 PCI 术后出现的再狭窄之基本证型归属于血瘀痰阻、气阴两虚证的范畴之内。基于这种认识,中医药降低血管再通术后再狭窄率的基本治法以活血化瘀、益气养阴、化痰通脉为主,结合现代医学的诸多先进实验技术和检查手段,如分子生物学技术、基因芯片技术、冠脉造影等,进行了大量的基础医学和临床医学方面的研究。对血府逐瘀汤的研究最多。陈氏等首次采用活血化瘀中药芎芍胶囊进行西医学治疗基础上多中心、双盲随机、安慰对照的预防 PCI 术后 RS 的 6 个月临床观察,分别从冠状动脉造影(CAG)、心绞痛复发、血瘀症候计分及肝肾功能等方向评价芎芍胶囊结合西医学常规治疗干预 RS 的安全性和疗效。结果如下。①本研究 CAG 随访率为 47.08%,接近国际 CAG 随访水平。治疗组 CAG 再狭窄率(26.03%)较对照组(47.22%)明显降低(IP<0.05),治疗组病变血管狭窄程度、管腔直径较对照组有明显改善($P<0.05$)。②PCI 术后 3 个月和 6 个月,治疗组心绞痛复发率(7.14% 和 11.04%)较对照组(19.48% 和 42.6%)明显降低($P<0.01$)。③PCI 术后 6 个月,治疗组临床终点事件发生率为 10.39%,对照组为 22.73%,治疗组明显低于对照组($P<0.05$)。④两组治疗 6 个月,血瘀证计分皆明显改善,但治疗组明显低于对照组($P<0.01$)。⑤证明血瘀证的轻重和 RS 形成及冠状动脉的病变程度明显相关。⑥临床观察过程中,未发现明显和本药有关的不良反应。针对血管重塑这一 PCI 术后 RS 和动脉粥样硬化(AS)的主要病理环节,研究芎芍胶囊干预 RS 的作用机制。临床超声观察表明,本药可改善 AS 的病理性血管重构,消减颈 AS 斑块,并能改善内皮细胞功能,调节血管活性物质水平;实验研究证明,单纯内皮损伤是病理血管重塑的重要因素,内膜增厚和病理性血管重构共同参与内皮损伤后血管管腔狭窄的形成。芎芍胶囊具有调脂、抗血小板聚集、影响血管活性物质水平、调控血管平滑肌细胞(SMC)增殖凋亡、改善内皮细胞结构功能、调节胶原代谢、抑制内膜增厚、消减 AS 斑块及改善病理性血管重构等作用,可作用于 RS 形成的多个病理环节。此外,亦观察心脉通胶囊、舒心益脉胶囊、通冠胶囊、复方水蛭精胶囊以及四逆汤等药物具有降低血管再通术后再狭窄发生率的作用。

（七）血脂异常的中医认识及治疗

1.病因病机的认识

中医学文献中尚无血脂异常和脂蛋白异常血症及一些并发症的病名，但有其相关的论述。如《素问·通评虚实论篇》："凡治消瘅仆击，偏枯痿厥，气满发逆，甘肥贵人，则高粱之疾也"；《素问·经脉别论篇》："食气入胃，散精于肝，淫气于筋。食气入胃，浊气归心，淫精于脉，脉气流经，经气归于肺，肺朝百脉，输精于皮毛。毛脉合精，行气于府，府精神明，留于四脏，气归于权衡"；"饮入于胃，游溢精气，上输于脾，脾气散精，上归于肺，通调水道，下输膀胱，水精四布，五经并行"；《灵枢·营卫生会》："人受气于谷，谷入于胃，以传于肺，五脏六腑，皆以受气，其清者为营，浊者为卫，营在脉中，卫在脉外"；《灵枢·五癃津液别》："五谷之津液和合而为膏者，内渗入于骨空，补益脑髓而下流于阴股。"《类经·藏象类》："故通于土气，虽若指脾而言，而实总结六腑者，皆仓廪之本，无非统于脾气。"因此，多数中医学者认为：本病属于中医"痰浊""血瘀""胸痹""眩晕""肥胖"范畴。其产生与肝脾肾三脏关系最为密切，而尤以脾肾为要。其病机是在脏腑之气虚衰基础上，过食肥甘，好坐好静，七情劳伤等形成正虚邪实之证，并以正虚为本，痰瘀为标，属本虚标实之证。

2.血脂异常与痰瘀证的关系

脂质代谢紊乱多属中医学"痰浊"范畴。不少研究表明，血脂异常与痰浊及血瘀证均有关系。如毛威等发现痰浊壅塞型患者有脂质代谢紊乱。冠心病痰浊型患者血清 apoB、T-CH、TC、LDL-C、VLDL-C 水平及动脉硬化指数，apoB/apoA 比值被报道认为明显高于非痰浊型患者及正常人组，而血清 HDL-C、HDL2-C 水平及 HDL-C/T-CH、HDL-C/LDL-C、HDL2-C/T-CH 比值明显降低，认为冠心病痰浊型与脂质代谢紊乱密切相关，载脂蛋白及脂蛋白组分的异常变化被认为是痰浊病的病变基础之一。利用药物疗效反证方法的研究亦发现，化痰健脾中药能明显地降低实验性高脂血症动物血清 TG、TC、LDL 水平，并能升高 HDL/LDL 之比值和降低动脉硬化指数。张氏等对确诊的冠心病老年患者 171 例（行冠脉造影术者 81 例）进行痰瘀辨证，结果：血清脂蛋白谱异常指数顺序是痰瘀型＞气滞血瘀型＞血瘀型＞痰浊型＞无兼夹证型。

3.降脂中药研究

我国在降血脂中药的研究方面进行了大量的工作，发现了若干有降脂活性的天然成分。除了辨证论治研究以外，认为有一定效用的药物大体归纳如下。

（1）抑制胆固醇在体内合成：一些中药通过影响脂肪的分解，减少合成胆固醇的原料乙酰辅酶 A 的生成来抑制内源性脂质的合成。如泽泻含三萜类化合物，可减少合成胆固醇原料乙酰 CoA 的生成；山楂水煎剂可增加肝细胞微粒体及小肠黏膜匀浆中胆固醇生物合成限速酶活力；西洋参茎叶皂苷 Pos 可降低血中脂质、抑制过氧化脂质生成；首乌可降低肝细胞中三磷腺苷酶活性，降低琥珀酸脱氢酶（SDH），葡萄糖-6-磷酸酶活性，影响胆固醇合成；阿魏酸浓度依赖性抑制大鼠肝脏甲戊酸-5-焦磷脱羟酶，从而抑制肝脏合成胆固醇。绞股蓝总苷可使脂肪组织细胞合成分解产生的游离脂肪酸减少 28% 左右，使进入细胞合成中性脂肪的葡萄糖降低 50% 左右。

（2）抑制胆固醇在肠道吸收：中药主要通过以下途径抑制脂类吸收入体内。一是某些中药含有蒽醌类化合物,蒽醌类成分能够刺激胃肠道蠕动,促进肠内胆固醇等脂质的排泄,以减少其吸收。如大黄、决明子、生何首乌、决明子等。二是利用植物胆固醇抑制肠腔内固醇的水解和肠壁内游离固醇地再酯化,竞争性地占据微胶粒内胆固醇的位置,影响胆固醇与肠黏膜接触的机会,以妨碍其吸收。如蒲黄、藻类等,蒲黄含植物固醇,其固醇类物质和胆固醇结构相似,可在肠道竞争性抑制外源性胆固醇的吸收,使胆固醇经肠道排出增加。金银花可降低肠内胆固醇吸收,茵陈蒿可使内脏脂肪沉着减少,主动脉壁胆固醇减少;槐花可有效降低肝、主动脉、血液中胆固醇含量,增加胆固醇—蛋白复合物稳定性;三七可阻止胆固醇的吸收,酸枣仁可抑制胆固醇在血管壁堆积;苜蓿籽纤维在肠内与胆固醇的有关胆盐结合有利于血脂降低。三是通过不能利用的多糖类和胆盐结合形成复合物,阻碍微胶粒的吸收而减少胆固醇的吸收。枸杞总多糖有显著降低高脂血症家兔血清 TC、TG 和升高 HDL 的作用。

（3）促进体内脂质的转运和排泄:由于脂类不溶于水,必须与载脂蛋白结合成溶解度较大的脂蛋白复合体才能在血液中循环、运转,所以脂蛋白、载脂蛋白在脂类代谢中具有重要作用。研究发现许多中药能影响血脂分布、转运和清除。如:甘草酸能使 TC 的代谢和排泄增加,血TC 中水平下降;泽泻有阻止类脂质在血清内滞留或渗透到动脉内壁的能力,促进血浆中 TC的运输和清除。采用放射性示踪法证明,人参皂苷可促进高脂血症大鼠血中^{14}C-胆固醇放射性能下降,粪中^{14}C-胆汁酸和^{14}C-胆固醇的排泄增加 2 倍,有利于胆固醇的转化、分解和排泄;柴胡皂苷可使大鼠粪便中胆汁酸及胆固醇增加,并可促进血中胆固醇的转运;而老山云芝多糖通过刺激清道夫受体途径而整体发挥降脂作用;月见草子通过增加血清卵磷脂胆固醇酰基转移酶活性,促进高密度脂蛋白胆固醇亚类 HDL3-C 使 HDL2-C 转化,加速胆固醇消除,改善血脂代谢紊乱;茶叶可降低脂肪酶活性,促进肾上腺素诱致的脂解酶活性,促进不饱和脂肪酸的氧化,从而促进脂质的分解和消除;加喂大蒜素的高胆固醇血症家兔主动脉含量维持在正常水平,在局部组织中调节脂质代谢;茶叶多糖能与脂蛋白脂酶结合,提高活力,并能促进动脉壁的脂蛋白脂酶入血,及降低该酶对抑制剂如 NaCl 的敏感性,而调节脂质代谢;黄芩对乙醇诱导的高血脂具有降低血中 TG 的作用,黄芩苷元能提高 HDL-C 水平,黄酮成分可以抑制肾上腺素、去甲肾上腺素和多巴胺诱导的脂肪细胞的脂解作用。

我国各地在这方面做了观察的药物还有橡胶种子油、荷叶、桐叶、三七、白僵蚕、桑寄生、茶树根、海藻、明矾、绿豆、龙井绿茶、蘑菇等单味药,以及多种复方。有的实验还观察到带鱼鳞油及蜂胶有降脂作用。

国外证明,香菇、姜黄、洋葱、大蒜和其他含磺胺酸、果胶及其多糖、豆类及大豆蛋白、褐藻等具有降脂作用。我国有关科研实验证明了姜黄的作用,南京九七医院及重庆医学院分别从临床和动物实验证实大蒜精油的降脂作用。日本观察到防风通圣散和防己黄芪汤分别对实证及虚证肥胖人有减肥和降脂效果。

降脂中成药的研究有较大的进展,其中以血脂康为代表。血脂康是我国开发研制的具有他汀类降脂作用的中药,是以大米为原料,用现代科技手段模拟古代红曲生产工艺,经红曲霉发酵而得到的特制红曲的提取物,富含羟甲基戊二酰辅酶 A（HMG-CoA）还原酶抑制剂（洛伐他汀）、多种不饱和脂肪酸和人体必需氨基酸以及甾醇和少量黄酮等多种有效成分,是一种有效成分明确,作用机制清楚,疗效稳定,安全有效,毒副作用小的纯天然中药。动物实验表明血脂康能降低高胆固醇饮食家兔血清 TC 与低密度脂蛋白胆固醇(LDL-C)水平及中度降低血清 TG 水平,降低主动脉粥样硬化斑块面积与主动脉总面积比值,减少高胆固醇饮食家兔血管内皮细胞超微结构损伤,抑制高胆固醇饮食家兔主动脉弓 VSMC 由收缩型向合成型转变,抑制其向内膜迁移的趋势以及抑制脂质在肝脏沉积等。

血脂康的临床研究亦有较多的报道。徐氏等报道了 243 例高脂血症患者,随机分为 2 组,血脂康组(150 例)给予血脂康每晚 2 粒,普伐他汀组每晚 5 毫克,治疗 24 星期时各组血脂值变化:降 TC 血脂康组百分比为 16%,普伐他汀组为 17%;降 TG 两组为 14%;降 LDL 百分比血脂康组为 24%,普伐他汀组为 21%;降 LDL、HDL 百分比血脂康组为 27%,普伐他汀组为 28%;升 HDL 百分比血脂康组为 4%,普伐他汀组为 10%。两组间差异无显著性(P>0.05),但血脂康更经济。

第三节　不　　寐

【定义】

不寐即失眠,指经常不易入寐,或寐而易醒,时寐时醒,或醒而不能再寐,甚至彻夜不寐,醒后常见神疲乏力,头晕头痛,心悸健忘,心神不宁,多梦等症。由于外感或内伤等病因,致使心、肝、胆、脾、胃、肾等脏腑功能失调,心神不安而成本病。不寐在古代书籍中称为"不得眠""目不瞑",亦有称为"不得卧"者。

【历史沿革】

《灵枢·大惑论》较为详细地论述了"目不瞑"的病机,认为"卫气不得入于阴,常留于阳。留于阳则阳气满,阳气满则阳跷盛;不得入于阴则阴气虚,故目不瞑矣"。《灵枢·邪客》对"目不瞑"更提出了具体的治法和方药:"补其不足,泻其有余,调其虚实,以通其道而去其邪,饮以半夏汤一剂,阴阳已通,其卧立至。"这种治疗方法至今对于临床仍有一定的指导意义。《灵枢·营卫生会》还论述了老年人"不夜寐"的病因病机,认为"老者之气血衰,其肌肉枯,气道涩,五脏之气相搏,其营气衰少而卫气内伐,故昼不精,夜不瞑"。《难经·四十六难》认为老人"血气衰,肌肉不滑,荣卫之道涩,故昼日不能精,夜不得寐也"的观点基本与此相同,对我们认识和治疗"不寐"也有很重要的参考价值。

汉代张仲景对"不寐"的临床症候和治法有详细的论述,丰富了《内经》的内容。如:"少阴病,得之二三日以上,心中烦,不得卧,黄连阿胶汤主之"(《伤寒论·辨少阴病脉证治》),"虚劳虚烦不得眠,酸枣仁汤主之"(《金匮要略·血痹虚劳病脉证治》)。前者是少阴病热化伤阴后的阴虚火旺证,后者是虚劳病虚热烦躁的不寐证。二方至今仍在临床广泛应用。

隋代巢元方《诸病源候论·大病后不得眠候》说:"大病之后,脏腑尚虚,荣卫未和,故生于冷热。阴气虚,卫气独行于阳,不入于阴,故不得眠。若心烦不得眠者,心热也。若但虚烦,而不得眠者,胆冷也。"指出脏腑功能失调和营卫不和是不寐的主要病机所在,并结合脏腑功能的变化对不寐的症候作了初步的分类。唐代孙思邈《千金翼方·卷一》中记载了丹砂、琥珀等一些重镇安神药,以及在半夏秫米汤基础上,拟选温胆汤等治疗"大病后虚烦不眠",为秦汉以来治疗不寐增添了新的内容。王焘《外台秘要·伤寒不得眠方四首》中说:"虽复后仍不得眠者,阴气未复于本故也。"进一步阐明了在热病后,阴血耗损是引起失眠的常见原因,并收录了较多治疗失眠的方剂。

宋代许叔微《普济本事方·卷一》论述不寐的病因说:"平人肝不受邪,故卧则魂归于肝,神静而得寐。今肝有邪,魂不得归,是以卧则魂扬若离体也。"此说明肝经血虚,魂不守舍,影响心神不安而发生不寐。并针对这种病因创制珍珠圆以育阴潜阳。在服药方法上,提出了"日午夜卧服"的观点,对临床确有一定的指导意义。

明代张景岳《景岳全书·不寐》指出:"不寐证虽病有不一,然唯知邪正二字则尽之矣。盖寐本乎阴,神其主也。神安则寐,神不安则不寐。其所以不安者,一由邪气之扰,一由营气之不足耳;有邪者多实证,无邪者皆虚证。"明确提出了以邪正虚实作为本病辩证的纲要。并提出了"无邪而不寐者……宜以养营气为主治……即有微痰微火皆不必顾,只宜培养气血,血气复则诸证自退""有邪而不寐者,祛其邪而神自安也……仍当于各门求法治之"等治疗原则。他还指出饮浓茶可以影响睡眠的问题:"饮浓茶则不寐……而浓茶以阴寒之性,大制元阳,阳为阴抑,则神索不安,是以不寐也。"明代李中梓《医宗必读·不得卧》对不寐的病因和治法论述亦颇具体而实用,他说:"愚按《内经》及前哲诸论,详考之而知不寐之故,大约有五:一曰气虚,六君子汤加酸枣仁、黄芪;一曰阴虚,血少心烦,酸枣仁一两,生地黄五钱,米二合,煮粥食之;一曰痰滞,温胆汤加南星、酸枣仁、雄黄末;一曰水停,轻者六君子汤加菖蒲、远志、苍术,重者控涎丹;一曰胃不和,橘红、甘草、茯苓、石斛、半夏、神曲、山楂之类。大端虽五,虚实寒热,互有不齐,神而明之,存乎其人耳。"清代冯兆张《冯氏锦囊秘录·杂证大小合参·方脉不寐合参》对青年人和老年人睡眠状态不同的认识,提出了"壮年肾阴强盛,则睡沉熟而长;老年阴气衰弱,则睡轻而短",说明不寐的病因又与肾阴的强弱有关。明代戴思恭《证治要诀·虚损门》有"年高人阳衰不寐"之论,说明不寐的病机与阳虚有关,其论点颇值得注意。其他如林佩琴《类证治裁》、沈金鳌《杂病源流犀烛》、程国彭《医学心悟》、叶天士《临证指南医案》以及唐容川《血证论》等等,都以《内》《难》《伤寒》《金匮》等理论为指导,结合历代医家的观点和自己的临床经验,对不寐证的病因、病机、治法、方药等方面有所发挥,从而使不寐一证,从理论到实践,均有了比较系统的认识。

【范围】

不寐,是以失眠为主要表现的一种病症,西医学的神经症、高血压、脑动脉硬化、贫血、肝炎、更年期综合征以及某些精神病中凡是有失眠表现者,均可参考本篇的论述进行辨证治疗。

【病因病机】

人的正常睡眠是由心神所主,阳气由动转静时,人即进入睡眠状态;反之,阳气由静转动时,人即经入清醒状态。清代林佩琴《类证治裁·不寐论治》中说:"阳气自动而之静,则寐;阴气自静而之动,则寤。"可见,人的正常睡眠是阴阳之气自然而有规律的转化的结果。如果这种规律遭到破坏,就可能导致不寐发生。张景岳在《景岳全书·不寐》中也持这种观点不寐的病因病机大致可分为外感和内伤两方面。由外感引起者,主要见于热病过程中;由内伤引起者,则多由于情志不舒、心脾两虚、阴虚火旺、心肾不交、心虚胆怯、痰热内扰、胃气不和所引起。一般来说,因外感所致的不寐,实证较多;因内伤所致的不寐,虚证为主。本篇着重论述内伤所致的不寐,现将其病因病机分析如下。

1.情志所伤

情志活动以五脏的精气为物质基础。情志之伤,影响五脏,都有可能使人发生不寐,尤以过喜、过怒、过思和过悲更为常见。因为这些情志的活动往往耗损五脏的精气,使脏腑功能失调。其中与心、肝、脾三脏关系最为密切。心藏神,劳心过度,易耗血伤阴,心火独炽,扰动神明;或喜笑无度,心神涣散,神魂不安,均易发生不寐。肝藏血,血舍魂。由于数谋而不决,或暴怒伤肝,或气郁化火,皆可使魂不能藏,从而发生不寐。脾藏意,主思,思虑过度则气结,气机不畅,必然影响脾的健运功能,以致气血化源不足,不能养心安神,以致不寐。

2.心脾两虚

劳心过度,伤心耗血;或妇女崩漏日久,产后失血;病后体虚,或行大手术后,以及老年人气虚血少等等,均能导致气血不足,无以奉养心神而致不寐。正如《景岳全书·不寐》中说:"无邪而不寐者,必营血之不足也,营主血,血虚则无以养心,心虚则神不守舍。"

大吐、大泻、饮食、劳倦等伤及脾胃,致使胃气不和,脾阳不运,食少纳呆,气血化生的来源不足,无以上奉于心,亦能影响心神而致不寐。如清代郑钦安《医法圆通·不卧》所说:"因吐泻而致者,因其吐泻伤及中宫之阳,中宫阳衰,不能运津液而交通上下。"

3.心肾不交

心主火,肾主水,肾水上升,心火下降,水火既济,心肾交通,睡眠才能正常。《清代名医医案精华·陈良夫医案》对此有所论述:"心火欲其下降,肾水欲其上升,斯寤寐如常矣。"若禀赋不足,或房劳过度,或久病之人,肾精耗伤,水火不济,则心阳独亢,心阴渐耗,虚火扰神,心神不安,阳不入阴,因而不寐。

4.血虚肝旺

清代唐容川《血证论·卧寐》说:"肝病而不寐者,肝藏魂,人寤则魂游于目,寐则魂返于肝。若阳浮于外,魂不入肝,则不寐,其证并不烦躁,清醒而不得寐,宜敛其阳魂,使入于肝。"说明肝病不寐是由于血虚肝旺,魂不守舍。暴怒伤肝,或肝受邪后,而致不寐者均属同一病机。

5.心虚胆怯

平时心气素虚者,遇事易惊,善恐,心神不安,终日惕惕,酿成不寐。正如《类证治裁·不寐论治》中说:"惊恐伤神,心虚不安。"若胆气素虚,决断失司,不能果断处事,忧虑重重,影响心神不宁,亦可导致不寐。《素问·奇病论篇》中说:"此人者,数谋虑不决,故胆虚气上溢而口为之苦。"又因胆属少阳,具升发之气,胆气升,十一脏之气皆升,各脏腑的功能即能正常活动。若胆气虚者,十一脏皆易受其影响,尤以心为甚,心神不安,则生不寐,正所谓"凡十一脏取决于胆也"(《素问·六节脏象论篇》)。胆虚则少阳之气失于升发,决断无权,则肝气郁结,脾失健运,痰浊内生,扰动神明,不能入寐。正如明代戴思恭《证治要诀·不寐》中所云:"有痰在胆经,神不归舍,亦令不寐。"心虚胆怯引起的不寐症状,主要是虚烦不眠,《杂病源流犀烛·不寐多寐源流》中说:"心胆俱怯,触事易惊……虚烦寐。"

6.痰热内扰

唐容川《血证论·卧寐》中说:"肝经有痰,扰其魂而不得寐者,温胆汤加枣仁治之。"《类证治裁·不寐论治》中说:"由胆火郁热,口苦神烦,温胆汤加丹皮、栀子、钩藤、桑叶。"《景岳全书·不寐》引徐东皋语:"痰火扰乱,心神不宁,思虑过伤,火炽痰郁而致不眠者多矣。"说明痰热内扰,也是引起不寐的一个病机。

7.胃气不和

饮食不节,宿食停滞,或肠中有燥屎,影响胃气和降,以致睡卧不安,而成不寐。《素问·逆调论篇》有"胃不和则卧不安"的论述。

不寐主要和心、肝、脾、肾关系密切。因血之来源,由水谷精微所化生,上奉于心,则心得所养;受藏于肝,则肝体柔和;统摄于脾,则生化不息。调节有度,化而为精,内藏于肾,肾精上承于心,心气下交于肾,阴精守于内,卫阳护于外,阴阳协调,则神志安宁。若思虑劳倦伤及诸脏,精血内耗,心神失养,神不内守,阳不入阴,则每致顽固不寐。

【诊断与鉴别诊断】

一、诊断

(一)发病特点

本病多为慢性病程,缠绵难愈。亦有因急性因素而起病者。

(二)临床表现

本症患者以夜晚不易入眠或寐而易醒,醒后不能再寐,重者彻夜难眠为主要表现,常伴有心悸、头晕、健忘、多梦、心烦等症状及隔日精神萎靡。经各系统和实验室检查未发现有影响睡眠的其他器质性病变。

二、鉴别诊断

1.健忘

指记忆力差,遇事易忘的一种病症,可伴有不寐,但以健忘为主症,不寐仅是因难以入眠而记忆力差。

2.百合病

百合病临床也可表现为"欲卧不能卧",但与不寐易区别,它以精神恍惚不定、口苦、尿黄、脉象微数为主要临床特征,多由热病之后,余热未尽所致,其与不寐的伴随症状也有差别。

【辨证论治】

一、辩证

(一)辨证要点

1.辨病机

若患者虽能入睡,但夜间易醒,醒后不能再寐者,多系心脾两虚;心烦失眠,不易入睡,又有心悸,口舌糜烂,夜间口干者,多系阴虚火旺;入睡后易于惊醒,平时善惊,易怒,常叹气者,多为心虚胆怯或血虚肝旺等。

2.辨脏腑

由于所受脏腑不同,表现的兼证也有差异,必须抓住脏腑病变的特点。例如,除不寐主诉之外,尚有不思饮食,或食欲减退,口淡无味,饭后即胃脘胀闷,腹胀,便溏,面色萎黄,四肢困乏,或嗳腐吞酸等一系列症状者,多属脾胃病变;若兼多梦、头晕、头痛、健忘等症状者,则其病在心。

3.辨虚实

虚证多属阴血不足,责之心、脾、肝、肾。实证多为肝郁化火,食滞痰浊,胃腑不和。

4.辨轻重

患者少寐或失眠,数日即安者属轻症;若彻夜不眠,数日不解,甚至终年不眠者则病情较重。

(二)症候

[心脾两虚]

症状:患者不易入睡,或睡中多梦易醒,醒后再难入寐,或兼见心悸、心慌、神疲、乏力、口淡无味,或食后腹胀,不思饮食,面色萎黄。舌质淡,舌苔薄白,脉缓弱。

病机分析:由于心脾两虚,营血不足,不能奉养心神,致使心神不安,故失眠、多梦、醒后不易入睡;血虚不能上荣于面,所以面色少华而萎黄;心悸、心慌、神疲、乏力均为气血不足之象;脾气虚则饮食无味,脾不健运则食后腹胀,胃气虚弱则不思饮食,或饮食减少;舌淡,脉缓弱,均为气虚、血少之象。

[阴虚火旺]

症状:心烦,失眠,入睡困难,同时兼有手足心发热,盗汗,口渴,咽干,或口舌糜烂。舌质红,或仅舌尖红,少苔,脉细数。

病机分析:心阴不足,阴虚生内热,心神为热所扰,所以心烦、失眠、手足心发热;阴虚津液不能内守,所以盗汗;心阴不足,则虚火上炎,所以口渴、咽干、口舌糜烂;舌质红,脉细数,为阴虚火旺之征,舌尖红为心火炽。

[心肾不交]

症状:心烦不寐,头晕耳鸣,烦热盗汗,咽干,精神萎靡,健忘,腰膝酸软;男子滑精阳痿,女子月经不调。舌尖红,苔少,脉细数。

病机分析:心主火在上,肾主水在下,在正常情况下,心火下降,肾水上升,水火既济,得以维持人体水火、阴阳之平衡。水亏于下,火炎于上,水不得上济,火不得下降,心肾无以交通,故心烦不寐;盗汗,咽干,舌红,脉数,头晕耳鸣,腰膝酸软,均为肾精亏损之象。

[肝郁血虚]

症状:难以入寐,即使入寐,也多梦易惊,或胸胁胀满,善太息,平时性情急躁易怒。舌红,苔白或黄,脉弦数。

病机分析:郁怒伤肝,肝气郁结,郁而化热,郁热内扰,魂不守舍,所以不能入寐,或通宵不眠,即使入睡也多梦惊悸;肝失疏泄,则胸胁胀满,急躁易怒,善太息。舌红苔黄、脉弦数为肝郁化火之象。

[心虚胆怯]

症状:虚烦不得眠,入睡后又易惊醒,终日惕惕,心神不安,胆怯恐惧,遇事易惊,并有心悸、气短、自汗等症状。舌质正常或淡,脉弦细。

病机分析:心气虚则心神不安,终日惕惕,虚烦不眠,眠后易惊醒,心悸、气短、自汗;胆气虚则遇事易惊,胆怯恐惧;舌质淡,脉弦细,为心胆气虚、血虚的表现。

[痰火内扰]

症状:失眠,心烦,口苦,目眩,头重,胸闷,恶心,嗳气,痰多。舌质偏红,舌苔黄腻,脉滑数。

病机分析:肝胆之经有热、有痰,则口苦、目眩;痰火内盛,扰乱心神,所以心烦、失眠;痰瘀郁阻气机,所以头重、胸闷、恶心、嗳气;舌质红,舌苔黄腻,脉滑数,为痰热之象。

[胃气不和]

症状:失眠兼食滞不化的症状,如脘腹胀满或胀痛,时有恶心或呕吐,嗳腐吞酸,大便异臭,或便秘,腹痛。舌苔黄腻或黄燥,脉弦滑或滑数。

病机分析:饮食不节,胃有食滞未化,胃气不和,升降失常,故脘腹胀痛、恶心、呕吐、嗳腐、吞酸以致不能安睡,即所谓"胃不和则卧不安";热结大肠,大便秘结,腑气不通,所以腹胀、腹痛;舌苔黄腻或黄燥,脉弦滑或滑数,均系胃肠积热的表现。

二、治疗

(一)治疗原则

1.注意调整脏腑气血阴阳

不寐主要是由脏腑阴阳失调,气血失和,所以治疗的原则,应着重在调治所病脏腑及其气血阴阳,如补益心脾、滋阴降火、交通心肾、疏肝养血、益气镇惊、化痰清热、和胃化滞等,"补其不足,泻其有余,调其虚实",使气血调和,阴阳平衡,脏腑的功能得以恢复正常。

2.强调在辨证治疗的基础上施以安神镇静

不寐的关键在于心神不安,故安神镇静为治疗不寐的基本法则。但必须在平衡脏腑阴阳气血,也就是辨证论治的基础上进行,离此原则,则影响疗效。安神的方法,有养血安神、清心安神、育阴安神、益气安神、镇肝安神,以及安神定志等不同,可以随证选用。

3.注重精神治疗的作用

消除顾虑及紧张情绪,保持精神舒畅,在治疗中有重要作用,特别是因情志不舒或紧张而造成的不寐,精神治疗更有特殊作用,应引起重视。

(二)治法方药

[心脾两虚]

治法:补益心脾,养心安神。

方药:归脾汤。方中人参、黄芪补心脾之气;当归、龙眼肉养心脾之血;白术、木香、陈皮健脾畅中;茯神、酸枣仁、远志养心安神。脾虚便溏者,宜温脾安神,选用景岳寿脾煎。方中以人参、白术、山药、干姜温脾;炒酸枣仁、远志、莲子肉、炙甘草安神。偏于气虚者,可选用六君子汤加炒酸枣仁、黄芪。偏于血虚者,养血安神,可选用茯神散。

[阴虚火旺]

治法:滋阴降火,清心安神。

方药:常用黄连阿胶汤。方中以黄连、黄芩降火;生地、白芍、阿胶、鸡子黄滋阴,而收清心安神之功。此外,朱砂安神丸、天王补心丹亦可酌情选用。

［心肾不交］

治法:交通心肾。

方药:交泰丸。方中黄连清心降火,少佐肉桂,以引火归原,适用于心火偏旺者。若以心阴虚为主者,可用天王补心丹;如以肾阴虚为主者可用六味地黄丸加夜交藤、酸枣仁、合欢皮、茯神之类。

［肝郁血虚］

治法:疏肝养血安神。

方药:酸枣仁汤加柴胡。方中酸枣仁养肝血、安心神;川芎调畅气血、疏达肝气;茯苓、甘草宁心;知母清热除烦;酌加柴胡加强疏肝的作用。肝郁化火者,可用丹栀逍遥散加忍冬藤、夜交藤、珍珠母、柏子仁之类。

［心虚胆怯］

治法:益气镇惊,安神定志。

方药:可选安神定志丸加炒酸枣仁、夜交藤、牡蛎。亦可选用温胆汤加党参、远志、五味子、炒酸枣仁。心虚胆怯,昼夜不寐,证情重者,可选用高枕无忧散。

［痰火内扰］

治法:化痰清热,养心安神。

方药:可用清火涤痰汤。方中用胆南星、贝母、竹沥、姜汁化痰泄浊;柏子仁、茯神、麦门冬、丹参养心安神;僵蚕、菊花息风定惊;杏仁、橘红豁痰利气。得效后可改为丸剂,服用一段时间,以巩固疗效。一般轻症可用温胆汤。

［胃气不和］

治法:和胃化滞。

方药:轻症可用保和丸或越鞠丸加山楂、麦芽、莱菔子。重症者宜用调胃承气汤,胃气和,腑气通即止,不可久服。如积滞已消,而胃气未和,仍不能入睡者,可用半夏秫米汤,以和胃气。

(三)其他治法

1.单方验方

(1)炒酸枣仁 10～15g,捣碎,水煎后,晚上临睡前顿服。

(2)炒酸枣仁 10g,麦门冬 6g,远志 3g,水煎后晚上临睡前服。

(3)酸枣树根(连皮)30g,丹参 12g,水煎一两个小时,分 2 次在午休及晚上临睡前各服 1 次,每日 1 剂。

2.食疗

酸枣仁粥:炒酸枣仁 20g,牡蛎、龙骨各 30g,粳米 100g。先以 3 碗水煎煮酸枣仁、牡蛎、龙骨,过滤取汁备用,粳米加水煮粥,待半熟时加入药汁再煮至粥稠,代早餐食。适用于心脾两虚之不寐。

3.中成药

(1)归脾丸:6g,每日 2 次。适用于心脾两虚之不寐。

(2)知柏地黄丸:6g,每日 2 次。适用于阴虚火旺之不寐。

(3)逍遥丸:8g,每日 2 次。适用于肝郁气滞或化火之不寐。

(4)保和丸:6g,每日 2 次。适用于胃气不和之不寐。

4.针灸

(1)体针:主穴选四神聪、神门、三阴交;配穴选心脾两虚配心俞、脾俞,心肾不交配心俞、肾俞、太溪,心胆气虚配心俞、胆俞,肝阳上亢配太冲,脾胃不和配足三里。留针 30 分钟,每日 1 次,10 次为一个疗程。

(2)耳穴:主穴选神门、心、皮质下、垂前;配穴:心脾两虚配脾、小肠,心肾不交配肾,心胆气虚配胆,肝阳上亢配肝、三焦,脾胃不和配胃、肝,痰热内扰配耳背、心、脾。操作:将王不留行贴附于 0.6 厘米×0.6 厘米大小胶布中央,用镊子夹住贴敷在选用的耳穴上,嘱患者每日自行按压 3～5 次,每次 3～5 分钟,使之产生酸麻胀痛感,3～5 日更换 1 次,双耳交替施治,5 次为一个疗程。

【转归及预后】

不寐一证,虽可分为心脾两虚、阴虚火旺、心肾不交、肝郁血虚、心虚胆怯、痰火内扰、胃气不和等若干证型,但由于人体脏腑是一个整体,在疾病状态下常可以互相影响,加之本病病程一般较长,故其转归变化亦多种多样。要之,不外虚实之间的转化和由某一脏腑病变而转致多脏腑的病变两方面。如肝郁气滞,疏泄不行,既可能因郁久化火而耗伤肝血,并进一步上灼心阴,下汲肾水;又可能因木横克土,影响脾胃运化功能,导致化源不足,而为心脾气血衰少;或因肝郁气滞、脾运不健而生痰留瘀,等等。

本病的预后,当视具体病情而定。病程不长,病因比较单纯,在治疗上又能突出辨证求本、迅速消除病因者,则疗效较好;病程长,证见虚实夹杂,特别是正难骤复而邪实又不易速去者,则病情往往易于反复,治疗效果欠理想,且病因不除或治疗失当,又易产生变证和坏证,如痰热扰心证者,如病情加重有成狂或癫之势。

【预防与护理】

首先应注意精神调摄,保持心情愉快,不要贪欲妄想,消除恐惧和顾虑,顺其自然,避免情绪波动,克服过度的紧张、兴奋、焦虑、抑郁、惊恐等不良情绪。同时睡眠环境宜安静,空气宜清新;忌烟酒,不喝浓茶。适当参加体力劳动,加强体育锻炼,增强体质;作息有序,养成良好的生活习惯。患病以后应尽早治疗,按时服药,掌握好服药时间,尤其重视睡前服药;可配合气功和心理治疗。

不寐患者的护理,服药方法很重要,为了使中药达到血内一定的浓度,起到安神镇静入睡的目的,一般以早晨和上午不服药,只在午后或午休及晚上临睡前各服 1 次。这种服药方法,古人已有经验,临床常可收到较好的疗效。对于严重不寐或同时具有精神失常的不寐患者,要注意安全,以防意外发生。

【现代研究】

(一)当代中医学者治疗不寐的经验总结

周绍华辨证治疗不寐。木郁火旺宜疏肝、泻火、定神志,治疗用丹栀逍遥散加灵磁石、淡竹叶以疏肝解郁,泻火除烦,安神定志。湿热内扰宜清热、化湿、安心神,治宜柴芩温胆汤加石菖蒲、炒远志以清热化湿,疏肝利胆,宁心神。阴虚火旺宜滋阴、养血、宁心神,治用天王补心丹或酸枣汤合逍遥散加减以疏肝解郁,调理气血,养心安神。心脾两虚宜益气、养血、安心神,治用归脾汤加减。

田令群从火论治不寐。从心火论治:方用二阴煎加减,药用生地黄、麦冬、酸枣仁、玄参、茯苓、黄连、木通等,如胸中懊恼,加淡豆豉、栀子以清热泻火,镇心安神,若肝火炽盛者方用龙胆泻肝汤加减。从痰火治:证属痰热内蕴型不寐,治以化痰清热,和中安神,予黄连温胆汤加减。从虚火论治:证属阴虚火旺型不寐,治以滋阴降火,清心安神,方用六味地黄丸加减。

石冠卿从肝论治不寐。不寐一证,人多责之于心。验诸临床,或效或不效。石老治疗不寐,在注重心神作用的基础上,擅长从肝论治。酸枣仁汤乃治疗不寐证之良药。该方首载于《金匮要略·血痹虚劳病脉证治》,方中酸枣仁滋养肝阴,安养心神为君药;川芎梳理肝之气血,与君药酸辛相成,收散相协;知母养阴清热除烦,茯苓安神宁心,甘草调和诸药;全方具有养肝宁神之效。另加合欢皮、夜交藤、珍珠母,标本同治而显效。石老认为在诸多安神药中,以夜交藤作用最佳,此品善于养血,故用于血虚所致之失眠尤其适宜。

王翘楚从五脏治不寐。王氏倡导脑主神明,肝主情志,心主血脉,五脏皆能致不寐的学术思想。主张失眠证从肝论治,在临床取得显著疗效。心病不寐,平肝解郁治。先予疏肝解郁,理气活血治之。处方:柴胡、煅龙骨、煅牡蛎、天麻、钩藤(后下)、郁金、石菖蒲、葛根、川芎、赤芍、白芍、丹参、麦门冬、夜交藤、远志肉、灯芯草。肝病不寐,平肝清邪同治。处方:炒柴胡、生龙骨、生牡蛎、郁金、石菖蒲、延胡索、金铃子、葛根、川芎、赤芍、白芍、丹参、白花蛇舌草、蒲公英、夜交藤、生枣仁、茯神。脾胃病不寐,疏肝健脾论治。处方:桑叶、菊花、郁金、石菖蒲、生黄芪、党参、茯苓、生甘草、鸡内金、生麦芽、焦山楂、木香、黄连、肉豆蔻、赤芍、白芍、丹参、制首乌、燥咳不寐,从平肝润肺治。处方:羚羊角粉(吞)、桑叶、白菊花、生牡蛎、天麻、钩藤(后下)、蝉蜕、白僵蚕、炙白部、炙款冬、旋覆花、代赭石、生地、知母、赤芍、白芍、郁金、夜交藤、合欢皮、焦山楂、茯神。肾虚不寐,平肝活血寓固肾。处方:冬桑叶、白菊花、天麻、钩藤、葛根、川芎、柴胡、生龙骨、生牡蛎、赤芍、白芍、丹参、郁金、炒枳壳、生地、知母、山茱萸、菟丝子、金樱子、夜交藤、合欢皮、生枣仁。

张磊论治顽固性不寐。他提出,顽固性不寐多因脏阴亏虚,痰火内伏,神不守舍,魄不归位,魂不潜藏所致。与心、肺、肝关系密切。治以滋阴润脏,清热化痰为主。药物有生地、百合、麦门冬、炒酸枣仁、黄连、胆南星、茯神、生龙骨、生牡蛎、半夏、小麦、大枣、甘草。方中重用生地、百合,取百合地黄汤之意。

祝谌予治疗不寐。祝老认为肝郁血虚,魂不守舍,心神不安而发生不寐,治当疏肝和胃,养血安神,方选逍遥散加减。痰热内扰,肝经有痰,扰其魂而不得寐者,用十味温胆汤。祝氏经验方,不同于《证治准绳》中的十味温胆汤。方中半夏燥湿化痰,和胃止呕;陈皮理气和中,燥湿化痰;茯苓健脾利湿;炙甘草益气和中;枳实下气行痰;竹茹清热化痰;石菖蒲、远志豁痰开窍;酸枣仁、五味子收敛心气,养血安神,加入对药夏枯草与半夏、女贞子与旱莲草,实有交通阴阳之妙。瘀血阻滞,因思虑郁结日久,气与血结而为瘀,瘀血不去则眠终不安。方中当归、赤芍、川芎,活血化瘀,以祛滞血。气为血帅,气行则血行,广木香、白芍行气柔肝;葛根、丹参勿用活血化瘀,滋润筋脉;沙参、麦门冬、五味子养阴润燥,使瘀祛而不伤阴血;白蒺藜、木贼草清肝明目,共收活血化瘀、行气消滞之功。心肾不交,处方:石菖蒲、远志、生龙骨、半夏、夏枯草、女贞子、旱莲草、葛根、郁金、酸枣仁、龟板、百合、丹参。阴虚内热,处方:当归、麦门冬、五味子、钩藤、菟丝子、生地、熟地、黄芩、黄檗、黄连、沙参、续断、生黄芪.白头翁、桑寄生。

(二)多道睡眠图用于中医证型分析

多道睡眠图被用于不寐的中医证型分析。对心肾不交型及心脾两虚型患者,分别进行了多道睡眠图检查与睡眠问卷,发现两型患者睡眠参数存在差异。心脾两虚型与心肾不交两型睡眠效率均明显下降,但心脾两虚型 REM 潜伏期缩短,REM 期减少,心肾不交型 REM 潜伏期缩短而 REM 期正常或增加,S1 期增加,两者与正常比较有显著意义,因此认为 REM 期与 S1 期可作为辨证分型或鉴别的实验室检查依据之一。

第五章　脾胃病证

第一节　呕　　吐

【定义】

　　呕吐又名吐逆,是指食物或痰涎等由胃中上逆而出的病证。古人谓:有声有物谓之"呕";有物无声谓之"吐";有声无物谓之"哕"(干呕);只吐涎沫谓之"吐涎"。由于临床呕与吐常兼见,难以截然分开,故合称呕吐。本病乃胃失和降,气逆于上所致,凡外感、内伤,或饮食失节以及他病有损于胃者,皆可发为呕吐。至于妊娠恶阻,则属于妇科范畴,本篇不予讨论。

【历史沿革】

　　呕吐的证治,渊源于《内经》。《素问·至真要大论篇》云:"诸呕吐酸……皆属于热""诸逆冲上,皆属于火。"说明了火邪有炎上的特性,若其上逆为患,可致呕吐。但其病因并不仅此一端,如《素问·举痛论篇》云:"寒气客于肠胃,厥逆上出,故痛而呕也。"则责之寒邪内扰,阳气不宣,于是痛呕交作。要之,呕吐一证,虽系胃气不降,实与其他脏腑息息相关。因于肝逆犯胃者,《灵枢·经脉》以为足厥阴肝所生病者,可见"胸满呕逆"之证;因于肝火胆邪犯胃者,《灵枢·四时气》云:"邪在胆,逆在胃,胆液泄则口苦,胃气逆则呕苦。"证称"呕胆";而脾胃相表里,胃受水谷,若脾不能运,亦可见呕吐,诚如《素问·脉解篇》云:太阴"所谓食则呕者,物盛满而溢,故呕也。"《素问·厥论篇》又云:"太阴之厥……食则呕,不得卧。"诸如此类,辩证地看待呕吐的成因及其病理机转,给后人以很大的启迪。

　　汉代张仲景上承《内经》要旨,不仅对呕吐的病因有新的认识,而且对呕吐的辨证论治,更卓有成效。如在《伤寒论》中,治疗太阳中风之"干呕",用桂枝汤调和营卫以散风邪;治疗少阳病之"心烦喜呕",用小柴胡汤和解枢机;治疗厥阴病之"吐蛔",用乌梅丸之苦辛酸并用以安蛔;而治"伤寒本自寒下,医复吐下之,寒格,更逆吐下,若食入口即吐",用干姜黄芩黄连人参汤,更开苦辛通降、益胃止呕之法门。至于杂病的呕吐,在《金匮要略·呕吐哕下利病脉证治》篇,论述尤为精详;如治"干呕吐逆,吐涎沫",用半夏干姜散温中止呕;治"食已即吐者",用大黄甘草汤泻火降逆;治"呕而肠鸣,心下痞者",用半夏泻心汤苦降辛可以调中和胃;治"诸呕吐,谷不得下者",用小半夏汤降逆安胃;治"胃反,吐而渴欲饮水者",用茯苓泽泻汤化饮止呕等等。从中可见其分清证候之属寒属热,或寒热兼夹,或饮邪内停种种的不同,因证立法,方药得当,至今仍有很大的临床指导价值。同时,仲景指出:"呕家有痈脓,不可治呕,脓尽自愈。"告诫后世不必见呕即止呕,而应当见病知源,实寓有治病求本的深意。

　　嗣后,晋代王叔和在《脉经》中论述呕吐与呕蛔之脉诊鉴别,谓"寸口数即吐""关上脉微浮,积热在胃中,呕吐蛔虫",为四诊合参诊断呕吐提供了脉诊资料。

唐代孙思邈在《备急千金要方·呕吐哕逆》中对呕吐亦有很多精辟的论述,如云:"凡呕者多食生姜,此是呕家圣药。"这一宝贵经验,向为后世推崇。实践证明,凡胃寒呕吐,生姜独用有效,甚则伍以丁香、吴茱萸之属;热呕则伍以黄芩、黄连之辈,效果不错。

宋代陈无择在《三因极一病证方论·呕吐叙论》中云:"呕吐虽本于胃,然所因亦多端,故有寒热、饮食、血气之不同,皆使人呕吐。"示人注意辨明病因,对证发药。

元代朱丹溪在《丹溪心法·呕吐》中指出:"胃中有热,膈上有痰者,二陈汤加炒栀子、黄连、生姜;有久病呕者,胃虚不纳谷也,用人参、生姜、黄芪、白术、香附之类。"其处方用药,颇为中肯,为后世所习用。

明代张景岳在《景岳全书·呕吐》中,将呕吐分为虚实2大类,这一分类方法,提纲挈领,对后世的影响很大。张氏云:"呕吐一证,最当详辨虚实。实者有邪,去其邪则愈;虚者无邪,则全由胃气之虚也。"若"胃气本虚,而或停滞不行者,是又虚中有实,不得不暂从清理,然后可以培补;又或虽有停滞,而中气虚困不支者,是又所急在虚,不得不先顾元气,而略参清理",治法井然有序。其治虚呕,以温胃补脾为主,选用人参理中汤、温胃饮、圣术煎、参姜饮等。治实呕,因寒邪犯胃者温中行滞,选用大、小和中饮,以及神香散、二陈汤加姜桂等;因寒湿之邪犯胃者温中散寒,选用平胃散等。其他如饮食伤胃、火在中焦、痰饮留于胸中、肝气上逆等所致呕吐,均分别论述,可供临床参考。

清代程钟龄《医学心悟·呕吐》指出:呕吐"若拒格饮食,点滴不入者,必用姜水炒黄连以开之,屡用屡效",此法简约可从。综上所述,《内经》对呕吐的论述,奠定了本病论治的基础。而张仲景对呕吐的病因、证候、治则、方药论述详尽,为后世所宗。仲景之后,代有发展,孙思邈、陈无择、朱丹溪诸家各有发挥;张景岳将呕吐分虚实两候,立论自成体系,对后世影响颇深。

【范围】

呕吐可见于西医学多种疾病,最常见的如急性胃炎、贲门痉挛、幽门痉挛、肝炎、胰腺炎、胆囊炎,以及某些急性传染病或颅脑疾患等。当此等疾病出现以呕吐为主症时,可参考本篇有关辨证论治内容。

至于肠梗阻、消化道肿瘤、尿毒症等伴发呕吐时,除可参考本篇外,尚可参照反胃、噎膈、关格、癃闭等篇内容进行辨证论治。

【病因病机】

1.外邪犯胃

由于感受风寒暑湿火热之邪或秽浊之气侵犯脏腑,使胃失和降,水谷随气逆而上,即发生呕吐。一般说,猝然而呕吐的,多是邪客胃腑,在长夏多为暑湿之邪所干,在秋冬多乃风寒所犯。然而,在外邪所致呕吐中,又以寒邪致病最为常见,这是因为寒邪最容易损耗中阳,使邪气凝聚胸膈,动扰胃腑之故。

2.饮食所伤

由于饮食不节,温凉失调,饥饱无常,因过食生冷油腻不洁食物,停滞不化,伤及胃腑,致胃气不能下行,便上逆为呕吐;或因脾胃运化失常,导致水谷不能化生精微,停痰留饮,积于中脘,痰饮上逆,亦可发生呕吐。

3.肝郁犯胃

情志拂逆,木郁不达,肝气横逆犯胃,以致肝胃不和,胃气上逆而作呕吐。如张景岳所云:"气逆作呕者,多因郁怒致动肝气,胃受肝邪,所以作呕。"(《景岳全书·呕吐》)至于忧思伤脾,脾失健运,食难运化,胃失和降而发生呕吐的,是情志失调所致呕吐的另一种表现。

4.脾胃虚弱

由于脾胃虚寒,中阳不振,不能腐熟水谷,化生气血,造成运化与降失常,可引起呕吐。或因病后胃阴不足,失其润降,亦可引起呕吐。

5.其他

如胃有痈脓,服食有毒食物或药物,以及蛔虫扰胃等,都可引起呕吐。

综上所述,可见引起呕吐的原因很多,其主要病位在胃,但病机与肝脾有密切关系。

张景岳在《景岳全书·呕吐》对呕吐的病因病机作了简要概括:"呕吐或因暴伤寒凉,或暴伤饮食,或因胃火上冲,或因肝气横逆,或痰饮水气聚于胸中,或表邪传里,聚于少阳、阳明之间,皆有呕吐,此皆呕吐之实邪也。所谓虚者,或其本无内伤,又无外感而常为呕吐者,此既无邪,必胃虚也。"此说既能贯彻源流,又有自己的见解,对于我们认识呕吐的病因病机是很有帮助的。

【诊断与鉴别诊断】

一、诊断

(一)发病特点

本病以呕吐宿食痰涎,或苦味、酸味水液诸物,或干呕等主症作为主要诊断依据。

(二)临床表现

若是风寒外邪犯胃致呕吐的,则苔白,脉浮紧;风热外邪致呕吐的,则舌质红,舌苔薄黄,脉浮数;属饮食停滞致呕吐的,则舌苔厚腻,脉滑;属肝气犯胃致呕吐的,则舌边红,苔薄腻,脉弦;脾胃虚寒致呕吐的,则舌质淡,苔白润,脉细弱;胃阴不足致呕吐者,则舌红津少,脉细数。应结合主症和病史作综合分析。

二、鉴别诊断

1.反胃

反胃又称胃反,是以食后脘腹胀满、朝食暮吐、暮食朝吐、宿食不化为特征,可见于幽门梗阻等疾病。由于反胃多属缓慢起病,缠绵难愈,使脾胃长期受损,人体缺乏水谷精微营养,故病者可见形体消瘦,面色少华,神倦乏力等症。而呕吐有虚实之不同,实证呕吐,多数起病急剧,食入即吐,或不食亦吐;虚证呕吐,多数时吐时止,无一定规律,或干呕恶心,但多吐出当日之食物。

2.噎膈

噎膈的症状主要是饮食咽下困难。轻者食物间或可入,但量不多;重者水饮可入,食物难入;更严重的汤水难下,虽或勉强吞下,其人日益消瘦,面色苍黄,津液枯槁,大便秘结如羊屎状。呕吐病变部位主要在胃,而噎膈病变部位主要在食管、贲门。一般呕吐,多数能治愈,预后较好;而噎膈多数预后不良,治疗困难。

3.霍乱

霍乱的临床特征为起病急骤,来势凶险,上吐下泻,腹痛,泻下如米泔,患者迅即消瘦,肢冷脉沉微。而呕吐一证,多不伴有腹泻,亦少有危在顷刻之变,除非是剧烈呕吐不止,常不会像霍乱那样在短时间内造成阴津枯竭,阳气欲绝的危候。

【辨证论治】

一、辩证

(一)辨证要点

1.辨实呕与虚呕

首先应详辨虚实。实证呕吐,多因外邪、饮食、七情犯胃所致,发病急骤,病程较短。虚证呕吐,常为脾胃虚寒,或胃阴不足,失其和降而成。其发病缓慢,病程较长。实证有邪,去其邪乃愈;虚证无邪,全由胃气之虚所作,当温中健脾,滋养胃阴,扶正降逆为主,待胃气恢复,升降得宜,呕吐便可自愈。

2.辨主症和兼症

呕吐是以食物或痰涎水液诸物从胃中上逆而出为主症。但其所因不同,兼症也不相同。如因寒滞者兼腹痛,因食滞者兼胀闷,因气逆者兼见胀痛连于胁下,因外感者兼头痛恶寒;虚寒呕吐,则必兼一派虚寒征象等。

3.辨可下与禁下

就一般而论,呕吐不宜用下法,其理为呕吐病在胃,不应用下药攻肠。同时,呕吐能使胃中停滞之宿食或不洁之物从上排出,下之无益。若呕吐之属于虚者,下之更有虚虚之弊。若呕吐之属于外邪者,当逐邪外达,其呕自止,亦不宜攻里而引邪深入。所以《金匮要略·呕吐哕下利病脉证治》曾有"病人欲吐者,不可下之"之训。《医宗金鉴·呕吐哕总括》亦谓:"初吐切不可下,恐逆病势也。"但下法又并非所有呕吐都绝对禁忌,如呕吐因于肠胃实热,又兼大便秘结的,必要时就可用下法。因为人体是一个整体,上下相互联系,下既不通,势必上逆而呕,通其大便可折其上逆之势。《金匮要略·呕吐哕下利病脉证治》就有"食已即吐者,大黄甘草汤主之"的记载,《医宗金鉴·呕吐哕总括》亦指出:若"大小二便闭而不行,宜攻下也"。可见呕吐禁用下法,既有原则性,又有灵活性。可下与否,当因证而宜。

4.辨可吐与止吐

呕吐大多属于病理现象,故一般均可选用降逆止呕之剂,冀其胃气调和,使呕吐自止。但也不是对所有呕吐一概不问病因均用止呕之剂。例如,有些呕吐是机体驱邪外出的抗病表现,此时应因势利导,使其邪去正安,无须止呕。胃有痈脓、痰饮、食滞、误吞毒物等所引起的呕吐,就是机体排除胃内有害物质的一种反应,可让其吐出,则邪去病除。所以何者可吐,何者不可吐,亦应当严格辩证来掌握。

(二)症候

实证

[外邪犯胃]

症状:突然呕吐,起病较急,如感受寒邪,兼见发热恶寒,头痛,无汗,舌苔薄白,脉浮紧;如感受风热,兼见发热恶风,头痛自汗,舌质红,舌苔薄黄,脉浮紧;如感受暑湿,多是时当暑令,呕吐兼见发热汗出,心烦口渴。舌质红,舌苔黄腻,脉濡数。

病机分析:外邪致吐,主要是由于感受风寒、风热、暑湿之邪,动扰胃腑,阻遏中焦,使胃失和降,浊气上逆,所以突然呕吐,来势较急。由于邪束肌表,故见发热头痛恶寒;暑湿秽浊之气阻于胸腹,气机失宣,故见胸脘痞闷,故舌苔黄腻,脉象濡数。

[饮食停滞]

症状:呕吐酸腐,脘腹胀满,嗳气厌食,腹痛,吐后反觉舒服,大便或溏或结。舌苔厚腻,脉滑。

病机分析:饮食不当,食滞停积,使脾胃运化失常,中焦气机受阻,胃气上逆,食随逆上,故呕吐酸腐;食伤胃脘,积滞内阻,不通则痛,故脘腹胀满作痛,大便或溏或结。舌苔厚腻,脉滑,是食滞停阻之征。[痰饮内阻]症状:呕吐痰涎清水,胸脘痞闷,不思饮食,头眩心悸,或呕而肠鸣有声。舌苔白腻,脉滑。

病机分析:由于中阳不运,聚湿生痰,痰饮留聚,胃气不降,故脘闷食不得下,反上逆而呕吐清水痰涎;痰浊上泛,影响头目,并及心阳,使清阳之气不升,故眩晕心悸;舌苔白腻,脉滑,是痰浊内阻之象。[肝气犯胃]症状:呕吐吞酸,嗳气频作,胸胁满痛,烦闷不舒,每遇情志刺激,则呕吐吞酸更甚。舌边红,苔薄腻,脉弦。病机分析:肝气不疏,横逆犯胃,胃失和降,故呕吐吞酸,嗳气频作,胸胁满痛;由于气郁化热,热聚胸膈,故烦闷不舒;舌边红,苔薄腻,脉弦,是肝气郁滞之象。

虚证

[脾胃虚寒]

症状:饮食稍多即欲呕吐,时作时止,胃纳不佳,食入难化,胸脘痞闷,口干而不欲多饮,面白少华,倦怠乏力,喜暖恶寒,甚则四肢不温,大便溏薄。舌质淡,苔薄白,脉细弱。

病机分析:脾主运化,胃主受纳,脾胃虚寒,中阳不振,腐熟与运化无能,故饮食稍有不慎,即易作呕。由于脾胃阳虚,气不外达,故面色㿠白,倦怠无力,四肢不温;又由于中焦虚寒,气不化津,故渴不欲饮或口淡不渴;脾虚失于健运,故大便溏薄。舌质淡,苔白润,脉细弱,是虚寒之象。

[胃阴不足]

症状:呕吐反复发作而量不多,或时作干呕,恶心,口燥咽干,饥不思食,脘部有嘈杂感。舌红津少,苔少,脉细数。

病机分析:热病之后,或肝郁化火,或反复呕吐,均能耗伤胃阴,以致胃失濡养,气失和降,导致呕吐反复发作,或时作干呕、恶心,似饥而不欲食;津液不得上承,因而口燥咽干。舌红津少,脉细数,为津液耗伤,阴虚有热之象。

二、治疗

(一)治疗原则

由于呕吐病机主要是胃失和降,气逆于上,所以治疗上对于邪实所致呕吐者,大抵重在祛邪,冀其邪去正安。如外邪犯胃者,宜疏邪解表和胃;饮食停积者宜消食导滞;痰饮内阻者宜温化痰饮;肝气犯胃者宜调肝解郁,兼以和胃降逆。偏于虚者重在扶正,对脾胃虚寒者宜温运脾胃,对胃阴不足者宜养阴润燥,并兼降逆止呕。

治疗呕吐要注意药物的配伍宜忌,一般含油质多及有腥臭气味之药物,多不宜用作止呕之剂,如瓜蒌仁、桃仁、阿魏等。而陈皮、生姜、半夏、代赭石等,多为治呕要药,可辨证选用。

(二)治法方药

实证

[外邪犯胃]

治法:疏解表邪,和胃降逆。方药:风寒犯胃者可用藿香正气散为主方加减;风热犯胃者可用银翘散加减;暑湿致呕者可用新加香薷饮为主方加减。藿香正气散为芳香化湿剂,具有解表散寒、健胃止呕作用。方中藿香、紫苏、厚朴疏邪化浊;半夏、陈皮、茯苓、大腹皮降逆和胃,均为治疗风寒犯胃呕吐的要药。如兼夹宿食,证见胸闷、腹胀者,可去白术、甘草、大枣,加神曲、麦芽、鸡内金等消食导滞。风热犯胃用银翘散,可去桔梗之升提,加竹茹、橘皮,取其清热和胃、行气止呕之功。新加香薷饮具有解表祛暑、化湿和中作用,方中香薷是解表祛暑主药,扁豆花、厚朴和中化湿,行气止呕;金银花、连翘清热解毒,是暑湿犯胃作呕之常用方药。

[饮食停滞]

治法:消食化滞,和胃降逆。

方药:保和丸为主方加减。本方为消食导滞常用方剂,方中神曲、山楂、莱菔子消食化滞;连翘清积滞中伏热;陈皮、半夏、茯苓和胃降逆。胃热甚者,可加芦根、黄连;胃寒甚者,可去连翘加干姜、砂仁;如积滞较多,腹满便秘者,可加大黄、枳实,导滞通腑,使浊气下行,邪有出路。如属饮食不洁之物或饮食过量,症见脘腹疼痛,欲吐不得吐者,可先用盐水(温开水加食盐适量)内服,随用鹅毛或棉签探喉取吐,因势利导,冀其邪去病除。

[痰饮内阻]

治法:温化痰饮,和胃降逆。方药:二陈汤合苓桂术甘汤加减。二陈汤和胃降逆,桂枝温化痰饮,白术、茯苓、甘草健脾祛湿,二方合用,标本兼顾。如痰郁化热,阻遏中焦,胃失和降而出现口苦胸闷,恶心呕吐,舌红,苔黄腻,脉滑数,可用温胆汤以清热和胃,除痰止呕。

[肝气犯胃]

治法:疏肝理气,和胃降逆。方药:初起可用半夏厚朴汤为主方;如气郁化热,可用四逆散合左金丸加减。半夏厚朴汤是行气开郁,和胃降逆之剂,对于七情郁结,气滞痰阻,或咳或呕者适宜。方中用苏叶行气开郁,半夏、茯苓、厚朴、生姜降逆止呕。如果气郁化热,烦闷不舒,呕吐酸水,可用四逆散合左金丸疏肝理气,清热止呕;若兼大便干结,腑气不通,可加大黄通腑泄热;如火郁伤阴,症见口燥咽干,胃中灼热,舌红少苔者,宜适当少用香燥药,酌加沙参、石斛等以养胃阴;若属胃气虚弱,常因情志刺激,精神紧张而发生呕吐的,可用旋覆代赭石汤以补虚降逆,和胃止呕。至于呕吐苦水之"呕胆"证,则应清泄胆火,降胃止呕,可用二陈汤加黄芩、黄连、生姜等。

虚证

[脾胃虚寒]

治法:温中健脾,和胃降逆。

方药:理中丸或六君子汤为主方。理中丸是温补脾胃,治疗中焦虚寒的要方。人体的升清降浊,全赖中气主持,若中焦虚寒,阳气不足,清浊升降失常,便可发生吐泻诸证。而理中丸温理中阳,适用于中焦虚寒,脾胃阳虚之呕吐证。六君子汤亦是健脾止呕之剂,可以选用。如呕吐痰涎清水者,可加桂枝、吴茱萸温中降逆。若泛吐清水,又兼脘冷肢凉者,还可加附子、肉桂等温阳散寒。以上皆为治疗虚寒呕吐常用而有效之方药。

[胃阴不足]

治法:养阴润燥,降逆止呕。

方药:麦门冬汤为主方。胃气以下行为顺,上行为逆。方以麦门冬清火养阴,人参、甘草、大枣、粳米益气生津,半夏降逆止呕,对于胃阴不足之呕吐,可以选用。但如阴伤过甚,半夏剂量不宜过大,以免温燥劫阴,并可酌加石斛、天花粉等药,增加生津养胃作用。若呕吐频作者,可加姜竹茹、陈皮、枇杷叶等和降胃气。大便干结者,加火麻仁、白蜜润肠通便,通降腑气。

(三)其他治法

1.中成药

(1)保和丸:适用于四时感冒,见发热头痛,消化不良,肠胃不适,恶心呕吐等症,每服6~9g,每日2~3次,开水送服。

(2)藿香正气丸:适用外感风寒、内伤湿滞所致恶心呕吐,每服6~9g,每日3次,开水送服。但伤暑气虚伴呕逆者,不宜选用。

(3)理中丸:适用中焦虚寒,健运失职,喜垂涎沫,呕吐腹痛,每服5~8g,每日3次,开水送服,胃阴不足者不宜用。

(4)玉枢丹:适用于感受暑温时泻、秽浊之气,忽然呕吐,用此药以解毒辟秽止呕,每次0.6g,每日2次,吐止停服。

2.单方验方

(1)生姜嚼服,适用于干呕吐逆不止(《备急千金要方》)。

(2)干呕不息,蔗汁温服半升,每日3次,入姜汁更佳(《肘后方》)。

(3)胃冷呕逆,气厥不通,母丁香3个,陈橘皮一块,去白,水煎热服(《十便良方》)。

(4)百合45g,鸡子黄1枚,用水洗百合浸1夜,当白沫出,去其水,再用清水煎,加鸡子黄,搅匀再煎,温服,适用于神经性呕吐。

(5)芦根90g,切碎,水煎服,适用于胃热呕吐。

(6)陈皮3g,白米一小撮,水煎,姜汁冲服,适用于胃炎呕吐。

(7)豆蔻15g,生姜汁1匙,将豆蔻研末,用生姜汁为丸,每服1~3g,开水送服。适用于胃寒呕吐。(以上7方,录自《常见病验方研究参考资料》)

3.针灸疗法

主穴内关、中脘。配穴:足三里、公孙、丰隆、阳陵泉、肝俞、脾俞、隐白。针法:先针主穴,中等强度刺激手法,宜留针。如食滞呕吐加针公孙、足三里,痰多加丰隆,肝逆犯胃刺肝俞、脾俞、阳陵泉。

灸法:脾胃虚寒宜灸隐白、脾俞。

内关,补则温中和胃,泻则调气畅中;中脘能通降胃腑之气;肝俞、脾俞、阳陵泉平肝和胃;艾灸隐白、脾俞能健脾温胃,和中止呕。

【转归及预后】

疾病的过程，是一个不断变化的过程，其转归，常和致病原因、罹患时间久暂、正气亏损情况、治疗正确与否、素体禀赋强弱都有密切关系。就一般呕吐而论，本病并非凶险大病，如果及时治疗，药证合拍，多能向愈。但如果失治或治疗不当，其转归就不一样。如实证呕吐，若治疗失宜，缠绵不愈，脾胃受损，就有可能转化为虚证呕吐。又如肝气犯胃，郁而化热，耗伤胃阴，就可变为胃阴不足之呕吐。再如呕吐中虚，多食滋补，使虚中夹食滞不化，这些都可能造成本病的虚实之间互相转变。

呕吐的预后，就一般而论，初病呕吐，正气未虚，若能正确治疗，大多预后良好。倘若呕吐日久，反复不愈，耗伤气阴，致脾胃虚弱，病情必缠绵难复。若呕吐而饮食难进，形体消瘦，脾胃衰败者难治。《医宗金鉴·呕吐哕总括》指出呕吐而见面色青，指甲黑，中痛不止，肢厥不回者凶。大抵呕吐出现这些症状时，多表示预后不佳。

【预防与护理】

预防本病，要注意"虚邪贼风，避之有时"，要注意饮食卫生，不食生冷不洁食物，不过食肥甘厚味之品，不饥饱无度，以免损伤脾胃。要注意精神上调摄，心情舒畅，避免肝气横逆，犯胃作呕。保护脾胃正气，使脾胃功能正常，便能达到"四季脾旺不受邪"的目的。

发生呕吐时，要注意适当休息，注意病者寒温适宜，食物要易于消化，宜清淡，少量多餐。服食止呕中药，宜少量渐进，过多过快服药常可导致将所服药液吐出；如果少量服食仍呕吐时，可于药液中放入姜汁少许。若呕吐剧烈，粥汤入胃即吐出之危重病者，系胃气衰败，可用《景岳全书·呕吐》篇人参煮粥食之法，此取人参粥以救胃气。对于病情较重，神志不清的患者，呕吐时需将其头部转向一侧，以免呕吐物吸入呼吸道而致窒息。

此外，中医食疗对于呕吐的防治亦有良好疗效。如外邪犯胃者，可用鲜生姜煎汤加适量红糖热服。食滞内停者，可予焦山楂、鸡内金等开水调服。肝气郁结者，可用佛手片、陈皮等煎汤代茶服用。脾气虚弱者，可用山药、红枣、黄芪等煮食。胃阴不足者，可用五汁饮或鲜茅根、石斛等煎汤代茶饮用。

【现代研究】

近年来，对于呕吐进行了大量研究，丰富了中医治疗呕吐的方法。

（一）复方研究进展

恶性肿瘤化疗引起的呕吐，历来是临床治疗的难点。近年来，中医药治疗化疗所致呕吐，取得良好效果。旋覆代赭石汤对于化疗所致呕吐有较好的疗效。张氏等运用旋覆代赭石汤加味有效治疗化疗诱发的迟发性呕吐。腹泻或舌苔厚腻者加茯苓30g、白术10g；口淡无味或喜热饮者加附片、炮姜各10g；腹胀明显者加用枳壳10g、砂仁5g。周氏等运用旋覆代赭汤加味预防肿瘤介入化疗所致的呕吐，亦取得一定疗效。郭氏等运用温胆汤加味治疗大肠恶性肿瘤术后腹腔化疗伴发恶心呕吐。研究表明温胆汤加味对痰湿型、气滞型疗效较好。王氏等运用黄连温胆汤预防肺癌化疗时呕吐反应取得较好疗效。

此外，中医药治疗其他内科疾病所致呕吐，也每每见效。朱氏认为大半夏汤具有化饮散结，降逆止呕，健脾养阴作用。可用于脾胃虚损不能消化水谷，反挟冲气上逆的胃反呕吐；还可用于脾虚夹食,呕吐久不能愈,而致胃阴受伤;或食入即吐,久久不愈,脾胃气阴两伤证。应用大半夏汤为主方,随症加减治疗神经性呕吐、胃溃疡恶变呕吐及幽门梗阻呕吐多获良效。徐氏根据张仲景《金匮要略》中所述"诸呕吐,谷不得下者,小半夏汤主之""胃反而渴欲饮水者,茯苓泽泻汤主之"等方论,以小半夏汤(半夏、生姜)、茯苓泽泻汤(茯苓、泽泻、白术、桂枝、甘草、生姜)为主,治疗胃病痰饮中阻引起的呕吐,颇有疗效。

(二)单方验方研究进展

谭氏等报道:取张仲景《伤寒杂病论》小半夏汤或小半夏加茯苓汤中用生半夏治疗呕吐之义,运用生半夏汤治疗化疗呕吐取得良好效果。半夏辛温,入脾、胃、肺经。"脾为生痰之源",半夏入脾,燥湿化痰清源以除呕吐之因;入胃降逆止呕,以疗呕吐之症,自古以来为治呕吐要药。并对生半夏进行了安全性研究,认为通过煎煮可以祛除生半夏的毒性,从炮制应用、临床实践和药理研究三方面证实,在常用剂量下,临床用药是安全的。

生姜止呕研究表明,内服或含漱可预防眼科手术后恶心呕吐。生姜能刺激胃黏膜合成和释放具有细胞保护作用的内源性胃蛋白酶原(Pepsinogen,PG),从而保护胃黏膜避免损伤。生姜的主要化学成分姜烯、姜辣素不仅具有明显的健胃及保护胃黏膜作用,而且对胃肠运动有明显的促进作用。从生姜中分离出来的姜油酮及姜烯酮混合物可使肠管松弛、蠕动减弱;姜油酮及姜烯酮具有很强的末梢性镇吐作用;此外,姜酚、姜烯酮又有镇静、镇痛作用。孙庆伟实验研究结果证实生姜具有抑制消化道(包括胆囊)平滑肌运动的作用,从而达到止吐作用。

(三)其他治法研究进展

李氏认为对于肾阳虚衰呕吐患者,根据"急则治其标,缓则治其本"的治疗原则,当先补其肾阳,再调理脾胃。故应治以温补肾阳之法,施以温和重灸命门,再加刺关元、复溜、涌泉等穴。陈氏针灸治疗"神经性呕吐"予艾灸百会,同时配以针刺足三里、公孙、太冲、大陵,取阳中隐阴法,以得宁心安神,和胃降逆之效。沈氏采用针灸点刺金津、玉液升脾气、降胃气、平冲气治顽固性呕吐,对包括反射性呕吐中的胃十二指肠疾病,中枢性呕吐中的药物毒性作用、代谢障碍、体内毒素刺激,前庭障碍性呕吐中的梅尼埃病;神经症性呕吐均有较好疗效。

李氏认为呕吐的发病最终是由于胃失和降、胃气上逆所致。足三里为足阳明胃经合穴,可以健脾和胃,降逆止呕,调理胃肠气机,对消化系统的多种疾病和症状都有一定的特异性治疗作用。甲氧氯普胺为多巴胺受体阻断剂,通过阻断延髓催吐化学感受区的多巴胺受体而产生较强的止吐作用,运用小剂量甲氧氯普胺行足三里穴位注射治疗呕吐,具有温和持久刺激穴位作用,可以起到健脾和胃,降逆止呕的功效。

刘氏等根据中医脏腑经络理论,采取循经取穴原则,指压刺激合谷、内关、足三里等穴位作用明显,有针刺、按摩的双重作用,通过经络作用于脏腑调理气血。此法方法简便,易为临床护理人员掌握使用,无须任何设备、药物,无副作用,患者乐于接受,是可能及时减轻患者痛苦的方法。

杨氏等采取指压法治疗呕吐,主穴取内关、足三里、中脘。配穴:脾胃虚弱加脾俞调补脾气;寒邪犯胃蘸生姜汁点上脘温散寒邪;湿热内蕴加内庭以泻阳明之热;饮食积滞加下脘导气下行;痰饮内扰加丰隆运脾化浊;肝气犯胃加太冲以平肝木横逆;妊娠呕吐加幽门以平冲降逆。取仰卧、侧卧或坐位,选穴后以拇指、食指或中指指尖揉按结合,指力视病情而定,以局部酸麻胀为度,每穴 5～10 分钟。每日 1 次,5 次为一个疗程。

姜氏等运用耳穴"胃"为主穴治疗寒邪犯胃之呕吐,据报道取得满意疗效。耳穴"胃"位于耳轮脚消失处,即耳甲 4 区,相当于人体胃腑在耳郭上的投影区。治疗时针刺耳穴胃、交感、枕,耳毫针刺之,行捻转泻法。耳针胃穴,乃相应病腑取穴,奏和胃降逆止呕之功,配耳穴交感解痉、枕穴镇静以增强降逆止呕的作用,直接通降胃腑之气。

梁氏等用吴茱萸穴位外敷治疗慢性肾衰引起之呕吐。认为吴茱萸,辛苦,温,入肝、胃经,有温中,止痛,理气,燥湿的功效,临床可用干呕逆吞酸之症。涌泉为肾经主穴,肾兢兢脉循经腹部,至通谷、幽门穴处夹胃上行。用吴茱萸贴足心,籍涌泉穴及其肾兢兢脉,使药力上达于胃,发挥其辛苦而降之功,散寒降浊,且导胃气下降,复其和顺之职,呕逆自平。

第二节　反　胃

【定义】

反胃是以脘腹痞胀,宿食不化,朝食暮吐,暮食朝吐为主要临床表现的一种病。

【历史沿革】

反胃又称胃反。胃反之名,首见于汉代张仲景《金匮要略·呕吐哕下利病脉证治》篇。宋代《太平圣惠方·治反胃呕吐诸方》则称之为"反胃"。其后亦多以反胃名之。

《金匮要略·呕吐哕下利病脉证治》中说:"跌阳脉浮而涩,浮则为虚,涩则伤脾;伤脾则不磨,朝食暮吐,暮食朝吐,宿谷不化,名为胃反。"明确指出本病的病机主要是脾胃损伤,不能腐熟水谷。有关治疗方面,提出了使用大半夏汤和茯苓泽泻汤,至今仍为临床所常用。

隋代巢元方《诸病源候论·胃反候》对《金匮要略》之说有所发挥,将病因病机归纳为血气不足、胃寒停饮、气逆胃反,指出"荣卫俱虚,其血气不足,停水积饮,在胃脘则脏冷,脏冷则脾不磨,脾不磨则宿谷不化,其气逆而成胃反也"。

唐代王冰在《素问》注文中更将本病精辟总结为"食入反出,是无火也"。宋代《圣济总录·呕吐门》也说:"食久反出,是无火也。"

金元时期,朱丹溪《丹溪心法·翻胃》提出血虚、气虚、有热、有痰之说,治法方药则更趋丰富全面。

明代张景岳对于反胃的病因、病机、辩证、治法、方药等有了系统性的阐发,他在《景岳全书·反胃》一节中说:"或以酷饮无度,伤于酒湿,或以纵食生冷,败其真阳;或因七情忧郁,竭其中气;总之,无非内伤之甚,致损胃气而然。"又说:"反胃一证,本属火虚,盖食入于胃,使胃暖脾强,则食无不化,何至复出……然无火之由,则犹有上中下三焦之辨,又当察也。若寒在上焦,则多为恶心或泛泛欲吐者,此胃脘之阳虚也。若寒在中焦,则食入不化,每食至中脘,或少顷或半日复出者,此胃中之阳虚也。若寒在下焦,则朝食暮吐,暮食朝吐,乃以食入幽门,丙火不能传化,故久而复出,此命门之阳虚也";"虚在上焦,微寒呕吐者,惟姜汤为最佳,或橘皮汤亦可,虚在中焦而食入反出者,宜五君子煎、理中汤……虚在下焦而朝食暮吐……其责在阴,非补命门以扶脾土之母,则火无以化,土无以生,亦犹釜底无薪,不能腐熟水谷,终无济也。宜六味回阳饮,或人参附子理阴煎,或右归饮之类主之。此屡用之妙法,不可忽也";"反胃由于酒湿伤脾者,宜葛花解醒汤主之,若湿多成热,而见胃火上冲者,宜黄芩汤或半夏泻心汤之类主之。"其中补命门火之说是他对本病治疗上的一大创见。

明代李中梓根据临床实际,进一步丰富了反胃的辩证内容。他在《医宗必读·反胃噎嗝》中说:"反胃大都属寒,然不可拘也。脉大有力,当作热治,脉小无力,当作寒医。色之黄白而枯者为虚寒,色之红赤而泽者为实热,以脉合证,以色合脉,庶乎无误。"

清代李用粹《证治汇补·反胃》对七情致病认识较为深刻。他说:"病由悲愤气结,思虑伤脾……皆能酿成痰火,妨碍饷道而食反出。"对反胃的病因病机,做了新的补充。清代陈士铎《石室秘录·噎嗝反胃治法》说:"夫食入于胃而吐出,似乎病在胃也,谁知肾为胃之关门,肾病而胃始病。"这种看法,与张景岳补命门以扶脾土的观点基本相同。清代沈金鳌《杂病源流犀烛·噎塞反相关格源流》言:"反胃原于真火衰微,胃寒脾弱,不能纳谷,故早食晚吐,日日如此,以饮食入胃,既抵胃之下脘,复返而出也。若脉数,为邪热不杀谷,乃火性上炎,多升少降也"。同时指出:"亦有瘀血阻滞者,亦有虫而反出者,亦有火衰不能生土,其脉沉迟者。"进一步丰富了对反胃病因病机的认识。

以上所引各家之说,从不同的方面对反胃做了阐述,使本病的辨证论治内容日趋完善。

【范围】

西医学的胃、十二指肠溃疡病,胃、十二指肠憩室,急慢性胃炎,胃黏膜脱垂症,十二指肠郁积症,胃部肿瘤,胃神经症等等,凡并发幽门部痉挛、水肿、狭窄,或胃动力紊乱引起胃排空障碍,而在临床上出现脘腹痞胀,宿食不化,朝食暮吐,暮食朝吐等症状者,均可参照本篇内容辨证论治。

【病因病机】

反胃多由饮食不节,酒色过度,或长期忧思郁怒,损伤脾胃之气,并产生气滞、血瘀、痰凝阻胃,使水谷不能腐熟,宿食不化,导致脘腹痞胀,胃气上逆,朝食暮吐,暮食朝吐。

1.脾胃虚寒

饥饱失常,嗜食寒凉生冷,损及脾阳,以致脾胃虚寒,不能消化谷食,终至尽吐而出。思虑不解,或久病劳倦多可伤脾,房劳过度则伤肾,脾伤则运化无能不能腐熟水谷;肾伤则命火衰微,不能温煦脾土,则脾失健运,谷食难化而反。

2.痰浊阻胃

酒食不节、七情所伤、房室、劳倦等病因,均可损伤脾胃,因之水谷不能化为精微而成湿浊,积湿生痰,痰阻于胃,逐使胃腑失其通降下行之功效,宿食不化而成反胃。

3.瘀血积结

七情所伤,肝胃气滞,或遭受外伤,或手术创伤等原因可导致气滞血瘀。胃络受阻,气血不和,胃腑受纳、和降功能不及,饮食积结而成反胃。

4.胃中积热

多由于长期大量饮酒,吸烟,嗜食甘脆肥浓、膏粱厚味,经常进食大量辣椒等辛烈之品,均可积热成毒,损伤胃气,而成反胃之证。抑或痰浊阻胃,瘀血积结,郁久化热。邪热在胃,火逆冲上,不能消化饮食,而见朝食暮吐,暮食朝吐。此即《素问·至真要大论篇》病机十九条中所说"诸逆冲上,皆属于火""诸呕吐酸……皆属于热"之意。

由此可见,本病病位在胃,脾胃虚寒、不能腐熟水谷是导致本病的最主要因素,但同时与肝、脾、肾等脏腑密切相关。除气滞、气逆外,还有痰浊、水饮、积热、瘀血等病理因素共同参与发病过程,而且各种病因病机之间往往相互转化。痰浊、水饮多为脾胃虚寒所致;痰浊、瘀血等可使气虚、气滞、食停,同时也可郁久化热;诸因均可久病入络,而成瘀血积结。

【诊断与鉴别诊断】

一、诊断

(一)发病特点

反胃在临床上较为常见,患者以成年人居多,男女性别差异不大,对老年患者要特别提高警惕,注意是否有癌肿等病存在。

(二)临床表现

本病一股多为缓起,先有胃脘疼痛,吐酸,嘈杂,食欲不振,食后脘腹痞胀等症状,若迁延失治或治疗不当,病情则进一步加剧,逐渐出现脘腹痞胀加剧,进食后尤甚,饮食不能消化下行,停积于胃腑,终致上逆而呕吐。其呕吐的特点是朝食暮吐,暮食朝吐,呕吐物多为未经消化的宿食,或伴有痰涎血缕;严重患者亦可呕血。患者每因呕吐而不愿进食,人体缺乏水谷精微之濡养,日见消瘦,面色萎黄,倦怠无力。由于饮食停滞于胃脘不能下行,按压脘部则感不适,有时并可触及包块;振摇腹部,可听到漉漉水声。脉象,舌质,舌苔,则每随其或寒或热,或虚或实而表现不同,可据此作为进一步的辩证依据。

二、鉴别诊断

1.呕吐

从广义言,呕吐可以包括反胃,而反胃也主要表现为呕吐。但一般呕吐多是食已即吐,或不食亦吐,呕吐物为食物、痰涎、酸水等,一般数量不多。反胃则主要是朝食暮吐,暮食朝吐,患者一般进食后不立即呕吐,但因进食后,食物停积于胃腑,不能下行,至一定时间,则尽吐而出,吐后始稍感舒畅。所吐出的多为未经消化的饮食,而且数量较多。

2.噎膈

噎膈是指吞咽时哽噎不顺,饮食在胸膈部阻塞不下,和反胃不同。反胃一般多无吞咽哽噎,饮食不下是饮食不能下通幽门,在食管则无障碍。噎膈则主要表现为吞咽困难,饮食不能进入贲门。噎膈虽然也会出现呕吐,但都是食入即吐,呕吐物量不多,经常渗唾痰涎,据此亦不难做出鉴别。

【辨证论治】

一、辩证

(一)辨证要点

1.注意呕吐的性质和呕吐物的情况

反胃的主要特征是朝食暮吐,暮食朝吐,因此在辩证中必须掌握这一特点。要详细询问病史,例如呕吐的时间、呕吐的次数、呕吐物性状及多少等,这对于辩证很有价值。

2.要细辨反胃的症候

反胃的辩证可概括为寒、热、痰、瘀 4 个主要证型。除从呕吐物的性质内容判断外,其他症状、脉象、舌质、舌苔、患者过去和现在的病史、身体素质等,均有助于辩证。

(二)症候

[脾胃虚寒]

症状:食后脘腹胀满,朝食暮吐,暮食朝吐,吐出宿食不化及清稀水液,吐尽始觉舒适,大便溏少,神疲乏力,面色青白,舌淡苔白,脉细弱。甚者面色苍白,手足不温,眩晕耳鸣,腰酸膝软,精神萎靡。舌淡白,苔白滑,脉沉细无力。

病机分析:此证之主要病机是脾胃虚寒,即胃中无火。因胃中无火,胃失腐熟通降之职,不能消化与排空,乃出现朝食暮吐,暮食朝吐,宿食不化之症状,一旦吐出,消除停积,故吐后即觉舒适。《素问·至真要大论篇》云:"诸病水液,澄澈清冷,皆属于寒。"患者吐出清稀水液,故云属寒,大便溏少,神疲乏力,面色青白,亦属脾胃虚寒;舌淡白,脉弱,均为阳气虚弱之症。其严重者面色苍白,手足不温,舌质淡白,脉沉细无力,为阳虚之甚;腰酸膝软,眩晕耳鸣属肾虚;精神萎靡属肾精不足神气衰弱之征。这些表现,是由肾阳衰弱,命火不足,火不生土,脾失温煦而致,此属脾肾两虚之证,较之前述之脾胃虚寒更为严重。

[胃中积热]

症状:食后脘腹胀满,朝食暮吐,暮食朝吐,吐出宿食不化及混浊酸臭之稠液,便秘,溺黄短,心烦口渴,面红。舌红干,舌苔黄厚腻,脉滑数,

病机分析:朝食暮吐,暮食朝吐,宿食不化,是属反胃之症。《素问·至真要大论篇》说:"诸转反戾,水液浑浊,皆属于热。"今患者吐出混浊酸臭之液,故属于热证。内热消烁津液,故口渴便秘,小便短黄;内热熏蒸,故心烦,面红。舌红干,苔黄厚,脉滑数,皆为胃中积热之征。

[痰浊阻胃]

症状:经常脘腹胀满,食后尤甚,上腹或有积块,朝食暮吐,暮食朝吐,吐出宿食不化,并有或稠或稀之痰涎水饮,或吐白沫,眩晕,心下悸。舌苔白滑,脉弦滑,或舌红苔黄浊,脉滑数。

病机分析:有形痰浊,阻于中焦,故不论已食未食,经常都见脘腹胀满。呕吐白色痰涎水饮,或白沫,乃痰浊之征;痰浊积于中焦,故可见上腹部积块;眩晕乃因痰浊中阻,清阳不升所致;心下悸为痰饮阻于心下;舌苔白滑,脉弦滑,是痰症之特征;舌红,苔黄浊,脉滑数者,是属痰郁化热的表现。

[血淤积结]

症状:经常脘腹胀满,食后尤甚,上腹或有积块,朝食暮吐,暮食朝吐,吐出宿食不化,或吐黄沫,或吐褐色浊液,或吐血便血,上腹胀满刺痛拒按,上腹部积块坚硬,推之不移。舌质暗红或兼有瘀点,脉弦涩。

病机分析:有形之瘀血,阻于胃关,影响胃气通降下行,故不论已食未食,经常都见腹部胀满;吐黄沫或褐液,解黑便,皆由瘀血阻络,血液外溢所致;腹胀刺痛属血瘀;上腹积块坚硬,推之不移,舌暗有瘀点,脉涩等皆为血瘀之征。

二、治疗

（一）治疗原则

1.降逆和胃

以降逆和胃为基本原则,阳气虚者,合以温中健脾,阴液亏者,合以消养胃阴,气滞则兼以理气,有瘀血或痰浊者,兼以活血祛痰。病去之后,当以养胃气、胃阴为主。如此,方能巩固疗效,促进健康。

2.注意服药时机

掌握服药的时机,也是治疗反胃的一个关键。由于反胃患者,宿食停积胃腑,若在此时服药,往往不易吸收,影响药效。故反胃患者应在空腹时服药,或在宿食吐净后再服药,疗效较佳。

（二）治法方药

[脾胃虚寒]

治法:温中健脾,和胃降逆。

方药:常用丁蔻理中汤。方中以党参补气健脾,干姜温中散寒;寒多以干姜为君,虚多以党参为君;辅以白术健脾燥湿;甘草补脾和中,加白豆蔻之芳香醒胃,丁香之理气降浊,共奏温阳降浊之功。吐甚者,加半夏、砂仁,以加强降逆和胃作用。病久脾肾阳虚者,可在上方基础上,加入温补命门之药,如附子、肉桂、补骨脂、吴茱萸之类;如寒热错杂者,可用乌梅丸。

除上述方药之外,尚可用丁香透膈散,或二陈汤加味。如《证治汇补·反胃》说:"主以二陈汤,加藿香、蔻仁、砂仁、香附、苏梗;消食加神曲、麦芽;助脾加人参、白术;抑肝加沉香、白芍;温中加炮姜、益智仁;壮火加肉桂、丁香,甚者用附子理中汤,或八味丸。"又介绍用伏龙肝水煎药以补土,糯米汁以泽脾,代赭石以镇逆。《景岳全书·反胃》用六味回阳饮,或人参附子理阴煎,或右归饮之类,皆经验心得之谈,可供临床参考。

[胃中积热]

治法:清胃泻热,和胃降浊。

方药:常用竹茹汤。方中竹茹、栀子清胃泄热,兼降胃气;半夏、陈皮、枇杷叶和胃降浊。热重可加黄芩、黄连;热积腑实,大便秘结,可加大黄、枳实、厚朴以降泄之。久吐伤津耗气,气阴两虚,表现反胃而唇干口燥,大便干结,舌红少苔,脉细数者,宜益气生津养阴,和胃降逆,可用大半夏汤加味。《景岳全书·反胃》谓:"反胃出于酒湿伤脾者,宜葛花解酲汤主之;若湿多成热,而见胃火上冲者,宜黄芩汤,或半夏泻心汤主之。"亦可随意选用。

[痰浊阻胃]

治法:涤痰化浊,和胃降逆。

方药:常用导痰汤。方中以半夏、南星燥湿化痰浊;陈皮、枳实以和胃降逆;茯苓、甘草以渗湿健脾和中。痰郁化热者,宜加黄芩、黄连、竹茹;若体尚壮实者可用礞石滚痰丸攻逐顽痰。痰湿兼寒者,可加干姜、细辛;吐白沫者,其寒尤甚,可加吴茱萸汤;脘腹痞满、吐而不净者可选《证治汇补》木香调气散(白豆蔻、丁香、木香、檀香、藿香、砂仁、甘草)行气醒脾、化浊除满。吐出痰涎如鸡蛋清者,可加人参、白术、益智仁,以健脾摄涎。如《杂病源流犀烛·噎膈反胃关格源流》云:"凡饮食入胃,便吐涎沫如鸡子白,脾主涎,脾虚不能约束津液,故痰涎自出,非参、术、益智不能摄也。"

[瘀血积结]

治法:祛瘀活血,和胃降浊。

方药:常用膈下逐瘀汤。方中以香附、枳壳、乌药理气和胃,气为血帅,气行则血行;复以川芎、当归、赤芍以活血;桃仁、红花、延胡索、五灵脂以祛瘀;丹皮以清血分之伏热。可再加竹茹、半夏以加强降浊作用;吐黄沫,或吐血、便血者,可加降香、田七以活血止血;上腹剧痛者可加乳香、没药;上腹结块坚硬者,可加鳖甲、牡蛎、三棱、莪术。

（三）其他治法

（1）九伯饼（《证治汇补》）:天南星、人参、半夏、枯矾、枳实、厚朴、木香、甘草、豆豉为末,老米打糊为饼,瓦上焙干,露过,每服一饼,细嚼,以姜煎平胃散下,此方加阿魏甚效。

（2）壁虎（即守宫）1～2只（去腹内杂物捣烂）,鸡蛋1个。用法:将鸡蛋一头打开,装入壁虎,仍封固蒸熟,每日服1个,连服数日。（《常见病验方研究参考资料》）

（3）雪梨1个、丁香50粒,梨去核,放入丁香,外用纸包好,蒸熟食用。（《常见病验方研究参考资料》）

【转归及预后】

反胃之证,可由胃痛、嘈杂、泛酸等证演变而来,一般起病缓慢,变化亦慢。临床所分4证,可以独见,亦可兼见。病初多表现为单纯的脾胃虚寒或胃中积热,其病变在无形之气,温之清之,适当调治,较易治疗。患病日久,反胃频繁,除影响进食外,还可损伤胃阴,常在脾胃虚寒的同时并见气血、阴液亏虚;同时多为本虚而标实,或见寒热错杂,或合并痰浊阻胃或瘀血积结,其病变在有形之积,耗伤气血更甚,较难治疗。此时治疗时应注重温清同进、补泻兼施,用药平稳,缓缓图之。

久治不效,应警惕癌变可能。年高体弱者,发病之时已是脾肾两亏,全身日见衰弱,4种证候可交错兼见,进而发展为真阴枯竭或真火衰微之危症,则预后多不良。

【预防与护理】

要注意调节饮食,戒烟酒刺激之品,保持心情舒畅,避免房事劳倦。出现胃痛、嘈杂、泛酸之证者,应及时诊治,尽量避免贪食竹笋和甜腻等食品,以免变生反胃。得病之后,饮食宜清淡流质,避免粗硬食物;患者呕吐之时,应扶助患者以利吐出。药汁宜浓缩,空腹服。中老年患者一旦出现反胃,应注意排除癌肿可能。

【现代研究】

幽门梗阻的中医药治疗

一般认为,幽门梗阻相当于中医学的"反胃",原因多为阳虚寒湿内停,久吐则累及肾阳,以致脾肾阳虚。其幽门部的痉挛水肿,则符合气滞血瘀痰阻的病理改变。治疗原则以温肾健脾、和胃降逆为主,辅以活血祛痰。采用以党参、白术、生赭石、半夏、吴茱萸、旋覆花、赤芍、槟榔、肉桂、桃仁泥等药组成的方剂。阳虚较甚者加附子、干姜,湿郁化热者,加大黄、黄连。夏季发病酌加藿香、佩兰。对于久吐伤津,舌红,脉细,气阴两虚者,亦可以上方为基础,酌减温热之品,加入养阴生津、清胃降逆之品,如玉竹、麦门冬、沙参、石斛、竹茹、芦根等。一般意见认为中医治疗对幽门痉挛或水肿的效果较佳,对幽门瘢痕狭窄的效果较差。

在临床研究报道中多为病例数较少的临床治疗观察。除以温中健脾、和胃降逆法外,多以祛痰逐饮、活血通利、攻补兼施为主。如高氏等报道用增液承气汤治疗幽门梗阻。他们以破气消积、泻热通便为宗旨,用枳实、厚朴破气消积;大黄、芒硝泻热通便;生地、玄参、麦门冬养阴清热。诸药合用,使食积得消,胃气得降,脾胃运化功能恢复正常。吴氏等报道用自拟通幽灵方加减治疗幽门不全梗阻 37 例,疗效优于对照组。通幽灵方用丁香、枳壳开胃顺气以调其上,姜半夏、干姜、旋覆花和胃降逆以调其中,吴茱萸温中散寒,白术补脾扶土,厚朴、生大黄理气和胃通腑以调其下,上中下同治,攻补兼施,临床屡获显效。于氏等认为该病病机为肝失条达,脾胃升降失常,宿食水饮停聚中焦,进而导致土壅木郁,胃失和降。重点是中焦停饮,可兼见饮邪化热及肝郁化火证,水饮停聚、脾虚、肝郁三者互为因果。采用健脾和中,利湿逐饮之胃苓汤清泄肝火,和胃降逆之左金丸治疗可能取得良好疗效。黄氏认为胃肠功能失调,气机失疏,气滞血瘀,久病入络,络脉瘀阻,气血凝滞不通及血槁不荣是导致本病的重要因素。方用通幽汤加三七、丹参、赤芍等治疗幽门梗阻患者 30 例,表明活血祛瘀、舒通经脉、通调气机、解痉止痛、益血润肠,可使瘀血去而新血生,调整和恢复胃肠正常功能。

第三节　吐　　酸

【定义】

吐酸又称泛酸,是指以泛吐酸水为主症的病证。酸水由胃中上泛,若随即咽下者,称为吞酸;不咽下而吐出者,则称吐酸。吐酸作为脾胃病的一个症状,常与嘈杂、暖气、胃痛、痞满等病证同时出现。本证多由饮食不节、肝气犯胃、肝火内郁、脾胃虚弱而成。

【历史沿革】

吐酸病名首见《素问·至真要大论篇》,其谓:"诸呕吐酸,暴注下迫,皆属于热。"又谓:"少阳之胜,热客于胃,烦心心痛,目赤欲呕,呕酸善饥。"指出胃经有热,或肝火内郁犯胃,便会蕴酿成酸,此乃关于吐酸病因病机的最早理论。

隋代巢元方《诸病源候论·噫醋候》云:"噫醋者,由上焦有停痰,脾胃有宿冷,故不能消谷,谷不消则胀满而气逆,所以好噫而吞酸,气息醋臭。"提出停痰、寒气客于脾胃,食谷不化令人腹胀气逆,导致噫气醋臭的见解,对《内经》的理论有进一步的补充。

金元时期,各家随着对吐酸病因病机的深入探讨,见解不一,呈现争鸣。刘完素在《素问玄机原病式·六气为病·吐酸》中认为:"酸者,肝木之味也,由火盛制金,不能平木,则肝木自甚,故为酸也。如饮食热则易于酸矣。或言吐酸为寒者,误也。又如酒之味苦而性热……烦渴呕吐,皆热证也,其必吐酸,为热明矣。"强调吐酸是热邪客于胃经所致。李东垣根据其本人的临床经验持不同观点,据《程杏轩医述·吞酸》引李东垣语:"吐酸者,甚则酸水浸其心,令上下牙酸涩,不能相对,以辛热疗之必减。酸者收气也,西方金旺也,寒水乃金之子,子能令母实,故用热剂泻其子,以泻肺之实。若以病机之法,作热攻之,误也。杂病醋心,浊气不降,欲为中满,寒药岂能治乎。"刘李两家,一主乎热,一主乎寒,观点截然不同。朱丹溪在《丹溪心法·吞酸》"附录"中指出:"吐酸是吐出酸水如醋,平时津液随上升之气郁积而久,湿中生热,故从火化,遂作酸味,非热而何?其有郁积之久,不能自涌而出,伏于肺胃之间,咯不得上,不得下咽,肌表得风寒则内热愈郁,而酸吐刺心,肌表温暖,腠理开发,获得香热汤丸,津液得行,亦可暂解,非寒而何?《素问》言热,言其本也;东垣言寒,言其末也。"这一认识兼论寒热,较前二家更为中肯全面。

明代秦景明将吐酸分外感与内伤2大类。其《症因脉治·外感吐酸水·内伤吐酸水》云:外感"呕吐酸水之因,平时郁结,水饮不化,外被风寒所束,上升之气,郁而成积,积之既久,湿能生热,湿甚木荣,肝气太盛,遂成木火之化,而吞酸、吐酸之症作矣";内伤"呕吐酸水之因,恼怒忧郁,伤肝胆之气,木能生火,乘胃克脾,则饮食不能消化,停积于胃,遂成酸水浸淫之患矣"。对恼怒伤肝、肝气犯胃、食积不化致吐酸的理论有进一步的阐述。

张景岳在《景岳全书·吞酸》指出吞酸与吐酸有所不同,并认为在病机上"东垣之论为是,而以河间之论为非也"。指出吞酸与吐酸之证有三:"凡喉间嗳噫,即有酸水如醋浸心,嘈杂不堪者,是名吞酸,即俗所谓作酸也,此病在上脘最高之处,不时见酸而泛泛不宁者是也。其次则非如吞酸之近,不在上脘而在中焦胃脘之间,时多呕恶,所吐皆酸,即名吐酸,而渥渥不行者是也。又其次者则本无吞酸、吐酸等证,惟或偶因呕吐所出,或酸或苦,及诸不堪之味,此皆肠胃中痰饮积聚所化,气味每有浊恶如此,此又在中脘之下者也。但其顺而下行,则人所不觉,逆而上出,则喉口难堪耳。凡此三者,其在上中二脘者,则无非脾胃虚寒不能运化之病,治此者非温不可,其在下脘偶出者,则寒热俱有。"主张"治吞酸、吐酸,当辨虚实之微甚,年力之盛衰,实者可治其标,虚者必治其本"。景岳否定河间的观点有失偏激,但对吐酸辩证的阐述,则颇有可取之处。

清代张璐《张氏医通·呕吐哕·吐酸》说:"若胃中湿气郁而成积,则湿中生热,从木化而为吐酸,久而不化,肝木日肆,胃土日衰,当平肝扶胃,逍遥散服左金丸;若宿食滞于中脘,平胃散加白豆蔻、藿香、砂仁、神曲。"论病机治法甚详,可资参照。

综上所述,关于吐酸的病机,《内经》与刘完素主热;李杲、张景岳主寒;巢元方、张景岳论及痰饮食积;秦景明、张璐认为恼怒伤肝、克及脾胃,正是这些不同学术观点的争鸣和探讨,逐渐完善了对吐酸病因病机的认识。

【范围】

本篇所论之吞酸、吐酸,与西医学之胃酸过多所产生之吞酸、吐酸含义大致相同,凡胃溃疡、十二指肠溃疡、食管反流病、慢性胃炎和消化不良等疾病而有吐酸症状者,可参考本篇进行辨证论治。

【病因病机】

吐酸作为脾胃病证,其病因病机与呕吐、痞满、胃痛、噎膈、反胃等有相似之处,不外饮食、情志、寒邪客胃及脾胃虚弱诸方面。

1.饮食失调

饮食不节,过食肥甘厚味或醇酒煎炸食物,损伤脾胃,湿热内生,或进食腐败变质之品,使食不消化,胸膈郁塞,胃气不和而致吞酸噫气。

2.寒邪犯胃

暴受风寒,寒邪犯胃,胃阳被遏,湿浊内停,郁而成酸。或过食生冷,中阳受伤,寒滞客于脾胃,而成本证。

3.七情内伤

郁怒伤肝,使肝木疏泄功能被遏,气机阻滞,逆乘脾胃,而致两胁胀痛,嗳气吞酸;或因思虑伤脾,脾胃受损,中阳不足,痰浊内聚,酿而成酸。

4.脾胃虚弱

禀赋不足,或劳倦内伤,脾胃受损,食少运迟,形成嗳气吐酸或泛吐清涎酸水之证。

综上所述,本病多由肝气郁结,胃气不和而发,这是病机的重点。其中有偏寒、偏热之不同,属于热者,多由肝郁化热而致;属于寒者,可因寒邪犯胃,或素体脾胃虚寒而成;饮食停滞而泛酸嗳腐者,是由食伤脾胃之故。根据五行学说,肝属木,在味为酸,因此古人十分强调吐酸为肝病。如高鼓峰《四明心法·吞酸》云:"凡为吞酸尽属肝木,曲直作酸也……总是木气所致。"但临床上尚需审证求因,不可一概而论。

【诊断与鉴别诊断】

一、诊断

本病以酸水由胃中上泛,或随即咽下,或由口中吐出作为主要诊断依据。其症状可单独出现,但常与胃痛、嗳气兼见。热证吐酸,舌质红,苔黄腻,脉弦数;寒证吐酸,舌质淡,苔薄白,脉沉迟或缓弱。可根据病史、主症、舌脉做出诊断。

二、鉴别诊断

嘈杂吐酸与嘈杂,均属胃病,既可单独出现,也可同时出现。两者在病因和病机上有许多相同之处,但临床表现不一。吐酸是口吐酸水或泛酸,胃中不适;嘈杂是指胃中空虚,似饥非饥,似辣非辣,似痛非痛,胸膈懊恼,莫可名状,或得食而暂止,或食已而复嘈杂。

【辨证论治】

一、辩证

(一)辨证要点

首当明辨寒热。清代李用粹《证治汇补·吞酸》说:"大凡积热中焦,久郁成热,则本从火化,因而作酸者,酸之热也。若寒客犯胃,顷刻成酸,本无郁热,因寒所化者,酸之寒也。"从舌脉辨,热证吐酸,多见舌质红,苔黄厚,脉弦数;寒证吐酸,多见舌质淡,苔薄白,脉沉迟。

(二)症候

[食积不化]

症状:吞酸,嗳腐,其气酸臭,胃脘饱闷胀痛,不思饮食,大便不爽,矢气臭。舌苔浊腻,脉滑。

病机分析:饮食自倍,肠胃乃伤。饮食失节,暴饮暴食,致使食积内停,阻滞脾胃气机升降,故吞酸嗳腐,胃闷胀痛,食少而大便不爽。舌苔浊腻,脉滑均是饮食积滞不化之象。

[肝气犯胃]

症状:吞酸,嗳气频频,胸膈痞闷,心烦,恶心,食少。舌淡红,苔薄,脉弦细。

病机分析:情志不畅,肝失条达,肝胃气机不和,故心烦、胸膈痞闷;肝木乘胃,胃失和降,则吞酸嗳气,恶心食少。舌淡红,苔薄,脉弦细符合肝气犯胃之象。

[肝胃郁热]

症状:吐酸时作,胃脘痞闷,口苦咽干,或心烦易怒,两胁胀痛。舌质红,苔黄,脉弦滑或数。

病机分析:吐酸时作,胃脘痞闷,口苦咽干,是由郁热互结,胃浊不降之故;心烦易怒,两胁胀痛,是因情志失和,肝火内郁,胃失和降之故。舌质红,苔黄,脉弦滑或数,是肝胃郁热之象。

[脾胃虚寒]

症状:吐酸时作时止,中脘胀闷,喜垂涎沫,饮食喜热,四肢不温,大便溏薄。舌淡红,苔薄白,脉沉迟。

病机分析:由于饮食失调,劳倦内伤致脾胃虚弱,运化失常,故吐酸时作,中脘胀闷;若病久伤阳,过食生冷,寒积胃中,或风寒犯胃,阳气被遏,以致喜吐涎沫,大便溏薄。舌淡苔白,脉沉迟,是脾胃虚寒之象。

二、治疗

(一)治疗原则

1.疏肝和胃

由于吐酸和肝郁化火、胃失和降关系密切,而治肝可以安胃,对于热证吐酸,宜用辛开苦之品泄肝安胃。《丹溪心法·吞酸》谓:"吞酸者,湿热郁积于肝而出,伏于肺胃之间……宜用炒吴茱萸顺其性而折之,此反佐之法也,必以炒黄连为君。"又说:"冬月倍吴茱萸,夏日倍黄连。"可见朱氏正是利用这种苦辛通降,寒热并用,开郁与降逆相济的方法,以收泄肝与和胃之功效。

2.健脾温中

如脾胃虚弱或中焦寒滞所致地吐酸,则宜用健脾益气或温中散寒方法进行治疗。理中汤和香砂六君子汤、吴茱萸汤加丁香等,皆可随证选用。丁香味辛无毒,凡中焦寒滞,气有不顺而吐酸者,极为相宜。夹食滞的可予消导和胃;兼湿浊留滞的可予除痰化湿。《景岳全书·吞酸》谓:"凡胃气未衰,年质壮盛,或寒或食,偶有所积而为酸者,宜用行滞温平之剂,以二陈汤、平胃散、和胃饮之类主之;中气微寒者,宜加减二陈汤或橘皮汤,甚者宜温胃饮";"脾胃气虚及中年渐弱,而饮食减少,时见吞酸、吐酸者,惟宜温补脾胃,以理中汤、温胃饮、圣术煎之类主之,切不可用寒凉消耗等药。"这些论述论可资借鉴。

3.和胃制酸

吐酸总由胃中酸水上泛所致,此为各类症候之共性症状,故在辨证论治的基础上,均可酌加煅瓦楞子、乌贼骨、白螺蛳壳等中和胃酸之品以治标,可以收到更好的效果。

(二)治法方药

[食积不化]

治法:消食和胃。

方药:保和丸加减。方中山楂、神曲、莱菔子分别能消肉食、酒食、面食之积,合用可消一切饮食积滞;半夏、陈皮和胃降逆,茯苓健脾止泻,连翘清热散结,诸药合用,使食积得消,胃气得和,则吐酸自止。

[肝气犯胃]

治法:疏肝解郁,理气和胃。

方药:越鞠丸合逍遥散加减。本证起于忧思过度,情志不畅,肝气郁结,病及脾胃。病源在于气机拂郁,越鞠丸治气、血、痰、火、湿、食六般郁,以行气解郁为先,气行血行,痰、火、湿、食诸郁自解。越鞠丸配合逍遥散具如下功能:香附和柴胡,行气疏肝解郁;川芎合当归、白芍,养血活血柔肝;苍术合白术,燥湿健脾;神曲合茯苓、甘草,消食和胃;尤用栀子清郁除烦,以防气有余而化成火。两方合用,疏肝和胃,恰对病机,故吐酸可除。

[肝胃郁热]

治法:泄肝和胃,苦辛通降。

方药:左金丸合丹栀逍遥故或龙胆泻肝汤加减。左金丸用黄连配吴茱萸,方中重用黄连为主药,直折其肝火上炎之势;吴茱萸为辅药,辛通下达以开郁结。对肝郁化火,胃失和降所致嗳气吐酸、口干口苦、两胁胀痛等症,确有疗效。为增强疏肝泄热、和胃制酸的作用,可合丹栀逍遥散或龙胆泻肝汤加减,前者主要针对肝气郁久化热犯胃而见心烦抑郁者,后者主要针对肝经火热较炽而见口苦舌红者。

[脾胃虚寒]

治法:健脾益气,温中散寒。

方药:健脾益气用香砂六君子汤加减;温中散寒用黄芪建中汤合吴茱萸汤加减。香砂六君子汤方中参、术、苓、草甘温益胃,有健运之功;加陈皮、半夏、木香、砂仁行气降逆,适用于脾胃气虚、湿停气滞之证。如湿浊留恋中焦,舌苔白腻不化者,可再加藿香、佩兰、苍术、厚朴之属以加强化湿醒脾的作用。若脾胃之阳不振、虚寒内生而见四肢不温,便溏舌淡,则需用黄芪建中汤合吴茱萸汤,以黄芪建中汤温阳益气,以吴茱萸汤散寒暖胃,尚可酌加川椒、豆蔻仁之类以增强温中和胃之力。

(三)其他治法

(1)荜茇 15g,姜汁制厚朴 30g,为末,入热鲫鱼肉研,和丸绿豆大。每次米饮下 20 丸,治胃冷口酸流清水,心下连脐痛。

(2)浙贝母 30g,乌贼骨 36g,甘草 30g,上药共微炒研末,每服 6g,每日 3 次。

(3)乌贼骨 120g,香附 120g,蜜适量。前二昧炒焦研末,蜂蜜熬数沸后,调和药末为丸,每丸重 10g,每服 1 丸,日服 3 次。

(4)鸡蛋壳若干,去内膜洗净,候干后(或炒黄后)研极细末,成人每服 3g,每日 2 次,开水送服,治胃酸过多、嘈杂。

(5)煅牡蛎、煅鸡蛋壳等份。共研末,每服 4.5g,每日 3 次,治胃酸过多、嘈杂。

(6)番石榴 30g,焙干研极细末,过筛,每日 3 次,每服 9g,饭前半小时服,治胃酸过多、嗜杂。

(7)海螵蛸 120g,砂仁 30g,共研末,每服 3g,开水送服,治胃寒呕酸。

(8)诃子、藿香、白豆蔻各 6g,共研末,每服 3g,姜汤送下,治恶心吐酸。

(9)木贼草 18g(微炒),乌贼骨、大黄各 9g,共为细末,每服 6g,开水送服,早晚各服 1 次。

【转归及预后】

吐酸病位在胃,食积不化,久治不愈可致脾胃虚弱;脾胃虚弱亦易致食积不化;肝气犯胃日久,气有余便成火而可以转变为肝胃郁热,两者最终也可导致脾胃虚弱。一般而言,吐酸经过正确治疗,均能向愈。倘若吐酸是伴随其他疾病而发,则其转归及预后常与他病的进退有密切关系。前人有"酸久成噎"的告诫,临床确有此种情况存在,不可不慎。《证治汇补·吞酸》指出:"吞酸,小疾也,然可暂不可久,久而不愈,为膈噎反胃之渐也,若脉两关俱弦者,尤其慎防,以木来凌土故耳。"临证时不可忽视,必须见微知著,细心辨证以防微杜渐。

【预防与护理】

本病预防,首先应注意饮食有节,不过食寒凉生冷、酸辣煎炸,以保护脾胃。由于忧思恼怒伤肝可横逆侵乘脾胃,故更要注意情志调达,以解除七情致病的因素。

得病之后,要正确治疗及护理,适当休息,饮食宜清淡,避免粗硬黏腻食物,酸辣醇酒更不适宜。对于频频吐酸而饮食减少者,应少量多次进食饭汤米粥,以养胃气。若属脾胃虚寒患者,可加入生姜适量同煮,以宣通脾阳,调和胃气。朱丹溪十分重视本病护理,他一方面强调药物治疗,又提出"必用粝食蔬菜自养"(《丹溪心法·吞酸》)。这些宝贵经验,值得继承和发扬。

【现代研究】

(一)动物实验研究

徐氏等用日本雄性长耳大白兔,实施贲门括约肌切开术及贲门括约肌部分切除术制作反流性食管炎的动物模型,贲门括约肌部分切除组手术前后的反流率有显著差异,可作为反流性食管炎的动物模型。刘氏等以经贲门成形术+幽门结扎+胃空肠 Roux-enY 吻合术制作大鼠反流性食管炎模型,并观察了和中降逆方对食管黏膜的保护作用。结果显示和中降逆方可剂量依赖性的减轻胃液反流对食管黏膜的损伤,明显增加胃排空和肠推进作用,减少食管黏膜 MDA 的含量。

(二)临床研究

关氏报道三白汤(白芍、白及、白术、旋覆花、柴胡、半夏、延胡索、茯苓、黄连、甘草)联合奥美拉唑、西沙必利治疗反流性食管炎患者,治疗 2 星期、4 星期、8 星期后的反流症状缓解率,治疗 4、8 星期后的胃镜下 RE 愈合率,治疗 6 个月、12 个月的复发率均优于奥美拉唑联合西沙必利对照组。尚氏报道用调气三法(宣肺气、疏肝气、降胃气)治疗反流性食管炎 30 例,总有效率达 96.7%。作者认为反流性食管炎的病机以气机上逆为主。胃之和降与肝之疏泄密切相关,肺气正常的宣发与肃降是全身气机调畅的根本条件,故治疗除疏肝气,降胃气外,更需宣肺气。王氏等报道以小柴胡汤合小陷胸汤治疗反流性食管炎 45 日后疗效满意。作者认为反流性食管炎临床症候以热、实,病势以上逆为特征,多属肝胆郁热横乘脾胃,脾胃升降失常,浊气上逆所致。小柴胡汤与小陷胸汤合方,乃疏利气机、调达升降与清化相结合。吐酸多表现为食管下括约肌功能低下,此病理生理机制类似中医"正虚"范畴,两方合用可能对于提高下食管括约肌张力,改善其功能有一定的作用。

参 考 文 献

[1]叶任高.陆再英.内科学.北京:人民卫生出版社,2004.

[2]陈灏珠.实用内科学.北京:人民卫生出版社,2009.

[3]陈家伦.临床内分泌学.上海:上海科学技术出版社,2012.

[4]许曼音.糖尿病学.第2版.上海:上海科学技术出版社,2010.

[5]边天羽.中西医结合皮肤病学.第2版.天津:天津科学技术出版社,1996.

[6]陈达灿.皮肤性病科专病.北京:人民卫生出版社,2000.

[7]李乃卿.中西医结合外科学.北京:中国中医药出版社,2005.

[8]李元文,等.皮肤病.北京:人民卫生出版社,2002.

[9]谭兴贵,等.中国民间特色疗法.长沙:湖南科学技术出版社,2006.

[10]吴志华,等.皮肤性病学.广州:广东科学技术出版社,2006.

[11]张力群,等.中国民族民间秘方大全.太原:山西科学技术出版社,1992.

[12]朱文锋,等.现代中医临床诊断学.北京:人民卫生出版社,2003.

[13]叶任高,陆再英.内科学.第6版.北京:人民卫生出版社,2004.

[14]陈灏珠.实用内科学.第12版.北京:人民卫生出版社,2005.

[15]中华医学会.临床诊疗指南.北京:人民卫生出版社,2005.

[16]张伯臾.中医内科学.上海:上海科学技术出版社,1985.

[17]周仲瑛.中医内科学.北京:中国中医药出版社,2003.

[18]王永炎,等.中医内科学.北京:人民卫生出版社,1999.

[19]凌锡森.中西医结合内科学.北京:中国中医药出版社,2001.

[20]黄吉庆.中西医结合内科学.北京:中国中医药出版社,2001.

[21]张克敏.中西医结合内科学.北京:中国中医药出版社,2002.

[22]薛博瑜.中西医结合内科学.北京:中国中医药出版社,2006.

[23]周英信.内科学.贵阳:贵州科学技术出版社,2001.

[24]王维汉.神经病学.第5版.北京:人民卫生出版社,2004.

[25]郝伟.精神病学.第5版.北京:人民卫生出版社,2004.

[26]彭文伟.传染病学.第6版.北京:人民卫生出版社,2004.

[27]王永炎,等.中医内科学.北京:人民卫生出版社,1999.